古训堂中医讲稿丛书

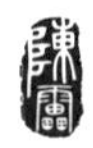

伤寒论心法释义

陈雷◎编著

河南科学技术出版社
·郑州·

图书在版编目（CIP）数据

《伤寒论》心法释义 / 陈雷编著 . — 郑州 : 河南科学技术出版社 , 2024. 9.

ISBN 978-7-5725-1716-7

Ⅰ. R222.2

中国国家版本馆 CIP 数据核字第 2024ER6449 号

出版发行：河南科学技术出版社

地　　址：郑州市郑东新区祥盛街 27 号　邮编：450016

电　　话：（0371）65788629　65788613

网　　址：www.hnstp.cn

责任编辑：邓　为　武丹丹

责任校对：龚利霞

封面设计：李小健

责任印制：徐海东

印　　刷：郑州市毛庄印刷有限公司

经　　销：全国新华书店

开　　本：720mm × 1 020mm　1/16　印张：18.25　字数：240 千字

版　　次：2024 年 9 月第 1 版　2024 年 9 月第 1 次印刷

定　　价：58.00 元

自序

汉晋以来，医籍浩瀚，流派纷繁。昔有神农尝百草，以辨五苦六辛之味，后有仲景以亚圣之才，创三阴三阳之法。春秋之际，良医和缓；战国之时，则有扁鹊；汉有仓公，魏有华佗。文化繁荣，医之至巅。

值此河清海晏，沙鸥翔集之盛世，医学日以益盛。中医发展本应长风破浪，然中医之难精，由来尚矣。举世中医学子，寒窗苦读，书破万卷，竟出不由门，行不从径。余曾为万千学子中一员，深知医路之难，于院校数十载，虽精勤苦修，终难入门径。后直赴林泉，以承其师，窃幸天假其便，得以管窥长沙之突奥。开医馆临证以笃行之，办学堂授业以慎思之。

研习《伤寒论》十余稔，挑灯对读夜窗书，天明油涸意未已，忘寝与食，讨幽探微，敢忘驽钝，涓埃之报，遂成此书。芸芸众生，不过广袤一微，往来古今，不过沧海一粟。期上不愧父母之愿，中不愧恩师授业，下不愧本身修苦。如能为同道研修中医助力，幸甚！

编写说明

一、《伤寒论》书名由来

从《伤寒论》原序中，可知张仲景原书名为《伤寒杂病论》，共十六卷。何以流传至今，《伤寒杂病论》被拆分为《伤寒论》《金匮要略》两本书呢？简要论述如下：

1.《伤寒论》书名，最早载于《外台秘要》（752年），曰“仲景《伤寒论》”。

小半夏汤、麻黄醇酒汤等均为《金匮要略》里的方子，但《外台秘要》中统一称《伤寒论》。可见王焘在《外台秘要》中所引用的属于现在《伤寒论》及《金匮要略》两本书中的条文及方剂，统称之为《伤寒论》。王焘为编写便利，其引用书籍都用略称，如《诸病源候论》都称为《病源》，《备急千金要方》都称为《备急》，等等。

所以，《伤寒论》书名是王焘对《伤寒杂病论》的简称，当时被简称的《伤寒论》其内容也包含了现今的《伤寒论》《金匮要略》两本书的内容。

2.《伤寒杂病论》被拆分为两本书。

北宋仁宗年间，翰林学士王洙，在国家图书馆发现了一部蠹简，名为《金匮玉函要略方》，计三卷，上卷辨伤寒，中卷论杂病，下卷载其方并疗妇人。治平三年（1066年），国家校正医书局林亿等校正的《金匮玉函要略方》里，因其上卷的辨伤寒部分，乃是《伤寒论》的节略，很多内容都在《伤寒论》里，而且比当时的《伤寒论》更简略一些，所以他们认为上卷没有保留的必要，而把它删掉，只取其论杂病的部分。又从《备急千金要方》《千金翼方》《外台秘要》《古今录验方》等前代中医经典中补充了一些理论和方剂，仍然编为三卷，这就是我们现在所见到的《金匮要略》。

所以王洙所发现的《金匮玉函要略方》是《伤寒杂病论》的一个节略本，所以书名中有“要略”二字，为什么不叫《伤寒杂病论要略方》而叫《金匮玉函要略方》呢？“金匮玉函”是表示珍贵之意，所以命名为《金匮玉函要略方》，说明当时对仲景方书评价之高。

二、本书内容介绍

本书主要是笔者对宋版《伤寒论》条文的注释和解读。

由于战乱、虫蠹、历代医家编修整理等原因，《伤寒论》流传版本甚广，所以我们现在看到的《伤寒论》已经不是仲景所著的原貌，《伤寒论》是残卷，在传承过程中有遗失、错简，虽有遗珠之憾，但瑕不掩瑜，我们更多的是学习条文中仲景的思想和智慧。

在《伤寒论》诸多版本中，宋版流传最广，所以本书以宋版为原本，同时参考唐本、康平本、桂林本，《备急千金要方》《千金翼方》《外台秘要》等版本。

三、《伤寒论》中六病理论模型浅释

中医的理论体系本质就是用中医的语言构建人体生理病理模型。

仲景之前中医理论模型流传下来的主要有阴阳学说、扁鹊的表里观、《黄帝内经》里的五行学说，等等。

仲景用三阴三阳六病的理论模型来构建人体的病理模型，来分类人体的气血状态。我们在六病分类的学习过程中发现，六病不只是简单并列的六种疾病的分类方法，而是涉及病位（表里）、病势（寒热）、病性（虚实）、病传病解（升降出入）以及这四个维度的权重的综合分类方法。

在这里我把病位、病势、病性、病传病解称为四维，本书解释条文的方法我们称为四维六病解伤寒。

仲景分析人体气血状态的方法就是三阴三阳六病的分类，为了进一步理解三阴三阳六病的分类方法，在本书中我提出了用表里、寒热、虚实、升降出入这四维来拆解六病的方法。

四维理论体系是在八纲理论体系基础上的发展和延伸。

南宋王执中将虚实、阴阳、表里、寒热称为“治病八字”；张景岳则明确提出以阴阳为“二纲”，以表里、寒热、虚实为“六变”之说；清代程钟龄进一步阐发了八纲的含义，提出审证治病不过寒热、虚实、表里、阴阳八字而已。祝味菊在《伤寒质难》中说："所谓八纲者，阴阳、表里、寒热、虚实是也。"近代《医学摘粹》（1897 年）提出"八纲"一词。这个提法与之前提法相比较更为合理，但缺乏了病传病解的维度。

表里、寒热、虚实确实是中医临床病机分析非常重要的属性，但阴阳属于中医理论体系的总纲，将阴阳与表里、寒热、虚实并列为八纲并不利于临床病机分析。

所以，笔者基于八纲理论创立了四维体系，用于学习、解读《伤寒论》的六病体系，合称为四维六病。

目录

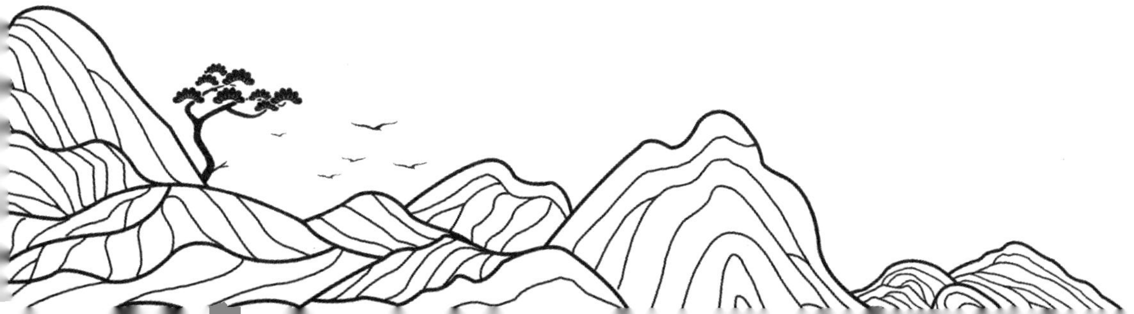

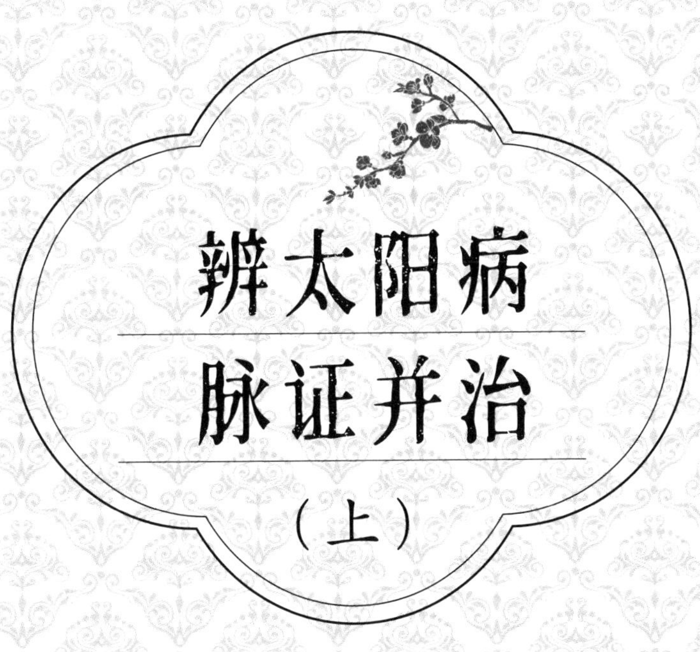

辨太阳病脉证并治

（上）

1. 太阳之为病，脉浮，头项强痛而恶寒。

何为太阳？

《黄帝内经》里关于“太阳”的论述：

（1）对应季节

《素问·四气调神大论》：夏三月，此谓蕃秀。天地气交，万物华实，夜卧早起，无厌于日，使志无怒，使华英成秀，使气得泄，若所爱在外，此夏气之应，养长之道也；逆之则伤心，秋为痎疟，奉收者少，冬至重病。逆夏气则太阳不长，心气内洞。

以“太阳”对应一年四季的夏季。

（2）对应经络

《素问·阴阳离合论》：岐伯曰：圣人南面而立，前曰广明，后曰太冲。太冲之地，名曰少阴；少阴之上，名曰太阳。太阳根起于至阴，结于命门，名曰阴中之阳。

人体十二经络中以太阳命名的有手太阳小肠经、足太阳膀胱经。

（3）对应脏腑

《素问·六节脏象论》：岐伯曰：心者，生之本，神之变也；其华在面，其充在血脉，为阳中之太阳，通于夏气。

以“太阳”对应五脏的心。

（4）对应脉象

《素问·平人气象论论》：“太阳脉至，洪大以长；少阳脉至，乍数乍疏，乍短乍长；阳明脉至，浮大而短。”

“太阳”实则是古人对阴阳进一步的分类方法，把事物分为阴阳过于宏观，无法更准确地表达事物属性，比如季节，春季和夏季都属阳，如何更好区分，于是古人在阴阳基础上进一步三分，把阴阳分为少阳、太阳、阳明、太阴、少阴、厥阴，从而形成了三阴三阳的分类方法。三阴三阳的六分法相对阴阳的二分法可以更准确地对事物进行分类，所以被广泛应用在季节、脏脏、经络的分类与命名上，由于其主要应用在经络的分类与命名，所以后人见到“太阳”往往习惯性与经络相对应。但我们深入学习《伤寒论》后会发现,《伤寒论》里的太阳指的并不是经络系统中的太阳经。

仲景是借用这种阴阳三分法对疾病的病机病传进行分类,至于《伤寒论》里“太阳”的含义，我们应该深入学习《伤寒论》，在《伤寒论》这本书里面寻找答案。

“太阳之为病”：我们看看这个“之为病”，为什么《伤寒论》里说太阳之为病，而不直接说太阳病？从这里就能看出仲景对人体生理病理认识的高明之处。古人认识到人感受外邪，必有不常之反应，也就是受邪后，人体会表现出来一些症状。感受寒邪一定会出现头项强痛，这是人体调动体内气血到体表抗邪而致肌表津血凝滞的病症反应，也就是说这是太阳病症的本质，是人体抵抗外邪的生理反应。而中医的处方用药，则是辅助人体生理反应抗邪的顺势而为，古人认识到人体自身就有抗病纠偏的能力，只不过是有的人邪气太盛，有的人正气太虚，需要借助药物来借力打力，这才是中医用药的目的。

更深层次的理解呢？“之为病”是之所以为病，也就是说如果把治病比喻成我们要战胜敌人，那我们一定要清楚疾病症状背后的病机，病机才是靶子,而症状不是靶子,病的病机才是人体生理病理的规律。如果靶子找错了，就无法准确消灭敌人。在《伤寒论》三阴三阳每一病之前，都有“之为病”的条文，比如说“少阳之为病，口苦咽干目眩”，等等，而每个“之为病”的条文都简要概括了这一病的主要症状和核心病机,所以“之为病”的条文，也是六病每一病的总纲，是我们学习的重点内容。

“脉浮”：根据指下把脉的力度分浮、中、沉取,用手轻轻一搭就是浮取，用中等力度是中取，用力向下按是沉取。浮脉在《脉经》里的概念是“举之有余”，就是你轻轻一搭就能感受到，“按之不足”，就是当你向下用力中取或者沉取的时候，反倒力度减弱或者摸不到了，它体现的实际上是太阳病体内气血呈现的状态。

为什么太阳病会呈现浮脉？我们把人体比喻成一个国家，边境的城墙就相当于人的体表。当国家受到外敌来袭的时候，一个国家会怎么样？一定会调动内部的兵力到城墙来防守。同样道理，当人体感受外界的风寒邪气的时候，人体也一定会调动体内的气血到体表来抗邪，所以当人体感受风寒邪气的时候，人体的气血是偏于体表的，所以就会呈现浮脉的这种举之有余，轻取即得。体内气血到体表抗邪，体表的气血多了，体内的气血就少了，所以就会呈现浮脉的按之不足，中取或者沉取时反而力量减弱了。

对浮脉更深层次的理解，浮脉不是单指脉的波动、距离体表的距离，浮从字面理解有木浮水中，浮起来的意思，而这种浮起来的阻力感，正是感受风寒邪气后人体气血状态的真实写照，人的正气津血，与外来的这种风寒邪气，在体表斗争，所以此时体表的气血会有很强的阻力感，而浮脉的指下感觉除了轻取即得，更应该是举之有余，有浮起来的阻力感，这就是对脉“势”的理解，能理解到一种脉象的脉势，才是对脉法深层次的理解。

“头项强痛”：为什么头项强痛？人体的体表被风寒邪气入侵，以一个国家被外敌入侵为例，调动城内的兵力到边境的城墙上来防守，敌我双方交战得非常激烈。我们看此时体表的气血状态，体内的气血调动到体表与邪气相争，所以体表的气血状态是气血充滞于体表，体表的卫气呈现壅滞紧张的状态，一方面是寒邪凝滞体表，另一方面是正邪相争导致体表津血凝滞气机不通，不通则痛。

条文里说头项强痛，实则是以头项部来指代人体的上焦和表位。我们感冒发热的时候，头疼的表现非常常见，但是肢体全身疼痛也是非常常见的，所以此处的头项指代的是人体的上焦和表位。

“恶寒”：恶寒一方面是因为感受风寒邪气，而且风寒邪气已经入侵到我们人体的表位；另一方面是体表卫强以后对寒邪更加敏感。所以太阳病一定有恶寒，感冒常见的症状还有发热，为什么这里没有说发热？说明古人认识到，太阳病本质是人体感受寒邪，发热只是人体调动体内气血到体表抗邪导致体表卫阳相对增多所产生的，发热不是一定出现的，而恶寒是太阳病一定有的症状。

2. 太阳病，发热，汗出，恶风，脉缓者，名为中风。

太阳病是人体感受风寒邪气后出现的一系列临床表现，但在实际临床中不同体质的人感受相同的风寒邪气临床表现的症状不同，同一个人感受不同的风寒邪气临床表现的症状也可能不同。比如这次出现的新型冠状病毒感染，感受了同样的病毒，有的人死亡了，有的人痊愈了，不同的人，病情轻重不同，表现症状不同，是因为每个人体质不同，每个人体内的气血状态不同，所以要想分析并解决人体的问题，除了分析邪气的致病特点，更重要的是了解患病的人身体气血状态。

按照大的病机方向，太阳病可以分为太阳中风和太阳伤寒两类。

太阳病出现发热是人体调动体内的气血，到体表抗邪而导致体表卫阳增多所产生的。太阳中风的人平素体质比较弱，体内气血相对不足，感受寒邪以后，能调动到体表来抗邪的气血虽然比平时多了，但也呈现相对不足，防御不足，腠理呈疏松的状态，感受寒邪以后人就会启动自身恒温机制的调节功能，以发汗的方式来排出寒邪，而此时腠理疏松所以汗出，但是由于体表有寒凝和津血相对的充滞，又汗出不彻，如果一个人的体质好，抗病能力强，邪气就应该随汗而解，太阳中风的汗出状态就是，虽然汗出但发汗质量不佳，没能彻底驱邪。此时体表气血的状态是正邪相争，人体调动体内气血到体表抗邪，体表气血壅滞，但由于太阳中风的病人，平素体质弱，体内气血不足，体表的状态是既有津血相对凝滞，又有津血的相对不足。

"恶风"：人体对风的感受取决于体表腠理的疏密，腠理紧密，防护得力，人体就不会怕风，如果腠理是疏松的，则疏于防护，人体就会对风敏感。而太阳中风的病人此时体表气血相对不足，腠理疏松，表虚所以恶风，所以恶风是表虚不固对风邪敏感，而不是感受了风邪。

"脉缓"：第一条提纲证里已经讲到了太阳病脉浮，所以这里省略了

"浮"。太阳中风脉象完整的说法应该是脉浮缓，常人的脉象，我们叫从容和缓，所以缓脉既可以表示常人脉象之和缓，又可以表示血虚的病脉。《脉经》里说缓脉是"舒缓之象，去来亦迟，小快于迟"，比迟脉还要快一些。缓脉的基础病机是血虚，这个条文里的脉缓就是血虚的病脉，由于平素里位的气血不足，所以当外邪来袭，它能够调到体表的气血也不足，所以血少不能充盈脉道，故其速缓。缓脉的脉"势"，第一点脉速比较慢；第二点指下的感觉要有和缓、柔和的感觉，气血相对不足，所以脉在指下感觉比较舒缓。

条文思考：太阳中风一定有汗出吗？或者说临床上遇到太阳病的病人一定要汗出才能用桂枝汤吗？

有人学了《伤寒论》后就形成了有汗用桂枝汤、无汗用麻黄汤的定势思维，临床上初得太阳病，是否用桂枝汤（太阳中风）一定要有汗，麻黄汤（太阳伤寒）一定无汗呢？下面我们用四维体系再来分析一下太阳中风的病机状态，相信大家就会有清晰的答案了。

表里："发热，汗出，恶风"这些症状都是在人体表位的症状，所以病位属表位。

寒热："发热"，发热是热证，但发热的机制是表位感受风寒邪气后，人体调动体内津血到体表抗邪而导致体表卫阳增多。所以发热是标，表位寒邪才是本。

虚实："发热"是正邪相争，卫阳相对增多引起的，属实；"汗出，恶风"是虚人体表津血相对不足，失于固摄、防御，属虚；太阳中风病人表位是虚实夹杂的，表虚是与太阳伤寒的表实相对而言。表虚的具体内涵是指表位津血相对不足，就好像一个国家防守的兵力匮乏，就会有外来的敌人来侵扰。人体也是一样，表位气血不足，防守能力弱了，就会有风寒邪气来侵袭。

表虚的常见症状是汗出、恶风，具体在临床上，不同的人表现也会不一样，有的人以汗出为主要表现，出虚汗、出冷汗，而有的人并不出汗，只是怕风吹。

升降出入涉及治法，略。

所以从四维的角度来分析大家就明白了太阳中风的病机状态核心是表上津血亏虚，失于防御固摄，主要症状是汗出、恶风等，但实际临床上有的人可能汗多，也有的人可能并不出汗，只是怕风。所以我们对六病的理解一定要落实到病机的层面，而不是只去看症状，抓准了病机才能从容面对临床上千变万化的复杂局面。

3. 太阳病，或已发热，或未发热，必恶寒，体痛，呕逆，脉阴阳俱紧者，名为伤寒。

“或已发热，或未发热”：说明在太阳伤寒的初期，可能发热了，也可能没发热，为什么呢？我们一定要明白人体是一个具有自我调节能力的系统，感受风寒之邪以后，人体的生理反应，还是调动体内的气血，到体表去抗邪。比如一个国家受到侵袭，它一定要调动内部的军队，到边防来防御。而这种发热是调动内部气血到体表以后，体表的卫气阳气增加了，兵力增加了，因为卫气属阳，所以产生了发热。但这是需要一个过程的，所以在感冒初期，太阳伤寒初起的时候，刚开始有些人没有发热，过了一段时间才会发热，也有的人发热出现得比较快。

“必恶寒”：这个“必”字在《伤寒论》后面很多条文里都出现了，当“审查”来理解，就是要查看一下，有没有恶寒，有没有怕冷的症状，而怕冷才是太阳伤寒最主要的症状，很多人感冒发热初期的时候，冷得很剧烈，特别冷！这种冷除了寒邪侵袭到人体的表位，还有一点就是体内气血调动到体表以后，体表卫阳增加，对外界的温度更加敏感了，所以出现了这种怕冷。

“体痛”：体内的气血调动到体表，就好比国家有外敌来袭，把本来在城内的军队调动到边防，和敌人交战，在边境上敌我两军相争，正邪交争。对应到人体，体表气血呈现壅滞凝涩的状态，不通则痛。

“呕逆”：太阳伤寒的呕逆，病机是气不旁流，正常人体内部和外界是通过体表的毛孔进行气机交换。当太阳伤寒的时候，气血壅滞到体表，人体体表毛孔就闭塞了，而这时候正邪交争，还以国家有外敌入侵为例，敌人和边防军展开了激烈的斗争，这时候边境也就是我们的体表因为正邪交争，津血凝滞而闭合，阻碍了人体内外的气机交换。气不旁流，体内浊水浊气就会向上冲逆，从而出现呕逆的症状。

“脉阴阳俱紧者”：“阳”指寸脉，“阴”指尺脉。

寸脉和尺脉都呈现了紧脉，什么是紧脉？

《脉经》里说：“数如切绳状，一曰如转索之无常。”

“切绳”“转索”：脉的搏动就像一个拧紧的绳子一样，左右弹指不定，像麻花一样凸凹不平的感觉。紧脉的核心病机就是寒凝，太阳伤寒是有表寒，这里面这个还是省略了一个“浮”字，太阳伤寒实际上是浮紧的脉。脉象反映的是人体气血的状态，太阳伤寒病病人的气血是偏于体表的，为什么紧？就是体表气血的状态，我们看一下太阳伤寒体表的气血状态是不是很紧张，两军交战，敌人在入侵边境，体内调动气血到体表防御，打得难解难分，气血状态是不是呈现一种紧象？而且表寒也很重，寒性收引，困束脉道，所以呈现了这种浮紧脉。

4. 伤寒一日，太阳受之，脉若静者为不传；颇欲吐，若躁烦，脉数急者，为传也。

“一日”：量词，指初得，非指具体一天的时间。从另一个角度也说明了太阳病传变是很快的，所以在临床上，我们用麻黄汤、桂枝汤这样太阳病方子的机会并不多，原因是病人找到我们的时候，往往病情已经发生传变了，所以太阳病的方子适合感冒发热初起，单纯太阳病的时候。

“脉若静”的“静”不是安静，而是与“动”对立的“静”，是指与太阳病脉象相比没有变化。

当病情较为简单时，病机是否变化可以通过脉象判断，也可以通过症状来判断；病情复杂时，则需要四诊合参来判断。

呕是少阳病的典型症状，所以这里的“颇欲吐”指代少阳的病机层面。

烦躁是阳明病的典型症状,所以这里的“若躁烦”指代阳明的病机层面。

数脉是阳明病的典型脉象,所以这里的“脉数急”指代阳明的病机层面。

数脉:《脉经》:去来促急（一曰一息六七至，一曰数者进之名）。

《平脉法》:风则浮虚，寒则牢坚，沉潜水滀，支饮急弦，动则为痛，数则热烦。

所以太阳病初得时如果脉象表现为太阳病典型的浮缓或浮紧，则病在太阳并未传变。如果见到颇欲吐等少阳病的症状则表明为太阳病传少阳，如果见到躁烦或者脉数急等阳明病的症状则表明太阳病传阳明。

5. 伤寒二三日，阳明少阳证不见者，为不传也。

“二三日”：虚指，指太阳病过了几日。

太阳病过了几日有可能发生病传，如何判断是否病传？因为太阳病如果病传正常是会传到少阳或者阳明，如果临床上没有见到阳明病的症状说明没有传到阳明，如果临床上没有见到少阳病的症状说明没有传到少阳。

从第 4、5 条我们可以读到以下三方面的信息：一是告诉我们如何通过脉证判断太阳病是否向下病传。二是告诉我们在临床上太阳病的病传是非常迅速的，需详细审查。三是太阳病如果发生病传，一般会传到少阳和阳明层面，或者是与少阳阳明合病，这是一般的规律。

6. 太阳病,发热而渴,不恶寒者,为温病。若发汗已,身灼热者,名风温。风温为病,脉阴阳俱浮,自汗出,身重,多眠睡,鼻息必鼾,语言难出。若被下者,小便不利,直视,失溲；若被火者，微发黄色，剧则如惊痫，时瘛疭；若火熏之，一逆尚引日，再逆促命期。

“太阳病，发热而渴，不恶寒者，为温病”：与这句话意思最相近的是182条“问曰：阳明病,外证云何？答曰：身热,汗自出,不恶寒,反恶热也。”

什么是温病？在整个《伤寒论》里除了这一条提到温病，在后面的条文里没有见到这个提法。我们知道《伤寒论》这本书由于历史上战乱及当时书籍的保存方式等原因有很多的遗失和错简，所以很可能有更多关于“温病”方面论述的条文遗失了，我们只能根据本条和上下文来理解“温病”。

本条温病的症状与182条阳明外证描述的症状非常相近，所以温病有阳明病发热而渴的特点。

第4、5条都是讲太阳病的病传，所以第6条也是讲太阳病在临床上比较常见的病传。但又有别于普通的太阳病传阳明。从条文症状及误治后的表现来看，本条的“温病”符合疫情时流行性传染性疾病的发病特点，是一种起病急、传变快的太阳病传阳明或三阳合病。

而之后的“若发汗已、若被下者、若被火者、若火熏之”则是对太阳病病传温病以后的一种误治。

仲景之所以在这一条详细论述太阳病病传温病以后，哪些治法属于误治以及误治后所产生的症状，说明在临床上很多医生容易犯这些错误。

其中最常见、最易犯的错误是见到太阳病的症状忽视其已经迅速病传温病，而采用治疗太阳病辛温发汗的方法。由于已经传到了发热而渴的温病，再用辛温发汗的方法，无异于火上浇油、抱薪救火。辛温发汗会进一步灼伤津液，津液耗伤后肢体失于津液的濡润和滋养就会出现身重，津虚血少，所以多眠睡。津亏不能濡润呼吸道,所以鼻息必鼾。津亏不能濡润口腔及声道，所以语言难出。

当我们真正深入学习《伤寒论》的时候会发现,《伤寒论》的理论体系其实是非常完善的。在第6条里面就详细论述了太阳病如果快速病传温病，要明确地去鉴别而不能误治。

“若被下者”：误用了苦寒攻下，苦寒伤及胃气，中不制下，所以出现了失溲，或者是小便不利。失溲，这里就是小便自遗的意思。津亏不能濡润目睛所以出现了直视。

“若被火者”：火者指古人用一些热的药外敷，或者用火针来发汗的方法。用这些方法一定会进一步伤及津液。“微发黄色”，指水热互结的黄疸之象。

“剧则如惊痫，时瘛疭”：火疗以后伤津更甚，严重的就会出现津亏神志失养，出现惊痫这种神志变化，甚至出现了手脚痉挛、口眼歪斜。

“若火熏之”：用更剧烈的火疗的方法，津亏亡阳，可能直接导致死亡了。

《伤寒论》里太阳病迅速传变到温病，非常符合流行的瘟疫的特点。但是因为《伤寒论》是残卷，这方面的论述不多，一些人学习《伤寒论》又不深入。对太阳病病传阳明的速度预估不足，对一些已经病传的情况，还是用治疗太阳病辛温的方法去治疗。结果怎么样？就会导致病人病情的加重甚至死亡。

7. 病有发热恶寒者，发于阳也；无热恶寒者，发于阴也。发于阳七日愈，发于阴六日愈，以阳数七，阴数六故也。

这一条讲通过是否发热来辨别恶寒的表里病机层面。

恶寒，即怕冷，是临床非常常见的一个症状。一种情况是伴有发热的怕冷，一种情况是没有发热的怕冷。

我们在学习《伤寒论》的时候会发现，很多条文里面出现了“阴阳”的字样，比较难以理解。《伤寒论》是残卷，而且后世历代医家对《伤寒论》都有过一些补充和编撰。实际改构后的《伤寒论》很多地方把“表里”换成了“阴阳”。所以对很多条文里的“阴阳”，在学习的时候如果把“阳”用表来代替，“阴”用里来代替，很多条文就好理解了。

看一下《外台秘要·卷第一》里面的一段话，可以看出后人是如何把“表里”改为“阴阳”。

《外台秘要》卷第一·诸论伤寒八家合一十六首

夫表和里病，（一作阳盛阴虚）下之而愈，汗之则死。里和表病（一作阳虚阴盛）汗之而愈，下之则死。夫如是则神丹不可以误发（神丹丸在此卷崔氏部中六味者是也），甘遂何可以妄攻（甘遂者，水导散也。在第三卷天行狂语部中甘遂等二味者是也，出《千金方》）。表里之治，相背千里，吉凶之机，应若影响。然则桂枝下咽，表和则毙（桂枝汤在此卷仲景曰数部中，桂枝等五味者是也。），承气入胃，里平以亡。若此表里（一作阴阳）虚实之交错，其候至微，发汗吐下之相反，其祸至速，而医术浅狭，为治乃误，使病者陨没，自谓其分。又凡两感病俱作，治有先后，发表攻里，本自不同，而执迷妄意者，乃云神丹甘遂，合而服之，且解其外，又除其内，言巧似是，于理实违。安危之变，岂可诡哉！夫病发热而恶寒者发于阳；无热而恶寒者发于阴。发于阳者可攻其外；发于阴者宜温其内。

"发于阳者可攻其外；发于阴者宜温其内"："阳"其实是指"表"，"阴"其实是指"里"。

我们看"病有发热恶寒者"，如果这个"阳"我们用"表"来代替，即"发热恶寒发于表也"；"阴"用"里"来代替，即"无热恶寒者发于里也"，就很好理解了。非常深刻地体现了《伤寒论》的表里观，而这一条我们看它所处的位置。因为前面讲到太阳病核心病机是表寒，所以它进一步要区分这种表寒在伴有发热和没有发热情况下不同的病机特点。这条如果我们把阴阳用表里替代以后非常通顺，也非常符合上下文的关系。

也就是说，如果恶寒伴有发热，一般情况属于太阳的表证。如果恶寒没有发热，一般都是由于里位的虚寒，比如太阴中风的表寒和少阴伤寒。

8. 太阳病，头痛至七日以上自愈者，以行其经尽故也。若欲作再经者，针足阳明，使经不传则愈。

太阳病是可以对应我们日常的感冒发热，所以我们很多人都有这种经验，一般的感冒发热具有自愈性。不经过治疗靠我们人体自身气血的抵抗能力，也能恢复。所以第 8 条说的就是太阳病自愈的这种规律一般是在七天左右。

一些医家把“以行其经尽故也”的“经”理解为经络，进而把《伤寒论》六病理解为六经，与经络密切相关。首先这个“经”指的并不是经络，在这里是一个语气词。它就是表明这个病发展的规律。

《伤寒论》的条文确有提及过一些穴位和针灸的字样，但详读全文会发现，这些穴位和经络的字样明显是后人所加，而非仲景原文。

总结一下，太阳病开篇讲“之为病”，讲太阳病分类，讲太阳病病传，病传包括了病向里传及病愈的时间规律。

9. 太阳病欲解时，从巳至未上。

略。

10. 风家，表解而不了了者，十二日愈。

“家，居也”。家，名词，其本意主要是指房子、住所、家庭。如《孟子·梁惠王上》：“数口之家，可以无饥矣。”又如《诗·周南·桃夭》所注：“室为夫妇所居，家谓一门之内。”汉语言文字发展至汉代，已日臻成熟。现代所谓“家”的各种含义，不过是其本意的衍化与延伸。包括专门经营某种行业或有某种特定身份的（如酒家、农家），掌握某种专门学识或有丰富实践经验的（如注家、作家、医家），再如各种学术流派（儒、道、释及诸子百家），等等。

《伤寒论》里称“家”的条文有很多，比如 18 条的喘家、84 条的淋家、85 条疮家、86 条衄家、87 条亡血家，等等。所以《伤寒论》里称“家”主要是指平素患有某种症状或呈现某种病机状态的人。

“风家”：这里泛指太阳病的病机层面，七日愈是一般规律，也有一些人体质不太好，自愈的时间比较长，在十二日左右，这也符合临床上的规律。

11. 病人身大热，反欲得近衣者，热在皮肤，寒在骨髓也；身大寒，反不欲近衣者，寒在皮肤，热在骨髓也。

发热恶寒是太阳病的主症，第 7 条讲了发热恶寒与表里的关系，仲景充分认识到发热恶寒这种人体体温的变化是判断人体病情的重要指标。后面也有很多条文论述寒热与表里的关系及变化。

本条论述的是人体发热恶寒的一种特殊情况。

“皮肤”“骨髓”分别对应表里。

“病人身大热，反欲得近衣者，热在皮肤，寒在骨髓也”：热在表，寒在里，虽“身大热”，却反欲得衣。说明里位实寒是病之根本，表上热势虽“大”，实为虚热。

“身大寒，反不欲近衣者，寒在皮肤，热在骨髓也”：寒在表，热在里，虽“身大寒”，却反不欲得衣，说明里热是病之根本，表上寒势虽“大”，实为虚寒。

本条所讲述的寒热状态是通过恶寒发热的临床症状来推论寒热的真假与表里，是讲真寒假热（里寒表热）与真热假寒（里热表寒）两种寒热并见的特殊情况。这种寒热的关系并不属于太阳病的病机层面，具体属于哪个病机层面需要结合四诊信息来综合判断。

“热在皮肤，寒在骨髓”：一般是太阴或少阴里寒为本，兼有津亏虚热的情况。

“寒在皮肤，热在骨髓”：一般是阳明中风里位有实火实热，火热灼伤表位津血，表位津亏不能温煦而出现恶寒的情况。

12. 太阳中风，阳浮而阴弱。阳浮者，热自发；阴弱者，汗自出。啬啬恶寒，淅淅恶风，翕翕发热，鼻鸣干呕者，

桂枝汤主之。

桂枝三两，去皮　芍药三两　甘草二两，炙　生姜三两，切　大枣十二枚，擘

上五味，㕮咀三味，以水七升，微火煮取三升，去滓。适寒温，服一升。服已，须臾啜热稀粥一升余，以助药力。温覆令一时许，遍身漐漐微似有汗者益佳，不可令如水流漓，病必不除。若一服汗出病差，停后服，不必尽剂。若不汗，更服依前法。又不汗，后服小促其间。半日许，令三服尽。若病重者，一日一夜服，周时观之。服一剂尽，病证犹在者，更作服。若汗不出，乃服至二三剂，禁生冷、黏滑、肉面、五辛、酒酪、臭恶等物。

看到太阳中风，我们的思维要跳转到之前讲过的第 2 条，第 2 条里说："太阳病，发热，汗出，恶风，脉缓者，名为中风。"说的是太阳中风的概念，和 12 条对照一下，症状基本差不多，又有一些细微的差别。

在《伤寒论》里有很多条文讲桂枝汤，不同条文对桂枝汤症状描述略有差别，这说明方子对应的是病机，同一个方子适合同一病机，在不同人身上表现出不同的症状，用文字不可能全部描述出来，所以我们要理解症状和方子背后所反映的病机，症状是多种多样而每个方子对应的病机是唯一的，临床诊病的过程是通过四诊收集症状、体征，进而推导出症状和体征背后所隐藏的病机。

"阳浮而阴弱"：在脉象里阳对应寸脉，阴对应尺脉，寸脉浮，尺脉弱，阳对应表，阴对应里，从表里的层面来理解气血的状态，就全通了，太阳病寒邪侵袭表位，人体调动体内的津血到体表抗邪，此时体内气血偏于体表，所以寸脉是浮的。

桂枝汤证的人，平素气血不足，所以里位气血亏虚，呈现阴弱，尺脉弱，也就是里位气血不足的状态。

"阳浮者，热自发"：在这里就明确解释了太阳病为什么发热，很多人对太阳病发热没弄清楚，而这句话其实清楚地告诉了我们发热的原因。

体表的气血属于卫阳，体内的津血调动到体表，体表卫阳聚集，所以呈

现发热的状态。

“阴弱者，汗自出”：阴弱是指太阳中风的病人平素体内气血不足，感受寒邪后，人体可调动到体表抗邪的体内气血也不足，所以体表津亏，腠理疏松，防守不严密，即所谓的“阴弱汗出”。

“啬啬恶寒，淅淅恶风，翕翕发热”：描述得非常形象，在惜字如金的《伤寒论》里，加这么多形容词，这一组词语形象地描述了人感冒时候发热恶寒的症状。

“鼻鸣干呕者”：鼻鸣是表位的寒饮，干呕是胃虚的表现。

下面讲解一下桂枝汤。

我们先看一下桂枝汤里的阴阳。《素问·阴阳应象大论》里说：“气味辛甘发散为阳，酸苦涌泄为阴。”成无己在《注解伤寒论》中提出“酸甘化阴，辛甘化阳”。桂枝汤中用桂枝和甘草组成桂枝甘草汤，桂枝辛温，甘草甘平，桂枝和甘草的组合符合辛甘化阳。芍药和甘草组成芍药甘草汤，芍药酸微寒，甘草甘平，芍药和甘草的组合符合酸甘化阴。甘草味甘补益，可以补津血，配上辛温的桂枝，可以补津血并发挥津血的温煦作用，也就是补卫阳的作用；甘草配上酸微寒的芍药，同样可以补津血，但是发挥的是津液的滋养濡润的作用，也就是滋阴血的作用，桂枝甘草汤和芍药甘草汤构成了一对阴阳。

打个比方，比如说我们开车，脚底下一定有油门和刹车，可以把桂枝汤里面的桂枝比喻成油门，芍药比喻成刹车，桂枝是辛温发散的，它是温的，有温卫散寒的作用，而芍药是酸敛的，是阴性的，是往回收的，芍药和桂枝配，一阴一阳，一酸敛，一辛散，一个刹车，一个油门，它们两个正好是配对。如果把芍药去掉，单用桂枝可能就发散太过了，汗出过多了，或者说过于阳热了，偏性太大了。我们通过之前的学习，知道太阳中风的病机，是表寒加上中风的里位津血的不足和表上的津血不足。桂枝辛温发散表寒，生姜辛温助桂枝发散表寒，芍药酸微寒配甘草、生姜大枣补益津血，同时，生姜、甘草、大枣又可以补益胃气，对治胃虚的病机层面。芍药与桂枝配伍互为阴阳，调和营卫，防止辛散太过。

我们再通过一个比喻来深入理解桂枝汤，作为一个完整的团队，每味药所起的作用不同，辛温的桂枝如同团队的将领，在前线杀敌；芍药如同军师补益津血的同时，牵制桂枝辛温太过耗伤正气津血；生姜如同副将帮助桂枝在前方杀敌；生姜、甘草、大枣组成团队的粮草大营，补益津血同时为团队提供供给，保障团队取得战役的胜利。

综合看桂枝汤整个方子的方机，既有在表位辛散表寒，又有在里位补益胃气、补益津血，应用在太阳中风层面以表位辛散表寒为主，所以需要喝粥覆被，以助汗出驱邪外出兼补益中焦的津血，应用在太阴中风层面，无须喝粥覆被，既补益中焦津血，又辛散表寒表饮驱邪外出。

对桂枝汤的理解重点把握三个方面：

第一，桂枝甘草汤和芍药甘草汤构成一对阴阳，从补益津血，调和营卫的角度，这一对阴阳，是相互转化，互根互用的；从寒热和排邪角度，这一对阴阳是相互制约的。

通过桂枝汤的学习，我们要理解《伤寒论》里，绝大多数经方用药，都存在这种阴阳互根互用、互相制约的关系。

第二，桂枝与芍药构成一对阴阳，方中又加入了辛温或甘平的生姜、甘草、大枣，所以整个方子的方势是以阳为主导，所以《辅行决》把桂枝汤称为小阳旦汤。

第三，桂枝汤既可用于太阳中风，也可用于太阴中风，太阳中风以发散表上寒邪为主，所以桂枝汤要喝粥覆被，以加强辛温发散作用，而太阴中风既补益里位津血又发散表上寒饮，所以无须喝粥覆被。

下面讲一下桂枝汤的服用方法，“服已须臾”，须臾，刘福在 1982 年《中医杂志》发表了一篇文章《< 伤寒论 >“须臾”小议》，根据《僧祗律》，一刹那为一念，二十念为一瞬，二十瞬为一弹指，二十弹指为一罗预，二十罗预为一须臾，一日一夜有三十须臾。这是一种理论研究和推演，它推算出一须臾约等于四十八分钟。我个人理解四十八分钟可以做参考，但不必拘泥，须臾应该有可能虚指一个时间范围。

然后喝热稀粥一升，为什么要喝一碗粥？粥是养胃的，为什么养胃？

第一，桂枝汤证，素体脾胃较虚的人容易得，需要去补中焦脾胃。

第二，外邪来袭津液气血都到体表抗击邪气了，内里就空虚了。比如说年轻的都上前线打仗了，家里就剩下老弱病残了，所以这时候要喝点粥补益津血，相当于后续部队的补养。

第三，热粥可以助热发汗，热粥一喝下去，汗马上就来了。“温覆令一时许，遍身漐漐微似有汗者佳”，这是《伤寒论》发汗的大原则。用经方发汗一定要遍身微似有汗者佳，所以后面说“不可令如水流漓，病必不除”。如果说哗哗地大汗直流会怎么样？那就可能把津液伤了，进而发生病传，所以说这个尺度要把握好，有的时候服桂枝汤本来是对症的，但是怎么没见好？可能就是后面这个方子的煎服方法没有认真看，没有严格执行。在临床上我们治一些表证，包括一些过敏性鼻炎，服一些解表剂，热粥助力遍身微微汗出都是很关键的一点，这些细节如果你不清楚，只是说这个方治这个病，可能效果就没那么理想了。

“若一服汗出病差，停后服”：一副药熬出三碗来，喝一碗就遍身微汗出来，好了，感觉也不热了，精神状态都好了，也想吃东西了，胃口也好了，怎么办呢？这种情况下另两碗可以直接倒掉，不要了，因为一剂你就解决问题了。也就是说如果桂枝汤证辨证准确，一剂就可以解决问题，如果说若不汗怎么办？“更服依前法”，根据前面的方法服用，“又不汗，后服小促其间，半日许，令三服尽。若病重者，一日一夜服”，这次没出汗，好了，再喝，你不是熬了三碗吗？再喝一碗，还没出汗，再喝一碗，这三碗还没出汗，那你就继续喝。要是小孩到晚上八九点钟发热挺厉害，很多家长心急就给吃西药了。咱们如果用桂枝汤，辨证也准确了，孩子还没出汗，那是因为什么？为什么会这样？举个例子，就像喝白酒，有些人喝一钱就醉了，有些人喝半斤没事，因为每个人体质不一样，病情深浅不一样。

其实仲景为什么将桂枝汤的服用方法写得这么细？值得我们深思，他就是让我们举一反三，有些病为什么没见效？是不是你在剂量和服用方法上有问题，当然开方的大前提是辨证准确，辨证准确的情况下如果没有效果，就要看是不是剂量和服用方法的问题。

太阳中风，人体处于正虚邪盛的状态，所以要忌口，忌生冷、黏滑、肉面、五辛、酒酪、臭恶等物。

13. 太阳病，头痛发热，汗出恶风，桂枝汤主之。

这一条表面上看只是太阳中风症状的简单重复，实际通过太阳中风的主症可以深刻体会到太阳中风体表津液气血状态的变化。太阳中风的人体表呈现一种卫气津液相对有余的状态。

“头痛”：为什么会有头痛？是因为人体感受风寒邪气后把体内的津血调动到体表抗邪，体内的津血和表上的风寒废水相互交争壅塞凝滞不通，产生上焦的头痛。

“发热”：为什么会发热？是因为人体感受风寒邪气后调动体内津血到体表抗邪，导致表上的卫阳相对过剩，所以产生了发热。这种卫气相对有余是和患太阳中风的人日常体表卫气虚的状态相比较而言的。

患太阳中风的人平素体表的卫气和津血是不足的，但是感受了风寒邪气以后，它调动体内津血到体表转化成卫阳抗邪，和平时相比较，体表的卫气和津血是相对有余了。那么既然相对有余了，就会出现与相对有余对应的头痛、发热这些症状。

我们再说体表津血相对不足，先看汗出。

人为什么会出汗？是不是要有发热的因素才会出汗？但我们发现，太阳伤寒的麻黄汤证它也发热,但是不出汗。说明出汗除了发热还要有一个条件，就是体表的毛孔需要打开。这样汗液才能排泄出来，所以太阳中风的汗出，它表位的津血是相对不足的。太阳中风由于人体调动体内津血到体表抗邪，体表呈现津血相对的有余。正气和表上的风寒之邪相互交争。它本来是不通凝滞的。但为什么又能汗出？说明这种正邪的交争凝滞是相对不足的，腠理是疏松的，所以有恶风的症状，所以会汗出。

所以通过第 13 条，我们要学会理解太阳中风人体体表的津血这种既相对有余又相对不足的状态，这样就能够很好地理解太阳中风所出现的一系列的症状和表现了。

14. 太阳病，项背强几几，反汗出恶风者，桂枝加葛根汤主之。

葛根四两　麻黄三两，去节　芍药二两　生姜三两，切　甘草二两，炙　大枣十二枚，擘　桂枝二两，去皮

上七味，以水一斗，先煮麻黄、葛根，减二升，去上沫。内诸药，煮取三升，去滓，温服一升。覆取微似汗，不须啜粥。余如桂枝法将息及禁忌。臣亿等谨按仲景本论。太阳中风自汗用桂枝，伤寒无汗用麻黄。今证云汗出恶风而方中有麻黄，恐非本意也。第三卷有葛根汤证云，无汗恶风，正与此方同。是合用麻黄也。此云桂枝加葛根汤，恐是桂枝中但加葛根耳。

第 14 条可以对应《金匮要略》痉湿暍篇里的柔痉，痉病也是太阳病病传分类的一个方向，所以我们先看一下《金匮要略》痉湿暍篇有关“痉”的条文。

“太阳病，发热，脉沉而细者，名曰痉，为难治”：在太阳病的基础上，如果见到脉沉而细，说明津血亏虚严重，属于痉病，而且很难治。

“太阳病，发汗太多，因致痉”：太阳病误汗伤津以后会导致痉病。

“夫风病，下之则痉，复发汗，必拘急”：风病是指太阳中风，误下伤津会导致痉病，本来已经误下伤津液了，又发汗会更伤津液，会出现拘急的症状，病情更加危重。

“疮家虽身疼痛，不可发汗，汗出则痉”：疮家本已津亏，再发汗，会进一步耗伤津血而成痉病。

以上四条，讲了痉病形成的病因病机，是在太阳病基础上如果误汗或误

下，导致津液大亏，出现了项背强几几这种表上津血不能濡润、滋养经筋的症状,这就是痉病。所以痉病的核心病机是在太阳病基础上出现了津血不足，而致表位经筋失于濡润滋养。与太阳中风、太阳伤寒相比较除了表上津液状态发生了进一步的变化，病变的部位也有了细微的变化，由体表肌腠到体表经筋的变化。

再看一下刚痉和柔痉，“太阳病，发热无汗，反恶寒者，名曰刚痉，太阳病，发热汗出，而不恶寒，名曰柔痉”，刚痉和柔痉，可分别和太阳伤寒、太阳中风相对应，太阳伤寒是表实证，人体调动体内津血到体表抗邪，所以表位的津血是绝对有余而凝滞。在这个基础上，出现误汗或误下而致的津亏就是刚痉。太阳中风表位抗邪的津血既相对有余，又相对不足，在这个基础上出现的误汗或误下而致津亏就是柔痉。

刚痉和柔痉的鉴别点在症状上主要是无汗和有汗，但本质上还是表实与表虚病机上的区别。刚痉表位风寒废水等实邪壅滞而无汗，所以它在治疗柔痉的桂枝加葛根汤的基础上，加了发散表邪的麻黄，也就是葛根汤。

“项背强几几”：太阳病误汗、误下，引起的津血亏虚，不能濡润项背经筋。本来就是一个很紧张的状态,有点类似麻黄汤的表实证。“反汗出恶风”，如果不汗出恶风，那就是葛根汤证了。葛根汤是桂枝汤加葛根再加麻黄，而汗出，表明虽然说这个项背是紧张的状态，但是整体的腠理是疏松的，所以用桂枝加葛根汤就可以了。

下面我们解读一下桂枝加葛根汤这个方子，从药味组成上看桂枝加葛根汤就是桂枝汤加葛根，但剂量上有所变化，桂枝和芍药都由桂枝汤中的三两变为二两，因为桂枝汤我们已经详细讲过了，所以我们就重点讲一下葛根。

葛根的性味在《神农本草经》中记载是甘平，黄元御在《长沙药解》中说它的性味是甘、辛，性凉，在临床使用中，我们发现葛根确实是偏寒，是用在阳明的一味主药，所以葛根的性味是甘、辛，寒。《神农本草经》记载葛根的药性中，有一个非常重要的特点，是善于起阴气。

历史上很多医家在提到葛根的时候，都会提到“起阴气”，作为中医的一个术语，从字面上不太好理解，我们先看一下历代医家对“起阴气”的一个解释，唐容川的观点说：“葛根其根最深，吸引土中之水气，上输达于藤蔓，故能生津液。”陆渊雷说：“葛根能汲取消化器官之养分而外输肌肉，故能治项背强急。”《本经》言：“葛根能起阴气，实为输送津液之谓也。”叶天士的观点是：“其主消渴者，葛根辛甘，升腾胃气，气上者，津液生焉。”明清还有很多医家都从自己的角度谈了很多意见，这里只是引用了几个有代表性的。

首先从大的方向，从历代医家的描述我们能看出来，这里的阴气实际上指的就是津液；其次要明白这是哪里的津液。从陆渊雷的观点中，我们看出来是汲取消化器官之养分，叶天士也说是升腾胃气，从而知道这里是胃的津液。我们在辽宁千山采药的时候见过葛根，有很长的藤蔓，它吸水的能力很强，所以葛根的起阴气，实际上就是葛根把体内津液调动到上焦和表位的作用。

加上我们之前分析了痉病与普通太阳中风、太阳伤寒的区别，病位有了细微的变化，从体表肌腠到经筋的变化，所以葛根除了“起阴气”，还可以将津液补充到上焦的经筋之中，从而治疗经筋失于濡润滋养的痉病。

桂枝加葛根汤在临床的应用比较广泛，比如说一些颈椎病，包括一些小儿抽动症，如果符合桂枝加葛根汤的病机，都可以应用，而且效果非常好。在感冒初期，桂枝加葛根汤应用机会可能也比桂枝汤要多一些，桂枝汤加了葛根以后清热的力度、补津液的力度都会加大，如果感冒初期，一个桂枝汤证病人出现了发热、口渴、眼干、项背强痛等津亏热盛的表现，都可以应用桂枝加葛根汤。

15. 太阳病，下之后，其气上冲者，可与桂枝汤。方用前法。若不上冲者，不得与之。

太阳病应该用辛温发散解表的方法，所以用下法是一个误治。误治以后是否还可以用桂枝汤，15 条告诉我们其气上冲者可用桂枝汤。“其气上冲”

在太阳病就是风寒束表以后表束气不旁流，向上冲逆。所以会出现气上冲的一些表现，这里的“气”指的是体内的浊水浊气。

实际上，我们要理解这条背后讲的是误下以后是不是还有表证？还有桂枝汤证？这个“其气上冲”只是风寒束表以后产生的一个间接的病机状态。并不是说太阳病误下后，如果这个人体内浊水浊气上冲了，你就能用。如果一个人没有浊水浊气上冲，但他还是一个桂枝汤证，就不能用了吗？所以在这里面，这是一种指代的方法。用气是否上冲来指代是否存在着桂枝汤表证。

16. 太阳病三日，已发汗，若吐，若下，若温针，仍不解者，此为坏病，桂枝不中与之也。观其脉证，知犯何逆，随证治之。桂枝本为解肌，若其人脉浮紧，发热汗不出者，不可与之也。常须识此，勿令误也。

“坏病”在条文中一共出现两次，除了本条还有 267 条。指误用汗、吐、下温针等治法，也就是误治以后病情加重加深，从“坏病”的治法“知犯何逆，随证治之”来看，“坏病”是误治后病机变得复杂，只能是随证治之了。

“观其脉证，知犯何逆，随证治之”：这是《伤寒论》里面非常经典的句子。我们也经常用这句话来表示中医的治疗思路。“观其脉证”以“脉证”代四诊，说明一定要四诊合参，不能单纯地通过一种方法来诊断。

“知犯何逆”：通过四诊合参以后，我们分析出当下病机。

“随证治之”：根据症状及症状背后的病机来辨证论治。

“桂枝本为解肌”：《千金翼方》中为“桂枝汤本为解肌”。

解肌应与解表相对应，从字面来理解“解肌”的“肌”应指肌肉、肌腠，与“表”的皮肤相对应。所以解表应指肌肤表层，解肌应指肌肤表层下面的肌肉层。

对于太阳中风、太阳伤寒的理解除了之前我们学过的表虚与表实、有汗与无汗，还有病位的细微差别，太阳伤寒病位更偏表，太阳中风与太阳伤寒相比较病位略偏里。

“若其人脉浮紧，发热汗不出者，不可与之也”：太阳伤寒，病邪在肌肤表层，应该用麻黄汤“解表”而不能用桂枝汤“解肌”，所以这条应改为“桂枝汤本为解肌”更准确。

桂枝汤中桂枝可以发散肌腠风寒邪气，芍药配生姜、甘草、大枣都可以补益津血，桂枝辛温发散可以把补益的津血调动到肌腠，所以说“桂枝汤本为解肌”。

16条实际上是给我们总结了一个临床上治疗的大法，用了吐下的方法以后，该不该用桂枝汤。在临床上，最终不管用哪个方子，不管遇到什么情况，最根本的方法就是“观其脉证，知犯何逆，随证治之”，这才是根本的治疗大法，而不是看到某个症状就用某个方子的“方证对应”。

“常须识此，勿令误也”：仲景怕后世医家不理解，又跟了一句。

17. 若酒客病，不可与桂枝汤，得之则呕，以酒客不喜甘故也。

最早注解《伤寒论》的明代医家成无己认为这一条讲的是“酒客内热，喜辛而恶甘，桂枝汤甘，酒客得之，则中满而呕”。后世医家大多沿用了这个观点，认为这一条讲的是“湿热在中，得甘而呕”。也就是长期饮酒的人体质湿热不适合用味甘的桂枝汤，服桂枝汤会甘温助湿。

看似有道理，但细一分析会发现这种解释其实很牵强。无论某种体质的人是否用某方应该看辨证的病机，病机决定用方而不是体质决定用方。

所以“酒客病”指的不是长期饮酒有湿热体质的人的病证。

按照《伤寒论》行文方式，常将平素有某种疾病或症状的人称为“某家”。如第18条“喘家，作桂枝汤，加厚朴杏子佳”，其“喘家”为平素气喘之人。第84条之“淋家”，第85条之“疮家”，第86条之“衄家”，第87条之“亡血家”等均是对平素患有某种疾病或症状的惯称。

而本条所说的是“酒客病”而不是“酒家病”。

《医宗金鉴》里有对酒客病的解释：“酒客病，谓过饮而病也，其病之状，头痛、发热、汗出、呕吐，乃湿热熏蒸使然，非风邪也。”

可见，酒客病不是指经常饮酒有湿热体质的人的病症，而是指因饮酒过量所出现的头痛、发热、汗出、呕吐类似桂枝汤证的病症，但酒客病病机是酒后体内水热攻冲，虽症状与桂枝汤证类似，病机却截然不同，所以不能用桂枝汤。

18. 喘家作桂枝汤，加厚朴杏子佳。

桂枝三两，去皮　甘草二两，炙　生姜三两，切　芍药三两　大枣十二枚，擘　厚朴二两，炙去皮　杏仁五十枚，去皮尖

上七味，以水七升，微火煮取三升。去滓，温服一升。覆取微似汗。

喘在临床上非常常见，它的病机主要是风寒束表、水饮冲逆、气机壅滞等。

太阳中风的基础上出现了气机不利的喘证。单纯的桂枝汤解决不了这种气机壅滞的情况，所以在桂枝汤的基础上加了厚朴和杏子，杏子也就是杏仁。

厚朴是苦温的，杏仁是味苦性微温的。杏仁和厚朴可以苦泄气机、通利气机，使中焦的壅塞的气机通利。杏仁和厚朴性温又可以助桂枝汤去对治表位风寒废水，从而去治疗喘证。桂枝加厚朴杏子汤在临床应用非常广泛。

厚朴，《神农本草经》：味苦，温。主中风，伤寒，头痛，寒热，惊悸，气血痹，死肌，去三虫。

厚朴可以行气导滞、宽胸下气，所以除了可以对治喘的症状。一些腹胀、胸闷，只要兼有太阳中风或太阴中风的桂枝汤证都可以去使用。如果辨证准确，效果非常好。

杏仁，《神农本草经》：味苦，性微温。主咳逆上气，雷鸣，喉痹下气，产乳，金疮，寒心，奔豚，生川谷。

《金匮要略》痰饮咳嗽病篇：水去呕止，其人形肿者，加杏仁主之。其

证应内麻黄，以其人遂痹，故不内之；若逆而内之者，必厥。所以然者，以其人血虚，麻黄发其阳故也。即苓甘五味加姜辛半夏杏仁汤。

“其人形肿”：本来应该用麻黄去发散表位废水，但“其人血虚，麻黄发其阳”，病人津亏血少，用麻黄发表易耗伤津液。用杏仁代替麻黄，既可以去发散表位废水，又不耗散表位津血。

所以桂枝加厚朴杏子汤可以从两个层面去理解，一是桂枝汤加了杏仁这个“小麻黄”，加厚朴取厚朴温散表寒的作用，可以加大温散表位风寒废水的力度；二是在桂枝汤加杏仁的基础上加了厚朴取厚朴苦泄、通利气机的作用，可以对治太阳中风或太阴中风基础上的咳喘、腹胀等气证。

19. 凡服桂枝汤吐者，其后必吐脓血也。

实际上这条讲的并不是说服桂枝汤吐了，一定会吐脓血。它是说明桂枝汤偏温偏热的这样一种特点。如果病人本有里热，又服了偏甘温的桂枝汤会助热，热迫血行，从而出现吐脓血这样的症状。

我们再总结一下这五条，太阳病如果误下、误吐，用了误治的方法，是否还用桂枝汤，其实就一种判定方法，就是当下病机是否符合桂枝汤证，是否还在太阳中风的病机层面。可以通过气上冲来判定。也可以观其脉证，随证治之。如果说病人脉浮紧发热汗不出，这是一个太阳伤寒，你当然就不能用了。如果出现了中焦的气机壅塞，需要加上厚朴、杏子。如果中焦有热或者是一个饮酒过量出现的一个类似桂枝汤症状但病机是水热攻冲为主，或者是本有里热，这时候都不能用桂枝汤，因为桂枝汤本身是甘温方向的，它会助热。

20. 太阳病，发汗，遂漏不止，其人恶风，小便难，四肢微急，难以屈伸者，桂枝加附子汤主之。

桂枝三两，去皮　芍药三两　甘草三两，炙　生姜三两，切　大枣十二枚，擘　附子一枚，炮，去皮，破八片上六味，以水七升，煮取三升。去滓，温服一升（本云桂枝汤。今加附子。将息如前法）。

太阳中风病传少阴中风，单纯的太阳病发汗是不能传到少阴中风的。一定是这个病人本身有少阴里寒津亏的体质，虽得了太阳病，但素体里寒津亏，不应该用发汗的方法，误用发汗的方法后会进一步耗伤津血。

如果发汗就会出现“遂漏不止，其人恶风，小便难，四肢微急，难以屈伸者”这些表虚津液大量耗散表位，不安不和的临床表现。

“遂漏不止”：说明表位津液大量耗散，表位津亏失于防御，失于固摄，所以病人特别怕风。

“小便难”：津血耗散太多，所以出现了小便难。

“四肢危急，难以屈伸”：肢体活动、屈伸不利。一方面是经筋失于津血的濡润和滋养；另一方面是表寒比较重，寒邪凝涩不通。所以我们一方面要在表上去温通去解表散寒，另一方面又要加强津血的滋养、濡润作用。

这时候用桂枝加附子汤，它是在桂枝汤原方的基础上加了一枚炮附子。

附子，《神农本草经》：味辛，温。主风寒咳逆，邪气，温中，金疮，破癥坚积聚，血瘕，寒湿踒躄，拘挛，脚痛，不能行步。

附子的炮制更多的是要加强它走表的作用，发表散寒温通的作用。附子是辛温的，生用附子主要作用在里位，在中焦，温中散寒，回阳救逆。通过炮制以后，让它能够增强走表，温通表上的寒湿之邪。

从组方配伍上，桂枝加附子汤含有一个芍药甘草附子汤的方干，芍药甘草附子汤一方面发散表寒，一方面补益表位津血并让表位的津血温起来。

甘草由桂枝汤中的二两变为本方中的三两，增加补津液作用。

21. 太阳病，下之后，脉促胸满者，桂枝去芍药汤主之。

桂枝三两，去皮　甘草二两，炙　生姜三两，切　大枣十二枚，擘

上四味，以水七升，煮取三升。去滓，温服一升（本云桂枝汤，今去芍药，

将息如前法）。

太阳病本来应该用辛温发汗的方法，“下之后”是误治了，太阳病是感受了表位的风寒邪气，本应用发汗的方法让邪气从表而出，现在用下法就会将表位的邪气引邪入里。邪气入里所以出现胸满的症状。

《辨脉法》：脉来缓，时一止复来者，名曰结。脉来数，时一止复来者，名曰促（一作纵）脉。阳盛，则促。阴盛，则结。此皆病脉。

“脉促”：数有一止，本身太阳病发热脉数，因为有邪气入里，所以数而一止，呈现促脉。

桂枝汤本是一个攻守平衡的方子，桂枝发散表寒配芍药甘草汤和姜枣草顾护津血，同时芍药酸敛制约桂枝发散太过。误下后邪气入里，病位虽仍在表位，但比桂枝汤证病位深了，所以要加大发散表邪的力度，所以去掉芍药让攻守平衡的桂枝汤加大攻散的力度。

加大攻散表邪力度的方法有两种，一种是桂枝加桂汤、桂枝加附子汤，在桂枝汤的基础上加量桂枝或加上炮附子直接加大发散表寒的兵力；一种是桂枝去芍药汤并不加大发散表寒的兵力，但减少对桂枝发散表邪的制约。前者是表邪的绝对增加，后者是表邪病位的相对深入。

22. 若微寒者，桂枝去芍药加附子汤主之。

桂枝三两，去皮　甘草二两，炙　生姜三两，切　大枣十二枚，擘　附子一枚，炮，去皮，破八片

上五味，以水七升，煮取三升。去滓，温服一升（本云桂枝汤，今去芍药加附子，将息如前法）。

上一条讲了加大攻散表邪力度的方法常用的有两种，一种是直接加大发散表寒的兵力；一种是减少对桂枝发散表邪的制约。本条讲的是第三种方法，既加大发散表寒的兵力又减少对桂枝发散表邪的制约，也就是桂枝汤去掉芍药再加上炮附子。

“若微寒者”：指脉微恶寒。

微脉，《脉经》：极细而软或欲绝，若有若无。《平脉法》里对微脉的病机描述如下：寸口脉微，尺脉紧。其人虚损，多汗。知阴常在，绝不见阳也。寸口诸微亡阳，诸濡亡血，诸弱发热，诸紧为寒，诸乘寒者，则为厥，郁冒不仁，以胃无谷气，脾涩不通，口急不能言，战而栗也。

微脉的病机是亡阳，阳虚寒重，津亏血少是寒重引起的。治法是加大发散表寒的力度同时温散里寒，用桂枝去芍药加附子汤。

桂枝去芍药加附子汤注意与之后讲的桂枝附子汤鉴别，组方相同，剂量不同。

23. 太阳病，得之八九日，如疟状，发热恶寒，热多寒少，其人不呕，清便欲自可，一日二三度发，脉微缓者，为欲愈也。脉微而恶寒者，此阴阳俱虚，不可更发汗、更下、更吐也。面色反有热色者，未欲解也，以其不能得小汗出，身必痒，宜桂枝麻黄各半汤。

桂枝一两十六铢，去皮　芍药　生姜切　甘草炙　麻黄各一两，去节　大枣四枚，擘　杏仁二十四枚，汤浸，去皮尖及两仁者

上七味，以水五升，先煮麻黄一二沸，去上沫。内诸药，煮取一升八合。去滓，温服六合（本云桂枝汤三合，麻黄汤三合，并为六合，顿服。将息如上法）。臣亿等谨按桂枝汤方。桂枝芍药生姜各三两，甘草二两，大枣十二枚。麻黄汤方麻黄三两，桂枝二两，甘草一两，杏仁七十个。今以算法约之。二汤各取三分之一。即得桂枝一两十六铢。芍药、生姜、甘草各一两，大枣四枚。杏仁二十三个零三分枚之一。收之得二十四个，合方。详此方乃三分之一，非各半也，宜云合半汤。

23 条、25 条、27 条这三条讲解了桂枝麻黄各半汤、桂枝二麻黄一汤、桂枝二越婢一汤这三个方子，但顺序有些乱，把这三条放在一起，顺序重新

编排一下就比较清晰了。

“太阳病，得之八九日，如疟状，发热恶寒，热多寒少”。与25条的“形似疟，一日再发”意思相近。解决方法是25条的桂枝二麻黄一汤。然后再往下“脉微而恶寒者，此阴阳俱虚，不可更发汗、更下、更吐也”和27条里面“脉微弱者，此无阳也”含义是很相近的。所以用桂枝二越婢一汤。

下面我们就来讲一下23条，刚才我们已经把23条进行拆解了。“得之八九日”以后呢，病传了，太阳伤寒病传了，如疟状，发热恶寒。这些到25、27条再讲。“脉微缓者，为欲愈”，脉缓，病快要好了。

《辨脉法》：阳脉浮大而濡。阴脉浮大而濡。阴脉与阳脉同等者。名曰缓也。

正常人的脉象是“从容和缓”，所以缓脉既是太阳中风表虚之象，也是病将向愈的气血来复和缓之象。

“脉微而恶寒者，此阴阳俱虚”的含义到27条再讲。

23条实际上就是太阳病病传到“面色反有热色者，未欲解也，以其不能得小汗出”。面色反有热色，我们知道太阳病人体会调动体内津血到体表抗邪，而在体表呈现津血相对凝滞的，也就是说的卫阳郁于肌表的表现。其人不能得小汗出，说明病人现在是没有汗的，需要去发汗。“身必痒”，人体感受风寒邪气后，介于太阳伤寒和太阳中风之间的状态，体表既有津血凝滞，又有津血的相对不足，身体就会出现一种痒的状态。

这种情况要用桂枝麻黄各半汤，从方名就可以看出来，桂枝麻黄各半汤是把桂枝汤和麻黄汤剂量减半，然后放在一起。所以我们看组方的药物就是把桂枝汤和麻黄汤放在一起，但是剂量减少了。减少多少呢？桂枝汤、麻黄汤各取三分之一。无论从桂枝麻黄各半汤的条文，还有它的组方，我们都能看出来，桂枝麻黄各半汤实际上是太阳伤寒的麻黄汤证向太阳中风的桂枝汤证过渡状态的一个方子，也可以称为风寒两感，既有津血在表上的凝滞，又有津血在表上的不足。

所以既要用麻黄汤去发散表上的风寒和废水，又要用桂枝汤补益表上的津血而发散表上的寒邪。桂枝麻黄各半汤临床上既可以用在风寒两感的感冒，也可以用在一些荨麻疹、皮肤瘙痒等皮肤的问题上。

24. 太阳病，初服桂枝汤，反烦不解者，先刺风池、风府，却与桂枝汤则愈。

太阳中风服桂枝汤不解在之前讲桂枝汤服法时有过说明，“服一剂尽，病证犹在者，更作服。若汗不出，乃服至二三剂”。

在辨证准确的前提下服桂枝汤一剂不解主要是病重药轻，需连续服用，这种情况在临床比较常见，初起感冒服一剂不解，如果确定辨证准确，应该连续服用，而不是见到一剂不效就立即换方。

当然，配合针灸解表也是一种较好的方法。

25. 服桂枝汤，大汗出，脉洪大者，与桂枝汤如前法；若形似疟，一日再发者，汗出必解，宜桂枝二麻黄一汤。

桂枝一两十七铢，去皮　芍药一两六铢　麻黄十六铢，去节　生姜一两六铢，切　杏仁十六个，去皮尖　甘草一两二铢，炙　大枣五枚，擘

上七味，以水五升，先煮麻黄一二沸，去上沫。内诸药，煮取二升。去滓，温服一升，日再服（本云桂枝汤二分，麻黄汤一分，合为二升，分再服。今合为一方，将息如前法）。臣亿等谨按桂枝汤方，桂枝、芍药、生姜各三两，甘草二两，大枣十二枚。麻黄汤方，麻黄三两，桂枝二两，甘草一两，杏仁七十个。今以算法约之，桂枝汤取十二分之五，即得桂枝、芍药、生姜各一两六铢，甘草二十铢，大枣五枚。麻黄汤取九分之二，即得麻黄十六铢，桂枝十铢三分铢之二，收之得十一铢，甘草五铢三分铢之一，收之得六铢，杏仁十五个九分枚之四，收之得十六个，二汤所取相合。即共得桂枝一两十七铢，麻黄十六铢，生姜、芍药各一两六铢，甘草一两二铢，大枣五枚，杏仁十六个，合方。

“服桂枝汤，大汗出，脉洪大者，与桂枝汤如前法”：参 26 条白虎加人参汤，此处应为错简，与 26 条混淆了。

“若形似疟，一日再发”：与 23 条里说的“如疟状，发热恶寒、热多寒少”是一个意思。那么在病传到这种状态用什么方法？汗出必解，即用发汗的方法。

桂枝汤症状是“发热恶风”，麻黄汤症状是“或已发热、或未发热”，桂枝麻黄各半汤症状是“不能得小汗出，身必痒”，本条症状是“如疟状，发热恶寒、热多寒少”。

四个方子症状上有细微差别，应用层面更多是看病机的差别，桂枝二麻黄一汤用两份桂枝汤一份麻黄汤病机是风寒两感中风的层面多、伤寒的层面少。

从桂枝麻黄各半汤和桂枝二麻黄一汤这种剂量比例的组合，我们可以看出来，张仲景在《伤寒论》的经方里面是非常细致入微的。剂量的不同，对治的病机层面就有着细微的差别。

风寒两感用桂枝汤麻黄汤合方，仲景给了我们桂枝麻黄各半汤和桂枝二麻黄一汤，临床是否还可以有桂枝三麻黄一汤、桂枝一麻黄二汤，请大家自己思考。

26. 服桂枝汤，大汗出后，大烦，渴不解，脉洪大者，白虎加人参汤主之。

知母六两　石膏一斤，碎，绵裹　甘草二两，炙　粳米六合　人参三两

上五味，以水一斗，煮米熟，汤成，去滓。温服一升，日三服。

太阳病过汗伤津，津亏火盛病传阳明。这个病传过程在阳明病 181 条也有详细论述。

问曰：何缘得阳明病？答曰：太阳病发汗，若下、若利小便，此亡津液，胃中干燥，因转属阳明。不更衣，内实，大便难者，此名阳明也。

洪脉解：

《脉经》：极大在指下。（一曰浮而大）

《金匮要略》疮痈肠痈浸淫篇：肠痈者，少腹肿痞，按之即痛如淋，小便自调，时时发热，自汗出，复恶寒。其脉迟紧者，脓未成，可下之，当有血。脉洪数者，脓已成，不可下也。大黄牡丹汤主之。

《平脉法》：春弦秋浮，冬沉夏洪，察色观脉，大小不同。

洪脉指下感觉是浮而大，有一种洪水来势汹涌的感觉，对应里热炽盛向外熏蒸的病机。

白虎加人参汤还见于《金匮要略》痉湿暍篇：太阳中热者，暍是也，汗出恶寒，身热而渴，白虎加人参汤主之。

太阳中暍可以对应我们现代中暑的概念，既不是单纯的太阳病，也不是单纯的阳明病。

素体津亏，在高温环境下，表位被热邪入中，有发热恶寒类似太阳病的症状，但以身热为主，伴里热津亏的口渴。

后世常说的白虎汤四大症指的就是本条所述的：大渴、大热、大汗、脉洪大。

里位热盛津亏，故大渴；里热熏蒸于表位，故大热；里热熏蒸表位，热迫津液外泄，故大汗；热势洪大迫血行迅猛，故脉洪大。

白虎加人参汤是白虎汤加人参；白虎汤用大剂量石膏配知母去清里热，用甘草配粳米去顾护津血，顾护津血的基础上以清热为主。配上人参后加大了补益津血的力量，病机层面是火盛津亏并重或更偏于津亏。

27. 太阳病，发热恶寒，热多寒少，脉微弱者，此无阳也，不可发汗，宜桂枝二越婢一汤。

桂枝去皮　芍药　麻黄　甘草各十八铢，炙　大枣四枚，擘　生姜一两二铢，切　石膏二十四铢，碎绵裹上七味，以水五升，煮麻黄一二沸，去上沫。内诸药，煮取二升。去滓，温服一升（本云当裁为越婢汤桂枝汤，合之饮一升，今合为一方。桂枝汤二分，越婢汤一分）。臣亿等谨按桂枝汤方。桂枝、芍药、生姜各三两，甘草二两，大枣十二枚。越婢汤方麻黄二两，生姜三两，甘草二两，石膏半斤，大枣十五枚，今以算法约之。桂枝汤取四分之一，即得桂枝、芍药、生姜各十八铢，甘草十二铢，大枣三枚。越婢汤取八分之一，即得麻黄十八铢，生姜九铢，甘草六铢，石膏二十四铢，大枣一枚八分之七，弃之，二汤所取相合。即共得桂枝、芍药、甘草、麻黄各十八铢，生姜一两三铢，石膏二十四铢，大枣四枚，合方。旧云，桂枝三，今取四分之一，即当云桂枝二也。越婢汤方，见仲景杂方中，《外台秘要》一云起脾汤。

“发热恶寒，热多寒少”是桂枝二麻黄一汤条文，移出。

23条“脉微而恶寒者，此阴阳俱虚，不可更发汗、更下、更吐也”移入本条。本条改后：脉微而恶寒者，此阴阳俱虚，不可更发汗、更下、更吐也。脉微弱者，此无阳也，不可发汗，宜桂枝二越婢一汤方。

脉微弱说明津血在表上更加不足了。“此无阳也”，这里的“阳”指表上的津液。“不可发汗”，为什么不可发汗？此时表位还有寒邪。但是表上的津血太虚了。如果发汗的话，就会进一步耗伤津血，所以用桂枝二越婢一汤。

越婢汤是《金匮要略》里对治风水的一个方子，组成是麻黄、石膏、生姜、甘草、大枣。石膏配麻黄可以发散表上的溢饮。由于石膏用量大于麻黄牵制了麻黄的温散力度，不发汗反而可以止汗。桂枝二越婢一汤中桂枝汤的比例比麻黄汤的比例要大，所以这个方子能发散表上的寒邪但不发汗，不会耗散我们表上的津血。

28. 服桂枝汤，或下之，仍头项强痛，翕翕发热，无汗，心下满，微痛，小便不利者，桂枝汤去桂加茯苓白术汤主之。

芍药三两　甘草二两，炙　生姜切　白术　茯苓各三两　大枣十二枚，擘

上六味，以水八升，煮取三升。去滓，温服一升。小便利则愈（本云桂枝汤，今去桂枝加茯苓白术）。

“服桂枝汤，或下之，仍头项强痛，翕翕发热”：“仍”字说明病人原有桂枝汤证，服桂枝汤或用下法表证未解。

“心下满，微痛，小便不利者”：小便不利是下焦的痰饮，说明心下满，微痛是由于痰饮向上冲逆。

原文是桂枝去桂加茯苓白术汤。《医宗金鉴》里提出来说这是一个错简，应该是桂枝去芍药加茯苓白术汤。历代医家对这条也有一些争议，有的认为就是桂枝汤去桂加茯苓白术汤，有的认为应该是桂枝去芍药加茯苓白术汤。

在《伤寒论》里，既有芍药配茯苓、白术的方子，也有桂枝配茯苓、白术的方子。

芍药配茯苓、白术的方子有真武汤、当归芍药散等。桂枝配茯苓、白术的方子有苓桂术甘汤、五苓散等。综合看这一条它的条文所阐述的这些症状，笔者认为还是桂枝去芍药加茯苓白术汤更为合适。如前所述，服桂枝汤后，“仍”头项强痛，翕翕发热。一个“仍”字，表明这个“头项强痛，翕翕发热”还是太阳表寒引起的发热，还应该用桂枝来解，整体病机是既有太阳表证、表寒未解，同时又出现了下焦的这种痰饮及痰饮的冲逆。

我们看它的组方，去掉芍药以后变成桂枝、甘草、生姜、白术、茯苓、大枣，是不是我们后续要讲到的三个方的合方？即苓桂术甘汤、苓桂枣甘汤，还有苓桂姜甘汤，也就是茯苓甘草汤，这三个方合起来就是桂枝去芍药加茯苓白术汤。更简单的理解就是苓桂术甘汤基础上又加了生姜、大枣，在补益津血的力度上再加大一些。我们再看一下这个煎服方法。最后提到小便利则愈，往往煎服法也会给我们指出来这个方子的方向。实际上桂枝去芍药加茯苓白术汤是一个表里同调的方子，既解表寒又利小便，但是条文里说小便利则愈，也就是以通利小便为主。

《伤寒论》里有争议的方子和条文较多，笔者有一个观点，就是对这些

有争议的方子和条文其实不一定要有固定的结论。因为《伤寒论》这本书本身就是残卷，历经千年战乱、编撰、修缮，早已不是原貌。比如本条水饮冲逆也可以引起“头项强痛，翕翕发热”这些症状，如果这些症状对应的病机是水饮冲逆，那就不需要修改方子，用桂枝汤去桂加茯苓白术汤去对治合情合理。在临床上也有很多应用桂枝汤去桂加茯苓白术汤的机会，所以学习《伤寒论》一定要圆融变通，知常达变。

29. 伤寒脉浮，自汗出，小便数，心烦，微恶寒，脚挛急，反与桂枝汤欲攻其表，此误也。得之便厥，咽中干，烦躁吐逆者，作甘草干姜汤与之，以复其阳。若厥愈足温者，更作芍药甘草汤与之，其脚即伸。若胃气不和，谵语者，少与调胃承气汤。若重发汗，复加烧针者，四逆汤主之。

甘草干姜汤

甘草四两，炙　干姜二两

上二味，以水三升，煮取一升五合。去滓，分温再服。

芍药甘草汤

白芍药　甘草各四两，炙

上二味，以水三升，煮取一升五合。去滓，分温再服。

调胃承气汤

大黄四两，去皮，清酒洗　甘草二两，炙　芒硝半升

上三味，以水三升，煮取一升。去滓，内芒硝。更上火微煮令沸，少少温服之。

四逆汤

甘草二两，炙　干姜一两半　附子一枚，生用去皮，破八片

上三味，以水三升，煮取一升二合。去滓，分温再服。强人可大附子一枚，干姜三两。

29条里面有五个方子，讲到了表里治法的重要原则，讲到了《伤寒论》病机传变的一些规律，以及随着病机变化选方变化的一些重要的原则。

“伤寒脉浮，自汗出……微恶寒”：这是一个典型的太阳中风桂枝汤证。一些医生见到这样的症状，认为是太阳中风，就用桂枝汤解表。条文说“反与桂枝汤欲攻其表，此误也”，为什么说这种情况下给桂枝汤是错误的呢？是因为没有全面完整地去综合四诊的信息。

本条除了一些太阳中风的症状还有小便数、心烦、脚挛急等症状。小便数，说明里位有水饮，不是一个单纯的表病，心烦、脚挛急是津亏虚热的表现。表上是一个太阳中风，里位津亏水盛。这种情况不能用桂枝汤去攻表发汗,否则的话就会耗伤津血并激动里位水饮。也就是条文里说的“得之便厥，咽中干，烦躁吐逆”。那应该怎么办呢？要根据具体临床的情况，可能要先温里或者是表里同调。可能会用到真武汤这类表里同治、水血同调兼解表的方子。

如果说已经发生了这种误治的情况。出现了里位津血虚寒的四肢厥冷，津液亏虚以后不能濡润滋养而见咽中干、烦躁吐逆的症状，要用甘草干姜汤“以复其阳”。

我们对甘草干姜汤的理解，不要把它单纯地理解为温中。甘草干姜汤的剂量是炙甘草四两、干姜二两，实际上它是以大量的炙甘草去补充体内的津液，加二两干姜让津液温起来。实际上这个甘草干姜汤是要在补体内的津液同时发挥体内津液的温煦作用，也就是在补津液的基础上让津液温起来。

“以复其阳”：“阳”指体内的津液，也可以引申理解为津液的温煦作用。

“脚挛急”：可以对应到我们日常说的腿抽筋。有一些医家学习的时候不求甚解，直接理解为脚抽筋就用芍药甘草汤。芍药甘草汤确实可以补津血，可以让我们腿部的经筋得到濡润和滋养从而起到对治脚抽筋的作用。但是我们看条文怎么说的？叫“若厥愈足温者”，也就是我们误用桂枝汤攻表，耗伤津液以后，用甘草干姜汤以复其阳，让津液温起来了。在津液已经温起来这个基础上，我们用芍药甘草汤去进一步补充体内的津血，同时发挥津血的滋养濡润作用。只有“厥愈足温”的情况用芍药甘草汤才能够“其脚即伸”。

在临床上，如果说一个人腿抽筋，同时腿特别凉，怕冷，能不能用芍药甘草汤呢？一定是不能的。我们知道芍药是偏寒的，所以芍药甘草汤整体上也偏寒，如果这个人腿凉用芍药甘草汤如同雪上加霜，抽筋的症状可能更严重，一定要让体内津液在温起来的前提下再用芍药甘草汤。所以如果说是一条腿特别寒的一个抽筋，我们可以用甘草干姜汤，用完甘草干姜汤以后再用芍药甘草汤或者我们直接用芍药甘草附子汤。

经过这一系列的治疗，我们看津液已经来复了，但是又出现了胃气不和的谵语等症状。也就是说本来就是津液大亏了，然后又用了甘草干姜汤这样偏阳偏热的一个方子。可能就出现了一些阳明层面的表现。这里用谵语来指代阳明层面的一些火证，也就是在津亏的基础上出现了一些火证。我们看这个语言用得很细腻。

“少与调胃承气汤”：在三承气汤中，调味承气汤组成是大黄、芒硝、甘草，也是三承气汤唯一有甘草的方子。既能攻下，同时也能用甘草去补胃气补胃津，它的攻下作用也是最缓的。而且“少与”可以根据具体的情况，用少量的调胃承气汤去对治阳明的情况。

“若重发汗，复加烧针者”：还是基于之前的“伤寒自汗出、小便数”，之前是用桂枝汤误攻其表，这次采取的治疗方法更加过分了，是重发汗。而且，复加烧针是不是会更加耗散体内津血？所以甘草干姜汤也不够了，在甘草干姜汤基础上再加一味附子，也就是四逆汤来回阳救逆。所以 29 条这个条文是通过一个临床医案讲解一个类似太阳中风但实际是表里合病的情况误治以后，根据病机的传变采取不同的经方去对治、去解决不同的病传变化，从而达到 58 条说的“阴阳自和”，达到我们治疗的目的。

30. 问曰：证象阳旦，按法治之而增剧，厥逆，咽中干，两胫拘急而谵语。师曰：言夜半手足当温，两脚当伸，后如师言。何以知此？答曰：寸口脉浮而大，浮为风，大为虚，风则生微热，虚则两胫挛。病证象桂枝，因加

附子参其间，增桂令汗出，附子温经，亡阳故也。厥逆咽中干，烦躁，阳明内结，谵语，烦乱，更饮甘草干姜汤。夜半阳气还，两足当热，胫尚微拘急，重与芍药甘草汤，尔乃胫伸，以承气汤微溏，则止其谵语，故知病可愈。

30条实际上是从理论层面对29条进行了一个解释。

《辅行诀》陶弘景曰：阳旦者，升阳之方，以黄芪为主；阴旦者，扶阴之方，以柴胡为主……张机撰《伤寒论》，避道家之称，故其方皆非正名，但以某药名之，亦推主为识之义耳。

《备急千金要方》中阳旦汤指桂枝汤。

阳旦汤：治伤寒中风脉浮，发热往来，汗出恶风，头项强，鼻鸣干呕，桂枝汤主之。随病加减如下方。

以泉水一斗煮取四升分服一升，日三。自汗者，去桂枝加附子一枚。渴者去桂加栝楼根三两。利者去芍药、桂，加干姜三两、附子一枚（炮）。心下悸者，去芍药加茯苓四两。虚劳里急正阳旦主之。煎得二升，纳胶饴半斤，为再服。若脉浮紧发热者，不可与之。

所以这里的“证象阳旦”即证像桂枝汤证。“按法治之”用桂枝汤治疗，症状反而加剧了，出现了“厥逆，咽中干，两胫拘急而谵语”。

这种情况用了甘草干姜汤，并且说“喝了药以后到半夜手足会温起来，再与芍药甘草汤，两条腿也不会再抽筋了”。结果果然和老师说的一样。

学生问：“为什么会这样呢？”老师说：“寸口脉浮而大，浮为风，大则为虚，风则生微热，虚则两胫挛。”

脉浮是表位中风，但脉大是虚象，津血亏虚不可过度攻表。

《脉经》的二十四脉没有大脉，但《伤寒论》里有很多条文提到大脉。

《金匮要略》血痹虚劳病篇：夫男子平人，脉大为劳，极虚亦为劳。人年五六十，其病脉大者，痹侠背行，若肠鸣（宋本、赵本作苦肠鸣），马刀侠瘿者，皆为劳得之。

可见大脉是津液大亏虚损之象。

先与甘草干姜汤让津液温起来，再与芍药甘草汤进一步补充里位的津血，让津液来复。

“因加附子参其间，增桂令汗出，附子温经，亡阳故也”：这句的“增桂”可以对应29条的“烧针”，是第二次误治，本来已经津液大亏，还用发汗的方法，进一步耗伤津液，津液极度亡失，阳气随津液而脱，需回阳救逆，就要在甘草干姜汤的基础上加附子也就是用四逆汤来救急了。

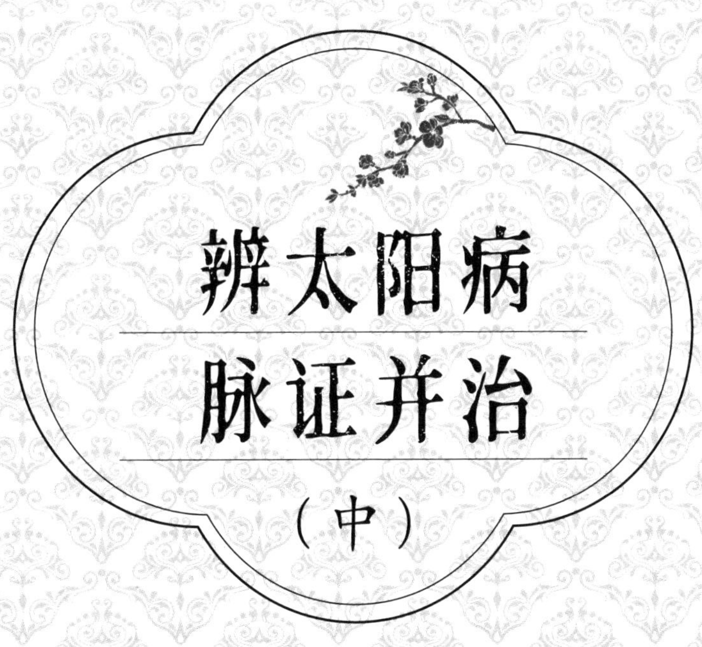

辨太阳病脉证并治

（中）

31. 太阳病，项背强几几，无汗，恶风，葛根汤主之。

葛根四两　麻黄三两，去节　桂枝二两，去皮　生姜三两，切　甘草二两，炙　芍药二两　大枣十二枚，擘

上七味，以水一斗，先煮麻黄葛根，减二升。去白沫，内诸药，煮取三升，去滓。温服一升，覆取微似汗，余如桂枝法将息及禁忌，诸汤皆仿此。

“太阳病”这里指太阳伤寒。“项背强几几”就是在项背的位置是一种强几几的状态。强几几是一种津血凝滞的状态，类似于太阳伤寒麻黄汤证津血在表上凝滞壅涩的状态。“无汗”说明表位津血凝滞表实的状态，“恶风”是表位中风病机的典型症状，说明表位津血不足失于防御，所以恶风。

既有表实的“无汗”，又有表虚的“恶风”，葛根汤在表位到底是一种什么状态呢？

其实是太阳伤寒病传阳明的表位虚实夹杂的状态，与太阳伤寒的麻黄汤证相比表位津血涣散偏虚，与太阳中风的桂枝汤证相比表位津血凝滞偏实。

葛根有什么作用呢？葛根是辛寒的，它首先可以清解阳明的热。也就是太阳伤寒要往阳明的层面去转。但是表上的风寒和废水还是比较重的。还需要桂枝汤加麻黄去发散表上的风寒。同时因为阳明的热已经起来了，所以要用葛根去清解阳明的热，同时“葛根起阴气”，也就是葛根可以补益表上的津液，也就是说虽然表上的风寒废水重，但是由于津亏有热，而葛根能够在补津血的基础上去清热。

《神农本草经》里说，“葛根起阴气”，这个阴气实质上就是指的津液。葛根也是我们东北的道地药材，在山里经常可以见到，它有很长的藤蔓，所以它能够把地下的水吸收到上面来。足太阳膀胱经在督脉走行，葛根能够把中焦、下焦的水液吸到上焦来。所以葛根的药势偏于表位、偏于上焦、偏于颈项的部位，所以临床我们常用葛根汤治疗一些病机符合葛根汤证的颈椎疾病。

核心方干：桂枝汤（减桂枝、芍药各一两）+ 麻黄汤（减杏仁）

方中葛根四两，桂枝和芍药与桂枝汤比较均减了一两，由三两变成二两，剂量上细微的变化也可以看出方子对应病机的细微变化，与桂枝汤比较表寒减轻而表热与表上津亏增加了。

一些小儿的抽动症，病机层面既有表寒又有津亏虚热，我们都可以用葛根汤去对治，在补益津血、清阳明热的基础上去发散表上的风寒废水。

32. 太阳与阳明合病者，必自下利，葛根汤主之。

葛根汤是在桂枝汤基础上加麻黄、葛根，相当于太阳病向阳明病方向病传，可以归为太阳病略偏阳明，但葛根微寒，所以方子整体还是属于阳旦方向。

“必自下利”：如果有下利的情况，葛根汤也可以对治。

有的医家解释这个下利是阳明火热的热利，葛根清阳明热而利止，从组方反推的话，这个解释是说不通的。

葛根汤中的里药是生姜、大枣和甘草，姜、枣、草是和胃补益胃气的，所以本条的下利还是以太阴里虚寒为主，但因为太阳向阳明病传，里位兼有阳明层面的病机，这个下利应该是里位寒热错杂以里虚为主。加了葛根既可以清润降阳明层面的热，同时“葛根起阴气”可以升提水液而协助止利。

再结合 34 条，病情进一步向阳明发展，彻底转到了阳明病的热利，就要用葛根黄芩黄连汤了。

33. 太阳与阳明合病，不下利，但呕者，葛根加半夏汤主之。

葛根四两　麻黄三两，去节　甘草二两，炙　芍药二两　桂枝二两，去皮　生姜二两，切　半夏半升，洗　大枣十二枚，擘

上八味，以水一斗。先煮葛根麻黄，减二升。去白沫，内诸药。煮取三升，去滓。温服一升，覆取微似汗。

“太阳与阳明合病”：太阳病传阳明但以太阳为主，“不下利”是相对 32 条的“必自下利”而言，葛根汤可以下利也可以不下利。“但呕者”，呕是胃虚以后下焦痰饮的冲逆引起的。

葛根加半夏汤是在葛根汤的基础上加半夏。

半夏与生姜组成了一个小半夏汤的方干，小半夏汤可以在葛根汤的基础上去降逆化饮。

葛根加半夏汤是在葛根汤基础上出现了下焦的痰饮冲逆，出现了咳、喘、鼻涕、喷嚏、鼻炎的这样的症状和表现。生姜、甘草、大枣对治胃虚的层面，补益胃气制化下焦水饮的冲逆，小半夏汤降逆化饮。

葛根加半夏汤在临床上可以应用在咳、喘及过敏性鼻炎等病证，有很好的临床效果。

同治痰饮冲逆形成的上焦支饮，葛根加半夏汤需与小青龙汤鉴别。

小青龙汤实际上是治疗太阳太阴少阴的合病，偏重于里位虚寒，是在温化里位寒饮的基础上去发散表位寒饮。而葛根加半夏汤是以太阳阳明层面为主的，偏于表位，偏于治疗上焦的水饮同时兼顾胃气虚。

34. 太阳病，桂枝证，医反下之，利遂不止，脉促者，表未解也。喘而汗出者，葛根黄芩黄连汤主之。

葛根半斤　甘草二两，炙　黄芩三两　黄连三两

上四味，以水八升，先煮葛根，减二升，内诸药，煮取二升。去滓，分温再服。

“太阳病，桂枝证，医反下之，利遂不止”：太阳中风误下以后引邪入里，再用方反推，这个“利遂不止”，是表实里虚，热气乘虚而入，攻于肠胃，火邪迫津液下泄的热利。“脉促者”，促脉是数有一止，说明体内有热，同时又有邪气。“表未解也。喘而汗出”，这个喘是一个阳明的水热的攻冲，汗出是阳明火热熏蒸而致的汗出。

葛根黄芩黄连汤对治阳明热利。葛根半斤，量大，黄芩、黄连都是苦寒的，说明病人有阳明的实火实热。

葛根黄芩黄连汤用于阳明湿热下利，同时兼有表热。如果完全是实火实热的下利，用三黄泻心汤这一类纯苦寒的方子就可以了。葛根黄芩黄连汤用黄芩、黄连苦寒清热燥湿止利，因为兼有表热，所以加了葛根辛寒解表，加炙甘草顾护津液和胃气。我们之前讲过葛根汤也对治下利，葛根汤治疗的下利是以里虚寒为主的太阴下利，而葛根芩连汤治疗的是表里俱热的阳明热利。

临床上可以根据下利的具体症状辅助判断寒热。热利一般肛门灼热，泻下急迫。

《外台秘要》伤寒下痢及脓血黄赤方一十六首："病源伤寒病若表实里虚，热气乘虚而入，攻于肠胃，则下黄赤汁。"

35. 太阳病，头痛发热，身疼腰痛，骨节疼痛，恶风，无汗而喘者，麻黄汤主之。

麻黄三两，去节　桂枝二两，去皮　甘草一两，炙　杏仁七十个，去皮尖

上四味，以水九升，先煮麻黄，减二升，去上沫。内诸药，煮取二升半，去滓，温服八合。覆取微似汗，不须啜粥，余如桂枝法将息。

35 条所描述的一组症状与第 3 条"或已发热，或未发热，必恶寒，体痛，呕逆"类似。

第 3 条里说"体痛"，本条用的是头痛，身疼腰痛，骨节疼痛，那么我们可以看到太阳伤寒疼痛的特点，它可以是局部的疼，它可以是全身的疼，四肢百骸都疼，而且疼痛相对也比较剧烈。

人体感受外界的风寒邪气后，会启动自身防御机制，迅速调动体内津血到体表抗邪。麻黄汤证病人体质较好，体内气血充足，所以调动到体表的津血充足，与表上风寒废水的对抗强烈，正邪交争激烈，表现的疼痛症状也相对明显。

将来我们学到太阴病，你就会发现它的鉴别点，由于太阴病病人体内气血不足，所以调动到体表防御的津血不足，正邪交争相对不激烈，所以太阴疼痛的症状是"烦疼"，而且太阴的疼主要是肢体的疼，局部的疼。

274条：太阴中风，四肢烦疼，阳微阴涩而长者，为欲愈。

麻黄汤证的主要特点是无汗，为什么无汗？因为人体调动体内津血到体表抗邪，由于麻黄汤证病人自身津血充足，调动到体表的津血与表上风寒废水壅滞于表，毛孔都是闭合的，也就是我们说的"表实证"。"表实证"核心病机是表位津血凝滞，具体的临床表现相对于太阳中风的"表虚证"主要表现为无汗，也可以有眼睑鲜红，肢体浮肿、溢饮等风寒废水壅滞于体表的症状表现。

麻黄汤中一共四味药，但包含了桂枝甘草汤、麻黄甘草汤两个常用方干。

桂枝汤中起发汗作用的是桂枝，麻黄汤证由于表上津血与表上风寒废水凝滞，需要更大的发汗发水的力度，于是用麻黄配桂枝。所以麻黄汤发汗力度大于桂枝汤不等于麻黄发汗力度大于桂枝，因为麻黄汤中起发汗作用的是麻黄＋桂枝，麻黄也有发汗的作用，但单味麻黄的作用是以发散表上废水为主，麻黄配桂枝发汗力度大，麻黄配伍量大于麻黄的石膏就可以止汗了，见治疗汗出而喘的麻杏石甘汤。

63条：发汗后，不可更行桂枝汤。汗出而喘，无大热者，可与麻黄杏仁甘草石膏汤。

杏仁是苦温的，性味与麻黄相同，常与麻黄同用，比如各种青龙、续命、越婢类方。杏仁有苦泄上焦和治疗表位废水的作用，但力度远远不如麻黄，但杏仁是种仁，有补益作用，所以可助麻黄发散表位废水同时顾护津血，兼顾纠正麻黄耗散津血之弊。

《金匮要略》痰饮咳嗽病篇说："水去呕止，其人形肿者，加杏仁主之。"其证就应内麻黄，以其人遂痹，故不内之；若逆而内之者，必厥。所以然者，以其人血虚，麻黄发其阳故也，即苓甘五味加姜辛半夏杏仁汤。当表位有风寒废水但津亏不适合用麻黄去发散的时候，用杏仁来代替麻黄，杏仁有补益的作用，就可以在顾护津血的基础上去苦泄表位邪气。

36. 太阳与阳明合病，喘而胸满者，不可下，宜麻黄汤主之。

“太阳与阳明合病”：用麻黄汤应该不是真正的太阳与阳明合病，可以理解为太阳病有病传阳明的趋势，病位更深。

“喘而胸满”：病位虽仍在表位，但在上焦，比太阳伤寒的病传深。喘而胸满在临床上常见病机有风寒束表和下焦水饮冲逆两个方面，从本条用麻黄汤反推，这个喘而胸满的主要病机是风寒束表，所以不能去利水，而应该用麻黄汤解表。

如果再传兼有汗出等上焦的热象，才是真正的太阳阳明合病，用麻黄杏仁甘草石膏汤。

37. 太阳病，十日以去，脉浮细而嗜卧者，外已解也。设胸满胁痛者，与小柴胡汤。脉但浮者，与麻黄汤。

柴胡半斤　黄芩　人参　甘草炙　生姜各三两，切　大枣十二枚，擘　半夏半升，洗

上七味，以水一斗二升，煮取六升，去滓。再煎取三升，温服一升，日三服。若胸中烦而不呕者，去半夏、人参，加栝楼实一枚。若渴，去半夏加人参，合前成四两半，栝楼根四两。若腹中痛者，去黄芩加芍药三两。若胁下痞硬，去大枣加牡蛎四两。若心下悸、小便不利者，去黄芩加茯苓四两。若不渴外有微热者，去人参加桂枝三两。温覆微汗愈。若咳者，去人参、大枣、生姜加五味子半升，干姜二两。

太阳病十日，病传了，我们要根据四诊的具体情况，看太阳病具体病传到哪一个病机层面，实际上36条、37条都说的是太阳病病传，病传到阳明

或少阳的病机层面，要根据具体情况去辨证，如果确实已经传到阳明或传到少阳，那方子也要随之而变化，如果说虽然病传，但是还是以太阳伤寒为主要的核心病机，还是要用麻黄汤。

37 条说的脉浮细而嗜卧，这是太阳表证解表以后气血虚的一个表现，这时候如果出现胸满胁痛，说明血弱气尽腠理开，邪气因入，病传少阳病的病机层面了，它是以胸满胁痛指代少阳的一些症状，就可以用小柴胡汤。

如果脉浮，这个脉浮也是指代太阳伤寒的一系列症状，说明还是风寒表证为主，那你就要用麻黄汤。

36 条、37 条表面上是列出了典型症状来对应方子，实质是通过单一症状所指代的病机层面来选方。如果不能洞察这一点，就容易走入方症对应的误区。所以通过 36、37 条的学习，我们要加强对临床看诊的基本逻辑体系的理解，也就是通过四诊收集症状，通过症状提炼综合病机，通过综合病机选方用药。

38. 太阳中风，脉浮紧，发热恶寒，身疼痛，不汗出而烦躁者，大青龙汤主之。若脉微弱，汗出恶风者，不可服。服之则厥逆，筋惕肉瞤，此为逆也。

麻黄六两，去节　桂枝二两，去皮　甘草二两，炙　杏仁四十枚，去皮尖　生姜三两，切　大枣十枚，擘　石膏如鸡子大，碎

上七味，以水九升。先煮麻黄，减二升。去上沫，内诸药。煮取三升，去滓，温服一升，取微似汗。汗出多者，温粉扑之。一服汗者，停后服。若复服，汗多亡阳。遂一作逆虚，恶风烦躁，不得眠也。

在中国古代有四大神兽，分别是青龙、白虎、朱雀、玄武四兽。龙与水有密切关系，比如西游记中龙王可呼风唤雨，很多成语，如蛟龙戏水，蛟龙得水，龙与水都密不可分。

《金匮要略》痰饮咳嗽病篇："病溢饮者，当发汗，大青龙汤主之，小青

龙汤亦主之。”

也就是大小青龙汤是治疗溢饮的主方，所以呢这两个方子都以青龙命名。表明它们治水的能力。

清代张秉成《成方便读》里说：“二方（指大小青龙汤）发汗逐饮之功，犹如青龙之兴云治水，但依发汗力强弱而命名大、小青龙汤。”这个说法不准确，虽然大小青龙汤存在着发汗力强弱的关系，但实际上大、小青龙汤是依发水力量强弱而命名的。

大青龙汤：麻黄六两、桂枝二两、石膏如鸡子大。

小青龙汤：麻黄三两、桂枝三两。

“太阳中风脉浮紧”：因为我们之前讲过太阳中风脉应该是浮缓的，看起来与之前条文似有矛盾，所以有些医家认为是错简。

第39条的开篇也是如此，“伤寒，脉浮缓”，太阳伤寒本身应该是脉浮紧，所以有的医家认为这里是错简。

我们看一下大青龙汤的组方，包含了一个完整的麻黄汤、一个完整的桂枝汤、一个完整的麻杏石甘汤。所以对应的病机既有太阳中风又有太阳伤寒，只不过麻黄用量大于桂枝，所以表位是虚实夹杂且偏实。

如果把38条改为“太阳中风，脉浮缓”完全的一个太阳中风表虚证，用大青龙汤反而解释不清了，所以38、39条绝对不是错简，而是表明大青龙汤的病机层面是既有太阳伤寒又有太阳中风。

38条的“太阳中风，脉浮紧”与39条的“伤寒脉浮缓”也说明了《伤寒论》是脉症合参的体系，不能单凭脉去判断病机，更不能以脉对方。

“太阳中风，脉浮紧”：同时还说明了大青龙汤的病传方向，本来是一个太阳中风，表虚以后风寒废水侵入体表又形成表实，所以见“发热恶寒，身疼痛，不汗出”，表上津血与废水凝滞，卫气郁遏不通，故烦躁。

“若脉微弱，汗出恶风者”：虽有汗出恶风的表寒，但脉微弱，津亏液少血弱，肯定不能用大青龙汤这样峻猛的方子，如果用了则“服之则厥逆，筋惕肉瞤”，这种情况如果表上又有风寒废水，可用桂枝二越婢一汤。

39. 伤寒脉浮缓，身不疼，但重，乍有轻时，无少阴证者，大青龙汤发之。

“伤寒脉浮缓”：虽然还是大青龙汤证，但是体表津血不足的一面表现得更多一些。所以身不疼，但重。表上的废水多，所以身体沉重。津血不足，所以疼痛不明显。

“但重，乍有轻时”：水气在表。

与 38 条相比表位津亏水盛为主，38 条是表位寒饮俱盛。虽然病机权重略有差别，但都以表位风寒废水重为核心病机，都可用大青龙汤。

大青龙汤病位偏表，病机属太阳层面，或太阳太阴合病。

少阴病里位寒饮也可能出现肢体沉重等表上废水的表现，如真武汤“四肢沉重疼痛”。这种情况应温化里位水饮，不能用发表太过的大青龙汤，需注意鉴别。

大青龙汤的组方，包含了一个完整的麻黄汤、一个完整的桂枝汤、一个完整的麻杏石甘汤。用六两麻黄配二两桂枝去发散表位的风寒废水，加入石膏配麻黄加大发散表位废水的力量，又可以对治阳明的一些表现。但总体的方势还以发散表寒为主。

再看煎服法。一服汗者停后服。那么服了大青龙汤发汗以后，不要像服桂枝汤那样连续服用，要等汗停下以后，再根据具体的情况往下服，说明大青龙汤发汗的力度太大，我们在服用时要注意不能连续地服用，否则可能耗伤正气和津血。

40. 伤寒表不解，心下有水气，干呕发热而咳，或渴，或利，或噎，或小便不利，少腹满，或喘者，小青龙汤主之。

麻黄去节　芍药　细辛　干姜　甘草炙　桂枝各三两，去皮　五味子半升　半夏半升，洗上八味，以水一斗。先煮麻黄，减二升。去上沫，内诸药，煮取三升。去滓，温服一升。若渴，去半夏，加栝楼根三两。若微利，去麻黄，加荛花，如一鸡子，熬令赤色。若噎者，去麻黄，加附子一枚，炮。若小便不利，少腹满者，去麻黄，加茯苓四两。若喘，去麻黄，加杏仁半升。去皮尖（且荛花不治利。麻黄主喘。今此语反之。疑非仲景意）。臣亿等谨按小青龙汤。大要治水。又按本草荛花下十二水。若水去。利则止也。又按千金。形肿者应内麻黄。乃内杏仁者。以麻黄发其阳故也。以此证之。岂非仲景意也。

“伤寒表不解，心下有水气”：这句话概括出了小青龙汤的核心病机，表上风寒不解，表上有风寒废水。

“心下”：也就是在中焦有水饮。

我们回顾一下四饮的概念。首先是痰饮：其人素盛今瘦，水走肠间，沥沥有声，谓之痰饮。本来体格挺强壮，由于胃虚，不能够去制化水饮而产生的水走肠间，沥沥有声的痰饮。人体内水饮最初的形态即痰饮是胃虚不能制化形成的，所以心下的水气要去补益中焦的脾胃，加强脾胃运化水湿的功能，从而制化这个水饮。

《黄帝内经》里说：饮入于胃，游溢精气，上输于脾，脾气散精，上归于肺，通调水道，下输膀胱，水津四布，五经并行。也就是人体水液代谢核心是依靠我们脾胃运化水液的功能。我们喝进去的水，到胃里了。然后由胃行其津液，上输于脾。如果胃虚了，或者是胃寒了，不能够去运化这个水液。那这个水液就会形成我们说的四饮之一，即痰饮。痰饮还有一个特点，由于胃虚了，中不治下，它会向上冲逆。向上冲逆就是我们说的饮后水流胁下，咳唾引痛，痰饮向上的冲逆形成了这个悬饮。再往下发展，饮水流行，归于四肢，当汗出而不汗出，谓之溢饮。而把痰饮、悬饮、溢饮的概念综合起来就是支饮。

“咳逆倚息，短气不得卧，其形如肿”：小青龙汤所对治的水饮既有痰饮又有悬饮，又有溢饮。综合起来就是支饮，支饮本身就是前三种水饮的一个综合。表上的风寒废水和溢饮，要用麻黄、桂枝这一类的辛温发散的配伍去解决。干呕发热而咳，或渴或利，等等，这一系列或然证实际上都是小青龙汤证伤寒表不解，心下有水气这个核心病机所表现出来的不同症状。不同的人的病机相同，但是每个人的症状可能不同，可能因为胃虚而有干呕。因为风寒表不解故人体调动体内津血到体表抗邪而发热。水饮冲逆津液分布不均所以渴。太阴里虚寒所以下利。水饮向上冲逆所以噎、喘，下焦有痰饮所以小便不利。水结少腹，所以少腹满。

小青龙汤可拆解为麻黄配桂枝、姜（干姜）辛（细辛）味（五味子）组合、半夏干姜散、芍药甘草汤。

辛温的麻黄、桂枝配伍，通过发汗发散表位风寒废水。

干姜、细辛、五味子是《伤寒论》中温化寒饮常见配伍，还可见于苓甘五味姜辛类方、厚朴麻黄汤等方。五味子酸苦甘辛咸五味皆俱，以酸味为主，可酸泄支饮，配辛热的干姜、细辛温化寒饮。半夏干姜中半夏降逆化饮配干姜加强温化寒饮的力度。芍药甘草汤顾护津血亦可制衡诸药过于温燥。

41. 伤寒，心下有水气，咳而微喘，发热不渴。服汤已渴者，此寒去欲解也。小青龙汤主之。

“伤寒，心下有水气，咳而微喘”：说明小青龙汤对治的咳而微喘的主要病机是表寒和中焦有痰饮，既有风寒束表又有寒饮冲逆。发热不渴，可能有津亏的虚热，但里位有寒饮所以不渴。

条文顺序调整一下，“小青龙汤主之”应该放到“服汤已渴者”，就好理解了。

服了小青龙汤以后，口渴说明里位的寒饮温化掉了，体内津液分布正常了。

小青龙汤对治的水饮既有中焦下焦痰饮冲逆的咳逆倚息，又有表位鼻涕喷嚏、咳唾的悬饮，又有鼻塞等表位的溢饮，所以总属于支饮的范畴。

小青龙汤证既有表上风寒不解，又有太阴里寒而生成的痰饮，又有痰饮的冲逆，所以是一个表里合病。在里位是太阴的里虚寒，在表位是风寒不解。

所以需要表里同调，既要去温中制化水饮，同时又要用辛温去发散表寒和表上的废水。

看组方，麻黄和桂枝配伍能够很好地发散表上风寒废水。细辛干姜五味子是《伤寒论》里温化水饮的强有力的组合。苓甘五味姜辛夏杏汤也有这个姜辛味的组合。五味子可以酸收聚敛流散无穷的支饮，干姜、细辛温化寒饮。半夏配干姜，是半夏干姜散，可以很好地温化水饮，化饮降逆。芍药甘草汤是建立在津虚的层面去补津血的，所以芍药甘草汤是在温化中焦的痰饮，以及发散表上风寒废水的基础上去补益津血。

小青龙汤是一个表里同调，也可以说是治疗太阳太阴合病的一个方子。在临床上对一些有鼻炎、咳喘、咳痰症状的过敏性鼻炎或咳喘类疾病有很好的效果。

42.太阳病，外证未解，脉浮弱者，当以汗解，宜桂枝汤。

“外证”与“表证”从字面理解意思相似，都是指表位的症状。

外证范围更广一些，六病中无论哪一病在体表的表现（包括太阳病）可统称为外证。

如本条的太阳外证、182 条的阳明外证、《金匮要略》血痹虚劳病篇的太阴外证。

182. 问曰：阳明病，外证云何？答曰：身热，汗自出，不恶寒，反恶热也。

《金匮要略》血痹虚劳病篇：血痹阴阳俱微，寸口关上微，尺中小紧，外证身体不仁，如风痹状，黄芪桂枝五物汤主之。

而表证在《伤寒论》一般指太阳表证。

“脉浮弱”对应太阳中风“脉浮缓”，太阳病体表症状未解，脉浮弱，说明表虚中风，用桂枝汤来解。

43. 太阳病，下之微喘者，表未解故也。桂枝加厚朴杏子汤主之。

41 条小青龙汤有“咳而微喘”，本条是“下之微喘”，都有微喘，小青龙汤微喘的病机是“心下有水气”，本条微喘的病机是下之后引邪入里有气逆。都是中焦或下焦浊水浊气冲逆引起的微喘，以寒饮为主要病机需要用姜辛味去温化水饮，以气逆为主要病机需要用厚朴去宽胸下气。

15 条“太阳病下之后，其气上冲者，可予桂枝汤”，误下后浊水浊气上冲的基础方是桂枝汤，用桂枝汤发散表寒，表束得解，气得旁流。

桂枝加厚朴杏子汤是在桂枝汤基础上加了厚朴宽胸下气，加大降气的作用；加上杏仁（小麻黄汤）加大解表寒的作用。

44. 太阳病，外证未解，不可下也，下之为逆。欲解外者，宜桂枝汤。

不可下，下之为逆。为什么要下？说明太阳病传阳明，有可下的指征。但是为什么又不可下？其实给了我们一个治疗太阳阳明合病先后顺序的法度。太阳阳明合病太阳表证未解的时候要先解表，不要先攻下。因为表位是人体散热排邪的途径，如果在表不解的情况下去攻下，不仅会引邪入里还会让排邪途径不通畅，这是一个太阳阳明合病治疗顺序的基本原则。当然如果病机层面偏里，也可以表里同治，如桂枝加大黄汤或厚朴七物汤；或攻里为主兼解表如麻子仁丸等。

45. 太阳病，先发汗不解，而复下之，脉浮者不愈。浮为在外，而反下之，故令不愈。今脉浮，故在外，当须解外则愈，宜桂枝汤。

“太阳病，先发汗不解，而复下之，脉浮者不愈”：太阳病先发汗不解，参 48 条太阳病发汗不彻转属阳明。太阳病发汗不解有可能转属阳明，如果确实转到阳明层面可以用苦寒攻下润降之法，但如果脉浮，说明病机层面仍在太阳，不能用攻下之法，还要用桂枝汤去解表。

本条里一直以“脉浮”来判断病机层面进而推导出治法和用方，是《伤寒论》条文中常用的以脉代证代病机的用法，临床不可拘泥。

46. 太阳病，脉浮紧，无汗，发热，身疼痛，八九日不解，表证仍在，此当发其汗。服药已，微除，其人发烦目瞑。剧者必衄，衄乃解，所以然者，阳气重故也。麻黄汤主之。

46 条进一步讲了太阳伤寒麻黄汤的临床症状及病机。

“阳气重”：指风寒废水侵入体表，人体调动体内津血到体表抗邪，体表卫阳郁滞不通而亢盛，郁而发之，需用麻黄汤辛温发散。

“必衄”：《伤寒论》条文里的“必”字，我们也反复讲过了，可以理解为倘若，假如。流鼻血了，衄乃解。流鼻血也是一个病解的一个表现，我们把鼻血称为红汗。流鼻血相当于汗出，表上的阳气重，表上的津血凝滞，或出汗或是流鼻血，都是表上凝滞的津血发散出来了，邪气随之外泄得解。

47. 太阳病，脉浮紧，发热身无汗，自衄者愈。

47 条义同 46 条，脉浮紧发热身无汗，这是麻黄汤证。“自衄者”，如果说流鼻血，其实也是一种类似于发汗排邪的表现。

48. 二阳并病，太阳初得病时，发其汗，汗先出不彻，因转属阳明，续自微汗出，不恶寒。若太阳病证不罢者，

不可下，下之为逆，如此可小发汗。设面色缘缘正赤者，阳气怫郁在表，当解之熏之；若发汗不彻，不足言，阳气怫郁不得越，当汗不汗，其人躁烦，不知痛处，乍在腹中，乍在四肢，按之不可得，其人短气，但坐，以汗出不彻故也，更发汗则愈。何以知汗出不彻？以脉涩故知也。

“二阳并病，太阳初得病时，发其汗，汗先出不彻，因转属阳明，续自微汗出，不恶寒”：与185条文意相同。太阳病发汗不彻底，表寒没有解透，卫阳郁热转阳明，阳明热盛而汗出。

185条：本太阳初得病时，发其汗，汗先出不彻，因转属阳明也。伤寒发热无汗，呕不能食，而反汗出濈濈然者，是转属阳明也。

“若太阳病证不罢者，不可下，下之为逆，如此可小发汗。设面色缘缘正赤者，阳气怫郁在表，当解之熏之”：在太阳病汗出不彻转属阳明的过程中，如果还在太阳病的病机层面或太阳阳明合病偏太阳时可继续小发汗以解表位卫阳郁滞。可以用桂枝麻黄各半汤或葛根汤类方。

面色反有热色者，未欲解也，以其不能得小汗出，身必痒，宜桂枝麻黄各半汤。

“若发汗不彻，不足言”：不足言同“不足道”；不值得称道、说道的意思。这里指发汗力度弱的意思。

“阳气怫郁不得越，当汗不汗，其人躁烦，不知痛处，乍在腹中，乍在四肢，按之不可得，其人短气，但坐”：饮水流行，当汗出而不汗出，谓之溢饮。太阳病发汗不彻，表上形成溢饮，以废水壅滞在表为主，出现了水气在表的“其人躁烦，不知痛处，乍在腹中，乍在四肢，按之不可得”的症状。可以用大青龙类方去发散表位的溢饮。

39条：伤寒脉浮缓，身不疼，但重，乍有轻时，无少阴证者，大青龙汤发之。

涩脉：

《脉经》：细而迟，往来难且散，或一止复来（一曰浮而短，一曰短而止，或曰散也）。

《平脉法》：寸口脉微而涩。微者卫气衰。涩者荣气不足。

《金匮要略·水气病》：师曰，寸口脉迟而涩，迟则为寒，涩为血不足。

涩脉所主病机主要是血虚津亏和水饮宿食，正虚邪实。

174 条：伤寒八九日，风湿相搏，身体疼烦，不能自转侧。不呕不渴，脉浮虚而涩者，桂枝附子汤主之。

这里脉涩是因为发汗不彻底，表位有水饮郁滞在表，营血运行不畅，所以脉涩。

总结一下 48 条，太阳病汗出不彻可能传到阳明。汗出不彻未传到阳明之前有两种病传，仍可用汗法。一种是卫阳郁滞在表，当发小汗，用桂枝麻黄各半汤或葛根汤；一种是表上以废水为主，形成溢饮，用大青龙类方。

49. 脉浮数者，法当汗出而愈。若下之，身重心悸者，不可发汗，当自汗出乃解。所以然者，尺中脉微，此里虚，须表里实，津液自和，便自汗出愈。

49 和 50 条讲太阳病病传或误治后不可汗的情况。太阳病脉浮缓或脉浮紧，有了发热的症状以后脉会有数象，所以脉浮数也是太阳病常见的脉象，本应发汗，误用攻下之法，耗气伤津，引邪入里，如果“尺中脉微”，说明里位津血亏虚较为严重，不适合再用发汗的方法。

“自汗出愈”是《伤寒论》中常用的行文方式，说明胃气和或表里和或津液和的状态。类似的行文方式在多个条文中出现。

230 条：阳明病。胁下硬满。不大便而呕。舌上白苔者。可与小柴胡汤。上焦得通，津液得下，胃气因和，身濈然汗出而解。

50. 脉浮紧者，法当身疼痛，宜以汗解之。假令尺中迟者，不可发汗。何以知之然？以荣气不足，血少故也。

50条进一步来说明津亏的时候不可以发汗。本来是一个身疼痛、脉浮紧，应该是麻黄汤证。但是脉象尺中迟，迟脉主津血不足，尺脉主下焦里位，下焦里位津血不足不可发汗。

为什么不能发汗呢？“荣气不足，血少故也”，津亏血弱的时候不能再去发散表位津血了。

49条讲太阳病误下后“尺中脉微”不可发汗，50条是病人虽得了太阳病但本身就有“尺中迟”，这两种情况都不可直接用麻黄汤或桂枝汤发汗，可以有机会用到新加汤一类补益津血基础上发表的方子。

62条：发汗后，身疼痛，脉沉迟者，桂枝加芍药生姜各一两，人参三两，新加汤主之。

51. 脉浮者，病在表，可发汗，宜麻黄汤。

太阳伤寒，风寒束表，人体调动体内津血到体表抗邪，故脉浮，仅见到脉浮不一定用麻黄汤，这里省略了一些太阳伤寒表实证的症状，辨证应为太阳伤寒，所以可以用麻黄汤。

52. 脉浮而数者，可发汗，宜麻黄汤。

太阳伤寒可以见到脉浮紧，但是也可以见到脉浮而数。

太阳病或已发热，或未发热，必恶寒。发热是有一个过程的。人体调动体内津血到体表抗邪，体表卫阳壅滞，它才会发热，发热就会脉数。所以说太阳伤寒也可能呈现脉数的情况，综合临床症状辨证为太阳伤寒就可以用麻黄汤去发汗。

53. 病常自汗出者，此为荣气和。荣气和者，外不谐，以卫气不共荣气谐和故尔。以荣行脉中，卫行脉外，复发其汗，荣卫和则愈，宜桂枝汤。

“病常自汗出者”：与正常人相比较而言平时比较爱出汗，属于汗证。

“此为荣气和。荣气和者，外不谐，以卫气不共荣气谐和故尔”：当营卫和谐的时候，人体汗液排泄是正常的，上面这句话讲了营卫不和的一种情况，营血在脉内运行是正常的，但卫气因为各种原因出了问题，营卫不和所以出现了异常的汗出。这种情况的病机虽与太阳中风的病机不同，但仍然可以用桂枝汤发汗解表，调和营卫。

这条一方面给我们讲解了异常出汗的核心病机是营卫不和，太阳中风的营卫不足可以出汗，营血正常，卫气异常也可以出汗。另一方面告诉我们如果是单纯营卫不和的表病可以用桂枝汤调和营卫来治疗。

54. 病人脏无他病，时发热，自汗出，而不愈者，此卫气不和也。先其时发汗则愈，宜桂枝汤。

54 条接 53 条讲了一个卫气异常而发汗的情况。

“病人脏无他病”：指无里病。

“时发热，自汗出，而不愈者，此卫气不和也”：接上一条，这种汗出是单纯的某种原因引起的卫气不和的发热汗出，比如由于经络不通卫气运行不畅的原因而导致有时间性规律的异常出汗，这时可以用桂枝汤发表调和营卫，具体的服法要“先其时”。

55. 伤寒脉浮紧，不发汗，因致衄者，麻黄汤主之。

“伤寒脉浮紧”：指太阳伤寒的病机，用麻黄汤发散表寒。

“不发汗，因致衄者”：衄，出鼻血，中医又叫红汗。体表津血凝滞，必然要找薄弱的环节排出体外，用了麻黄汤一些人可能不出汗，但是出鼻血。

这一条的意思是太阳伤寒用了麻黄汤可能有些人不出汗但是出鼻血，道理与出汗是一样的。

56. 伤寒，不大便六七日，头痛有热者，与承气汤。其小便清者，知不在里，仍在表也，当须发汗；若头痛者必衄，宜桂枝汤。

“伤寒”：指太阳病。“头痛有热”：太阳病多见头痛、发热等症，所以这里用头痛有热来指代太阳病的常见症状。一些病人有太阳病的一些症状，但同时又有“不大便六七日”的里位的阳明的结燥。如果里位阳明结燥病机为主，就要用承气汤去攻里。

这一条是讲表里关系，表病要注意看里位的症状与病机，可以与 29 条对照来看，29 条也是一个形似桂枝汤证的里病病机为主的情况，如果不去注意里位的病机，用发表的方法就会“反与桂枝欲攻其表，得之便厥”。

29 条是一个津亏水盛，本条是一个里位的阳明燥结。

“其小便清者，知不在里，仍在表也，当须发汗”：小便清指代里位没有问题，这个时候就可以发汗解表。

“若头痛者必衄，宜桂枝汤”：衄与汗出病理相同，太阳表虚，用桂枝汤。

57. 伤寒，发汗已解，半日许复烦，脉浮数者，可更发汗，宜桂枝汤主之。

太阳中风用桂枝汤，发汗后症状已无。但是过了半天又出现了发热和脉浮数的太阳表证。病机未变，续服桂枝汤。

这种情况临床较为常见，喝了桂枝汤后烧退，但到了下午又烧起来了，病机没变，继服就可以了。太阳中风病人表虚病易反复，如果病机找准了，方子可以持续用，直到病退为止。

58. 凡病若发汗、若吐、若下、若亡血、亡津液，阴阳自和者，必自愈。

58条很重要，讲大的治疗法则。

“凡病若发汗、若吐、若下、若亡血、亡津液”：太阳病邪气在表用发汗的方法，排出体内邪气就要用到汗、吐、下的攻邪之法，攻邪就容易伤正，伤正太过就会伤津液。

处理扶正与攻邪的平衡点就是“和”，人体只要正邪关系达到平衡，疾病就好了。

阴阳自和是指正邪关系达到平衡，具体可以从四个维度来分析：表里关系的平衡、寒热关系的平衡、虚实关系的平衡、升降出入关系的平衡。

59. 大下之后，复发汗，小便不利者，亡津液故也，勿治之，得小便利，必自愈。

58条讲治法大的原则，59条接58条，不遵守大的治疗法则就会出现问题，大下之后，已经攻下复发汗是不是会津液更亏？津亏以后又出现了小便不利，说明津亏得很严重，亡津液了。“勿治之”这个治，不是说不要去治疗了，而是不要再用发汗或利小便的伤津液的方法去治。那样会更加亡津液。这时候可以用“和”的原则，采用对症治疗的方法。“小便利，必自愈”其实就相当于阴阳自和，阴阳自和病就好了。

60. 下之后，复发汗，必振寒，脉微细。所以然者，以内外俱虚故也。

振寒，即寒栗，因寒冷而打冷战（颤），或皮肤因冷战起粟粒状鸡皮疙瘩。体表津亏而卫阳不足，风寒入中于表。振寒是人体御寒的一种生理反应，打冷战后人体体表会产生热量以加大表位卫阳御寒。

“下之后，复发汗”：津液大亏，津液有寒热两端，津液大亏后失于温煦就会出现表位风寒入中及人体振寒的反应。

“脉微细”：津亏血少，阳气随之外泄不能温煦的脉象。

61. 下之后，复发汗，昼日烦躁，不得眠，夜而安静，不呕不渴，无表证，脉沉微，身无大热者，干姜附子汤主之。

干姜一两　附子一枚，生用，去皮，切八片

上二味，以水三升，煮取一升，去滓，顿服。

“下之后，复发汗”：接 60 条，下后再发汗，津液大亏，阳气随津液脱失，所以脉沉微。

《平脉法》里对微脉的病机描述如下：

寸口脉微，尺脉紧，其人虚损多汗，知阴常在，绝不见阳也。

寸口诸微亡阳，诸濡亡血，诸弱发热，诸紧为寒，诸乘寒者，则为厥，郁冒不仁，以胃无谷气，脾涩不通，口急不能言，战而栗也。

微脉的病要是亡阳，津液欲竭，阳气随津液而亡失了，所以微脉主里寒津亏。

很多人在学到这一条时不理解，没有看到很重的下焦虚寒为什么要用干姜附子汤？

一方面“下之后，复发汗”已经指明了津液大亏的病机，另一方面“脉沉微”也指明了阳随津脱的下焦虚寒。明确了病机和用方的原理，整个条文也就好理解了。

津亏所以白天烦躁，“不得眠”放到“夜而安静”之后，夜而安静不得眠是与栀子豉汤等火盛伤津的虚烦不得眠相对应的，干姜附子汤是治疗津亏而寒的寒性失眠。

“不呕不渴，无表证，身无大热”：排除太阳病、少阳病、阳明病。

61 条顺序调整后：

61 条：下之后，复发汗，昼日烦躁，夜而安静不得眠，不呕不渴，无表证，身无大热者，脉沉微，干姜附子汤主之。

62. 发汗后，身疼痛，脉沉迟者，桂枝加芍药生姜各一两人参三两新加汤主之。

桂枝三两，去皮　芍药四两　甘草二两，炙　人参三两　大枣十二枚，擘　生姜四两

上六味以水一斗二升煮取三升，去滓，温服一升（本云：桂枝汤，今加芍药生姜人参）。

“发汗后，身疼痛”：发汗太过或者素体津亏汗后伤津，表上津亏失于防御，风寒入中人体，正邪相搏，表位津血凝滞不通而身疼痛。

“脉沉迟”：表明里位津血不足。虽然里位津血不足，但当下表位血痹为所急所苦，所以在桂枝汤发表的基础上加芍药生姜各一两人参三两去补益胃气胃津。

桂枝汤加芍药生姜各一两人参三两，芍药、生姜、人参都可以补益津血，所以新加汤加大了补益胃津的力量，同时加人参后形成了一个完整的生姜甘草汤的方干，可以比生姜、甘草、大枣的组合更好补益胃气，从而加强气血生化来源。所以这个方子就是在桂枝汤基础上，即治疗太阳中风解表寒的基础上加大了补益胃气、补益里位津血的力度，用桂枝把补益里位的津血调动到表位，再去解决表上肢体疼痛，风寒束表的问题。

桂枝汤就好像一个平衡的杠杆，如果说在桂枝汤基础上津血亏虚的病机非常明显，比如说一个太阳中风的人，平素失眠多梦，营血不足，这种情况就可以用桂枝新加汤，在补益津血的基础上去发散表寒。

学习本条可参50条。

50条：脉浮紧者，法当身疼痛，宜以汗解之。假令尺中迟者，不可发汗。何以知之然？以荣气不足，血少故也。

63. 发汗后，不可更行桂枝汤。汗出而喘，无大热者，可与麻黄杏仁甘草石膏汤。

麻黄四两，去节　杏仁五十个，去皮尖　甘草二两，炙　石膏半斤，碎，绵裹

上四味，以水七升煮麻黄，减二升，去上沫。内诸药，煮取二升，去滓，温服一升（本云黄耳杯）。

太阳中风，用发汗的方法治疗以后，出现了汗出而喘，无大热。这个时候表寒仍在，但是表热入里，表热壅肺，出现了喘的症状。相当于体内津血到体表抗邪，卫阳相对过胜产生的这种发热，向阳明的方向转化了。162条，“下后”，后面的内容和63条一样，只不过63条是“发汗后”，162条是“下后”。表明无论是“发汗后”还是“下后”，都是津液亏虚阳明的层面加重了，热邪入里了，那在这个时候我们应该在发散表寒的基础上去清解里位的邪热，去补益津血。所以在麻黄汤的基础上去桂枝加石膏，而且石膏的量大于麻黄，石膏是辛寒的，它本身可以去发散表热，那和麻黄配伍可以共同发散表位废水，发散表位上的邪气，同时它又能清里热，整个方子的方向也偏于治疗阳明。

所以我们对这个方子的学习和理解，你要站在一个病传发展的角度，本来是一个麻黄汤和桂枝汤证，由于过汗或者误下，导致津亏火盛，病势向阳明病传，热邪入里，表寒仍在，这个时候我们加入大量石膏和麻黄共同发散表邪，同时清里热。

64. 发汗过多，其人叉手自冒心，心下悸，欲得按者，桂枝甘草汤主之。

桂枝四两，去皮　甘草二两，炙

上二味以水三升煮取一升，去滓，顿服。

发汗过多会伤津，但伤津的程度不同会有很多不同方向的转归，比如干姜附子汤的津伤亡阳，新加汤的血痹，麻杏石甘汤的病传阳明。

桂枝甘草汤是汗后伤津病传胃虚饮逆，同时表寒没有解透。

“其人叉手自冒心，心下悸，欲得按者”：从症状推，可能是津亏不能濡润滋养，可能是中焦、下焦浊水浊气的冲逆。

桂枝甘草汤中桂枝四两，炙甘草二两，说明风寒束表、气不旁流、浊水浊气冲逆为主要病机，所以加大桂枝用量发散表寒，让气得旁流而解，二两甘草可以补益胃气、补益胃津。

65. 发汗后，其人脐下悸者，欲作奔豚，茯苓桂枝甘草大枣汤主之。

茯苓半斤　桂枝四两，去皮　甘草二两，炙　大枣十五枚，擘

上四味，以甘澜水一斗先煮茯苓，减二升，内诸药，煮取三升，去滓。温服一升，日三服。

作甘澜水法：取水二斗，置大盆内，以杓扬之，水上有珠子五六千颗相逐，取用之。

汗后津亏水盛，故“脐下悸”。

“豚”，在中国古代是小猪的意思，奔豚形象地用比喻描述了体内浊水浊气向上冲逆，状如奔跑的小猪的形态。

《金匮要略·奔豚气病脉证治第八》共有4条原文论述奔豚。

（1）师曰：病有奔豚，有吐脓，有惊怖，有火邪，此四部病，皆从惊发得之。

师曰：奔豚病，从少腹起，上冲咽喉，发作欲死，复还止，皆从惊恐得之。

（2）奔豚气上冲胸，腹痛，往来寒热，奔豚汤主之。奔豚汤方：甘草、芎䓖、当归各二两，半夏四两，黄芩二两，生葛五两，芍药二两，生姜四两，甘李根白皮一升。上九味，以水二斗，煮取五升，温服一升，日三服，夜一服。

（3）发汗后，烧针令其汗，针处被寒，核起而赤者，必发奔豚，气从少腹上至心，灸其核上各一壮，与桂枝加桂汤主之。桂枝加桂汤方：桂枝五两，芍药三两，甘草二两（炙），生姜三两，大枣十二枚。上五味，以水七升，微火煮取三升，去滓，温服一升。

（4）发汗后，脐下悸者，欲作奔豚，茯苓桂枝甘草大枣汤方主之。茯苓桂枝甘草大枣汤方：茯苓半斤，甘草二两（炙），大枣十五枚，桂枝四两。上四味，以甘澜水一斗，先煮茯苓，减二升，内诸药，煮取三升，去滓，温服一升，日三服。

茯苓桂枝甘草大枣汤是在桂枝甘草汤的基础上加了半斤茯苓和十五枚大枣，说明水饮很重，里虚也很重。人体邪实与正虚往往并见，临床治疗要根据辨证的具体情况，或以攻邪为主，或以扶正为主，或攻补兼施，茯苓桂枝甘草大枣汤是在发表寒的基础上利水为主兼补益津血。

66.发汗后，腹胀满者，厚朴生姜甘草半夏人参汤主之。

厚朴半斤，炙，去皮　**生姜**半斤，切　**半夏**半升，洗　**甘草**二两　**人参**一两

上五味，以水一斗煮取三升，去滓，温服一升，日三服。

此腹胀为胃虚的虚胀，里虚为本但腹胀为气之实邪，所以这里的腹胀满是虚实夹杂以里虚为主，所以用生姜甘草汤在补益胃气的基础上用厚朴去除胀满，生姜量大兼解表寒。

如果虚实夹杂的腹胀偏里实兼表寒则用桂枝加厚朴杏子汤。

汗后伤及里位津血，会出现胃津虚的腹胀（虚胀）到津亏热结的腹满（实胀），以及两者之间的虚实夹杂的情况，临床需细辨。

《备急千金要方》胀满第七：论曰：病者腹满，按而不痛者为虚，按之痛者为实也。夫腹中满不减，减不足言，此当下之。舌黄，未下者下之，黄自去。腹满时减复如故，此为寒，当得温药。腹满口中苦干燥，腹间有水，是饮。趺阳脉微弦，法当腹满不满者，必下部闭塞，大便难，两胠下疼痛，此虚寒气从下上也。当以温药服之，取瘥。腹满转痛来趋小腹，为欲自下利也（一云：腹中痛，若转气下趋小腹，为欲自利）。

67. 伤寒若吐若下后，心下逆满，气上冲胸，起则头眩，脉沉紧，发汗则动经，身为振振摇者，茯苓桂枝白术甘草汤主之。

茯苓四两　桂枝三两，去皮　白术　甘草各二两，炙

上四味，以水六升，煮取三升，去滓，分温三服。

《金匮要略》痰饮咳嗽病脉证并治第十二：心下有痰饮，胸胁支满，目眩，茯苓桂枝白术甘草汤主之。

夫短气有微饮，当从小便去之，茯苓桂枝白术甘草汤主之，肾气丸亦主之。

“伤寒若吐若下后”：太阳病本来应该辛温发表，误用了吐法或者下法，就会导致里位的津血亏虚，以及里位浊水浊气的冲逆。

如果是单纯的表位气不旁流所引起浊水浊气冲逆的“心下悸，欲得按”，用桂枝甘草汤就可以了，如果是体内素有水饮，水饮冲逆得很严重，“心下逆满，气上冲胸，起则头眩”“身为振振摇者”，则需要在桂枝甘草汤的基础上加茯苓去淡渗利湿，同时加上苦温的白术配伍茯苓去温化水饮。

水饮为什么会向上冲逆？

体内代谢的废水正常是往下走的，通过二便排出体外，这种正常的代谢机制是靠正气津血充足来保证的，当津血不足时，就不能保证体内废水通过二便排出体外，也就是我们说的“中不制下”，胃气虚会中不制下，胃津虚也会中不制下。

另外把人体比喻为一个容器，好的津液少了，体内的废水就多了。当上焦的津血不足，水饮自然就会往上走，向上冲逆。

“起则头眩”：更加说明了邪气的性质是水饮，躺着的时候还可以，但是一坐起来头晕得很厉害，水湿之邪会随着体位变化而产生变化，从而出现相应的头眩的症状。

“脉沉紧”：脉沉，病位在里；脉紧说明有水有寒邪。

“发汗则动经”：虽有表寒，但由于里位有水饮，单纯用发汗的方法，会激动里位水饮，水邪冲逆更加严重；“动经”是指饮邪侵入或扰动血脉。

《伤寒论》的理法是很细腻的。桂枝甘草汤是两味药的组合，发散表寒让气得旁流并把津血调动到表位，如果配上姜枣再覆被喝热粥，向表位调动津血的力量和发表的力度就加强了，如果配上白术、茯苓渗利水湿则发表的力度就减弱了，在利水的基础上兼发表寒。

苓桂术甘汤可以广泛应用在很多急性的眩晕症或者是梅尼埃综合征的病症中。如果辨证准确，病机相符，效果很好。

68. 发汗，病不解，反恶寒者，虚故也，芍药甘草附子汤主之。

芍药　甘草各三两，炙　附子一枚，炮，去皮，破八片

上三味，以水五升，煮取一升五合，去滓，分温三服。

平素体虚津血亏虚的人，太阳病用了发汗的方法，发汗以后表邪未解，所以怕冷。

芍药甘草附子汤由芍药甘草汤加一枚炮附子，29 条“脚挛急，厥愈足温者，芍药甘草汤主之”。芍药甘草汤可以补益津血，发挥津血的滋养濡润作用。再加上一味辛温走窜的炮附子，可以让补充的津血温起来。炮附子偏于走表，温通走窜，温散表位寒邪，所以芍药甘草附子汤又被称为去杖汤。一些老人体虚津亏又感受了表寒，出现的一些肢体的不利、腿部的疼麻、抽筋且怕凉，

可以用芍药甘草附子汤去补益津血，让津血温起来，同时去发散表寒。

与 61 条干姜附子汤对比理解，都是误汗伤津后津亏亡阳寒重，干姜附子汤以寒重为主，芍药甘草附子汤以津亏为主。

69. 发汗若下之，病仍不解，烦躁者，茯苓四逆汤主之。

茯苓四两　人参一两　附子一枚，生用，去皮，破八片　甘草二两，炙　干姜一两半

上五味，以水五升，煮取三升，去滓，温服七合，日二服。

汗后下后津伤亡阳，津亏水盛而烦躁，阳气随津液而脱，发展为四逆证，可参 61 条。

61 条：下之后，复发汗，昼日烦躁，不得眠，夜而安静，不呕不渴，无表证，脉沉微，身无大热者，干姜附子汤主之。

茯苓四逆汤是在四逆汤基础上加四两茯苓去利水，加一两人参顾护津血，以制茯苓利水太过。

本已津伤亡阳，但由于病人素体水盛，体内有绝对有余的废水，临床可见下肢的水肿、尿频尿急等水饮症状。人体是一个容器，好的水少了，废水就多了，然而毕竟已经津亏亡阳，又用了大量茯苓去利水所以加一两人参顾护津液。

68 条与 69 条对比来看，68 条是误汗伤津后里寒合并津亏血少，69 条是误汗伤津后里寒合并水证。

70. 发汗后，恶寒者，虚故也；不恶寒，但热者，实也。当和胃气，与调胃承气汤。

发汗后，虚故也，虚是津液亏虚，津液亏虚不能温煦所以恶寒。

津液有寒热两端，津亏不能温煦则寒，津亏不能润降则热。“实也”指

胃家实，里位的实火实热。当里位有实火实热时用调胃承气汤苦寒攻下而和胃气。

调胃承气汤中芒硝咸寒，咸可软坚散结，用咸寒的芒硝将燥屎散开，配苦寒的大黄攻下热结。同时配甘平的甘草顾护津血。以攻邪为主兼顾补虚，“和胃气”，以攻为和。

71. 太阳病，发汗后，大汗出，胃中干，烦躁不得眠，欲得饮水者，少少与饮之，令胃气和则愈。若脉浮，小便不利，微热消渴者，与五苓散主之。

猪苓十八铢，去皮　泽泻一两六铢　白术十八铢　茯苓十八铢　桂枝半两，去皮

上五味，捣为散。以白饮和服方寸匕，日三服。多饮暖水。汗出愈。如法将息。

太阳病发汗后大汗出，胃中干，说明津液亏虚了，由于过汗导致津亏。津亏不能濡润滋养。所以产生了虚热烦躁的表现。这时候有热，所以欲得饮水，为什么又不能够给他喝太多的水，而要少少与饮之呢？

“令胃气和则愈”：说明现在是胃不和的状态，胃不和的原因是什么？我们先看一下《伤寒论》中有关胃气不和以及和胃气的条文：

29 条：伤寒脉浮，自汗出，小便数，心烦，微恶寒，脚挛急，反与桂枝汤欲攻其表，此误也。得之便厥，咽中干，烦躁吐逆者，作甘草干姜汤与之，以复其阳。若厥愈足温者，更作芍药甘草汤与之，其脚即伸。若胃气不和，谵语者，少与调胃承气汤。若重发汗，复加烧针者，四逆汤主之。

70 条：发汗后，恶寒者，虚故也；不恶寒，但热者，实也。当和胃气，与调胃承气汤。

71 条：太阳病，发汗后，大汗出，胃中干，烦躁不得眠，欲得饮水者，少少与饮之，令胃气和则愈。若脉浮，小便不利，微热消渴者，与五苓散主之。

208条：阳明病脉迟，虽汗出，不恶寒者，其身必重，短气腹满而喘，有潮热者，此外欲解，可攻里也，手足濈然而汗出者，此大便已硬也，大承气汤主之；若汗多微发热恶寒者，外未解也，其热不潮，未可与承气汤；若腹大满不通者，可与小承气汤，微和胃气，勿令大泄下。

230条：阳明病，胁下硬满，不大便而呕，舌上白苔者，可与小柴胡汤。上焦得通，津液得下，胃气因和，身濈然汗出而解。

265条：伤寒，脉弦细，头痛发热者，属少阳。少阳不可发汗，发汗则谵语，此属胃，胃和则愈，胃不和，则烦而悸。

59条中的“阴阳自和”指的是津液和，《伤寒论》条文中还隐含“阴阳自和”另一个重要的概念就是本条中的“胃气和”，通过以上条文我们可以看出和胃气是治病的一个重要原则，因为人体生命活动需要的气血来源——水谷精微要靠胃气的运化。胃气不和常见的病机有里位阳明燥结（调胃承气汤）、胃气虚（小柴胡汤）、水热互结（五苓散），等等。

当胃中津亏有虚热同时又有水饮（水饮不重）的时候，可以少量饮水让胃气和而愈。

所以这里烦躁不得眠的病机是津亏而又有水热互结。

“烦躁不得眠”相关条文：

61条：下之后，复发汗，昼日烦躁，不得眠，夜而安静，不呕不渴，无表证，脉沉微，身无大热者，干姜附子汤主之。

夜而安静不得眠——干姜附子汤。

71条：太阳病，发汗后，大汗出，胃中干，烦躁不得眠，欲得饮水者，少少与饮之，令胃气和则愈。若脉浮，小便不利，微热消渴者，与五苓散主之。

烦躁不得眠——五苓散。

76条：发汗后，饮水多，必喘，以水灌之，亦喘。发汗后，水药不得入口为逆，若更发汗，必吐下不止。发汗吐下后，虚烦不得眠；若剧者，必反复颠倒，心中懊侬，栀子豉汤主之。

虚烦不得眠——栀子豉汤。

86条：衄家不可发汗，汗出必额上陷，脉急紧，直视不能眴，不得眠。

衄家汗后不得眠。

319条：少阴病，下利六七日，咳而呕渴，心烦，不得眠者，猪苓汤主之。

心烦不得眠——猪苓汤。

《金匮要略·血痹虚劳》：虚劳虚烦不得眠，酸枣仁汤主之。

虚劳虚烦不得眠——酸枣仁汤。

《金匮要略·肺痿肺痈咳嗽上气》：咳逆上气，时时唾浊，但坐不得眠，皂荚丸主之。

但坐不得眠——皂荚丸。

《金匮要略·惊悸吐衄下血胸满瘀血病》：衄家不可汗，汗出必额上陷，脉紧急，直视不能眴，不得眠。

衄家汗后不得眠。

“太阳病，发汗后，大汗出，胃中干，烦躁不得眠，欲得饮水者，少少与饮之，令胃气和则愈”：烦躁不得眠欲得饮水者，如果有小便不利，微热消渴，体内有饮。这个时候不能给病人喝太多的水。因为体内本身水饮就多，如果喝太多的水，体内不能很好运化水液转化成水谷精微，如果喝水喝多了又会加重水饮。所以这个时候要少少与饮之，既解渴除虚热又不加重体内的水饮。胃津来复又可以制化胃中少量水饮从而达到胃气和的状态，疾病向愈。

“若脉浮，小便不利，微热消渴者，与五苓散主之”：如果在之前汗后伤津虚热，胃有停饮的基础上出现小便不利，说明下焦水饮较重，又兼表寒，可以用五苓散来对治。

五苓散组成：白术、茯苓、泽泻、猪苓、桂枝。在煎服法里提到用白饮和服。白饮我们可以在方子里直接加入小麦。具体的用量我们根据五苓散给出散剂的量的比例。我们在熬汤剂的时候，把量根据比例变化一下。一般白术、茯苓用到10克，泽泻20克，猪苓5克，桂枝5克，小麦加20克就可以了。这里面白术是苦温的，可以去温化水饮，茯苓淡渗利湿，泽泻、猪苓也是利水的。但是泽泻是偏寒的，可以清解水热。所以五苓散可以对治一部分虚热的口渴等症状，是有阳明水热的病机层面的。同时少量的桂枝去兼解表寒，整个方子都是以利水为主。在利水的基础上，可以清虚热兼解表寒。

五苓散在临床上可以见到那种口干、口渴不欲饮、小便不利。所以它调理水饮和津液之间的关系是利水为主。水去了，津液也就来复了。

72. 发汗已，脉浮数，烦渴者，五苓散主之。

71 条讲的是过汗伤津，津亏虚热，胃中停饮的两种病传。

一种是如果胃中少量停饮，只需少少饮水，胃气和就好了；第二种是如果体内水饮过多，需用五苓散。

“发汗已，脉浮数，烦渴者”：还是过汗伤津，津亏有热，如果烦渴饮水过多就形成了 71 条里的第二种情况，喝进来的水不能够正常地气化，进一步化成水饮。所以喝得越多，水饮也越多，所以还是要用五苓散。

73. 伤寒汗出而渴者，五苓散主之。不渴者，茯苓甘草汤主之。

茯苓二两　桂枝二两，去皮　甘草一两，炙　生姜三两，切

上四味，以水四升，煮取二升，去滓，分温三服。

太阳病病传水饮为主要病机，同时有津亏虚热的病机用五苓散。如果太阳病病传水饮但没有津亏虚热层面的病机，可以用茯苓甘草汤。

茯苓甘草汤的组成是茯苓、桂枝、生姜、炙甘草，注意与苓桂术甘汤、苓桂枣甘汤鉴别。生姜可以温胃化饮、解表散寒，与茯苓配伍可以温化中焦寒饮，整体药势偏温。

74. 中风发热，六七日不解而烦，有表里证，渴欲饮水，

水入则吐者，名曰水逆，五苓散主之。

《伤寒论》中有“表里证”字样的条文一共有三条。

74 条：中风发热，六七日不解而烦，有表里证，渴欲饮水，水入则吐者，名曰水逆，五苓散主之。

252 条：伤寒六七日，目中不了了，睛不和，无表里证，大便难，身微热者，此为实也。急下之，宜大承气汤。

257 条：病人无表里证，发热七八日，虽脉浮数者，可下之。假令已下，脉数不解，合热则消谷喜饥，至六七日，不大便者，有瘀血，宜抵当汤。

通过这几条的对比，我们可以看出来条文中的“表里证”，表证指的是表寒的症状，里证指的是太阴里虚或里位水饮的症状。

“中风发热，六七日不解而烦，有表里证”：本来是一个太阳中风，又兼有里位水饮。“渴欲饮水，水入则吐者，名曰水逆”，说的是五苓散证水饮的特点。因为津亏虚热，所以渴，但是由于原本体内有水饮，如果水喝多了喝入的水不能气化，又化成水饮，所以水喝多了就会吐出来。

五苓散茯苓配白术是温化寒饮，泽泻、猪苓除水热，里位水饮是寒热错杂的，由于水盛津亏，所以呈现口渴的表现。既有津亏又有水饮，病机以水饮为主，所以要用利水的方法。水饮利掉了，津液就可以来复了。

75. 未持脉时，病人手叉自冒心，师因教试令咳而不咳者，此必两耳聋无闻也。所以然者，以重发汗，虚故如此。发汗后，饮水多必喘，以水灌之亦喘。

“未持脉时，病人手叉自冒心”：观察到病人叉手自冒心，知道他胸中津亏、水气冲逆。把脉之前，让这个病人咳嗽一声，病人没有咳嗽，说明病人耳聋听不到声音。

验证了医生的判断，病人津亏得非常严重以至于耳聋，因为发汗太过，耗伤津血所致。

如果说看到病人手叉自冒心，就怀疑病人耳聋，而去试探病人是否耳聋，不符合常理。所以把“发汗后，饮水多必喘，以水灌之亦喘”放到“未持脉时”之前，也就是医生知道该患有发汗太过伤津的情况，又知道病人“饮水多必喘，以水灌之亦喘”，津亏水盛。这时又见到“病人手叉自冒心”从而推断出病人津亏水盛，通过“试令咳”的方法来进一步判断病人是否耳聋，来推断病人津亏的程度，就比较符合逻辑了。

76. 发汗后，水药不得入口，为逆，若更发汗，必吐下不止。发汗吐下后，虚烦不得眠；若剧者，必反复颠倒，心中懊侬，栀子豉汤主之。若少气者，栀子甘草豉汤主之。若呕者，栀子生姜豉汤主之。

栀子豉汤

栀子十四个，擘　香豉四合，绵裹

上二味，以水四升，先煮栀子，得二升半，内豉煮取一升半，去滓，分为二服，温进一服，得吐者止后服。

栀子甘草豉汤

栀子十四个，擘　甘草二两 炙　香豉四合，绵裹

上三味，以水四升，先煮栀子甘草，取二升半，内豉，煮取一升半，去滓，分二服，温进一服，得吐者止后服。

栀子生姜豉汤

栀子十四个，擘　生姜五两　香豉四合，绵裹

上三味，以水四升，先煮栀子生姜，取二升半，内豉，煮取一升半，去滓，分二服，温进一服，得吐者止后服。

“发汗后，水药不得入口，为逆，若更发汗，必吐下不止”：本条是讲太阳病误汗伤津病传阳明但是又有里虚的情况，胃虚所以“水药不得入口，吐

下不止”，也可以说是太阳病误汗病传阳明中寒。可参阳明病篇 226 条。

226 条：若胃中虚冷，不能食者，饮水则哕。

“发汗吐下后，虚烦不得眠；若剧者，必反复颠倒，心中懊侬，栀子豉汤主之”。

虚实有两种含义，一是正虚邪实，胃气（功能）或津血（物质）亏虚了，邪气就盛了；另一个虚实的含义是指程度的虚实，比如说是虚热还是实热。

大家想一下这里虚烦的虚，是第一个层次还是第二个层次的含义？

这里虚烦的“虚”指的是第一个层面的含义，指胃气虚基础上的津亏火盛的烦，正虚邪实，津亏火盛，火扰心神，而出现这种心烦。

既有胃虚不运又有津亏火盛、火扰心神，所以会出现“虚烦不得眠，若剧者，必反复颠倒，心中懊侬”。津液亏虚得严重，火就会越来越盛，就会出现“反复颠倒，心中懊侬”这样一些胸中烦乱的表现，这种情况可以用栀子豉汤补益胃气的基础上去清上焦之火兼除水饮。

栀子豉汤栀子苦寒清上焦火邪，淡豆豉和胃补虚化饮兼解表。

煎服法里说“得吐则止，止后服”，也就是说如果服栀子豉汤，呕吐出来了，要等呕吐停止以后再继续服。阳明治法有上越、中清、下夺，上越就是从上焦走，代表方就是瓜蒂散，涌吐，催吐；中清，比如白虎汤清里热；下夺，比如说承气汤，从大便走，猪苓汤利小便从小便走。栀子豉汤治疗热在上焦，栀子苦寒，豆豉有酸味，合在一起酸苦涌泄，所以说它是上越涌吐之法，但具体临床上有些人可能吃完会呕吐，也有些人没有呕吐。

“若少气者”：偏胃津不足者，加一味甘草补益胃津，即栀子甘草豉汤。

“若呕者”：偏胃虚寒者，加一味生姜温胃化饮，即栀子生姜豉汤。

77. 发汗若下之而烦热，胸中窒者，栀子豉汤主之。

“发汗若下之”：太阳病过汗伤津，病传阳明。

窒，阻塞不通之义。“胸中窒”，是胸中闷塞不通之义，是津亏化热以后火扰胸中，津亏水结之症，用栀子豉汤。

78. 伤寒五六日，大下之后，身热不去，心中结痛者，未欲解也，栀子豉汤主之。

大下之后里虚而且伤津化热，身热不去，病传阳明，火扰胸中，津亏水结，所以心中结痛，用栀子豉汤。76、77、78 条“心中懊憹”“胸中窒”“心中结痛”虽用词不同，但都是出现在上焦胸中不适的症状，说明栀子豉类方的病位以火扰上焦胸中为主。

79. 伤寒下后，心烦腹满，卧起不安者，栀子厚朴汤主之。

栀子十四个，擘　厚朴四两，炙，去皮　枳实四枚，水浸，炙令黄

上三味，以水三升半，煮取一升半，去滓，分二服。温进一服，得吐者止后服。

“伤寒下后”：太阳病用了攻下的方法，会出现一个里虚和津亏化热的状态。

正虚和邪实是可以相互转化的，正虚以后体内邪气作乱，气滞而腹满。“卧起不安”义同 76 条的“虚烦不得眠”，再从组方反推，栀子加厚朴、枳实，对治火证加气证，厚朴与枳实的配伍常见于承气类方，里位有气机壅滞，厚朴配枳实可以很好地行气导滞。

80. 伤寒，医以丸药大下之，身热不去，微烦者，栀子干姜汤主之。

栀子十四个，擘　干姜二两

上二味，以水三升半，煮取一升半，去滓，分二服，温进一服，得吐者止后服。

“医以丸药大下之”为干姜做好铺垫，汉代民间有感冒后用巴豆为主做成的丸药攻下的方法。巴豆虽为大热之药，但攻下力度很大，大下之后伤津也很重，阳气随津液而脱造成里虚寒的病机层面，整体形成上热下寒的局面，所以用栀子干姜汤清上焦之热，温中焦下焦之寒。

81. 凡用栀子汤，病人旧微溏者，不可与服之。

栀子汤是指我们之前讲过的栀子类方。病人旧微溏说明有里虚寒的情况存在。栀子是苦寒的，栀子的寒性会加重里寒的情况，所以如果病人有里虚寒要慎用栀子类方。

我们刚讲过栀子干姜汤，如果说有太阴的里虚寒，同时又有上焦的火证，可以用栀子配干姜这样的组合来佐制栀子的寒性。所以 81 条讲栀子类方的一个临床使用的禁忌及注意事项。也就是上焦有火证，确实需要栀子去对治，同时下焦虚寒不重的情况下，可以选用栀子类方。

82. 太阳病发汗，汗出不解，其人仍发热，心下悸，头眩，身瞤动，振振欲擗地者，真武汤主之。

茯苓　芍药　生姜各三两，切　白术二两　附子一枚，炮，去皮，破八片

上五味，以水八升，煮取三升，去滓，温服七合，日三服。若咳者，加五味子半升、细辛一两、干姜一两。若小便利者，去茯苓。若下利者，去芍药，加干姜二两。若呕者，去附子，加生姜。足前为半斤。

“太阳病发汗，汗出不解，其人仍发热”：说明表位风寒未解透。

“心下悸，头眩，身瞤动，振振欲擗地者”：这些都是里位寒饮冲逆常见的临床表现。

所以条文里虽然说“太阳病”，但病人当时应该是既有表寒又有里位寒饮的太阳太阴合病，类似五苓散证的状态，但医者只看到了太阳病的病机层面而误用发汗之法，表寒未解透反而激动里位水饮。

因为病机以里位的寒饮冲逆为主，所以用真武汤的茯苓配白术、附子去温化水饮，用白芍顾护津血，用生姜兼解表寒。

再回顾之前讲过的38、39条的大青龙汤，表位有风寒废水，用大量麻黄配桂枝、石膏去发寒发水，条文中一再强调，“脉微弱者”不可服之，“无少阴证”者可服之。可与本条互参。

表位有风寒废水，需通过脉症进一步辨证病机的表里权重，再去合理选方。

83. 咽喉干燥者，不可发汗。

83至88条讲什么情况下不可汗，是《伤寒论》条文中关于治法原则的重要内容，很多人学习《伤寒论》往往忽视了这些非常重要的治疗原则，所以临床疗效总在有无之间，如果违反了这些治疗原则，甚至会把病人越治越重。

咽喉干燥表明津亏血少不能滋养濡润，虽有表寒但如果发汗会进一步耗伤津血，所以不可发汗。

也就是说欲用发汗的方法，要先看病人体内津液的状态。

84. 淋家，不可发汗，发汗必便血。

淋家，指小便不利，小便的异常。对应的病机为体内有水饮。“家”表示体内水饮较重。人体是一个容器。水饮重的话津血就亏。本身里位有水饮，发汗则会耗伤津血。下焦的水饮应以利小便为主要的治疗方向，如果用发表的方法会激动里位的水饮，流散无穷。

85. 疮家，虽身疼痛，不可发汗，汗出则痉。

疮家一般有两个致病因素，首先疮家一般都有热，有阳明的层面。另外疮家有热会耗伤津血，也会有津血的亏虚、津血耗散。

辛温发汗会助热，进一步耗伤津血，不利于疮疡的愈合。

86. 衄家，不可发汗，汗出必额上陷，脉急紧，直视，不能眴，不得眠。

衄家一般是指鼻衄、齿衄这些上焦的血证。有伤血、失血的表现如果去发汗会进一步耗血伤血。严重的话会出现额上陷，脉也会急紧。直视是目不受血，这是伤血比较严重的表现了。津血亏虚营血不足，营卫不和而不眠。

87. 亡血家，不可发汗，发汗则寒栗而振。

亡血往往是指一些便血、尿血，下焦出血的一些表现，和 86 条是同样的道理，如果说已经失血很多，在这个基础上再去发汗会进一步耗伤津血。出现一些血虚不能温煦寒栗而振的表现，这是阳气随失血而亡失了。

88. 汗家，重发汗，必恍惚心乱，小便已，阴疼，与禹余粮丸。

汗家，指平素愿意出汗的人。易出汗的基础病机是表虚不能固摄，表位津血是不足的状态，这种情况去发汗，肯定会进一步耗伤津液。会出现血不养神的恍惚心乱，津亏水盛的小便已、阴疼等症状。禹余粮丸组成原书佚失，《千金方》补入。

禹余粮丸

治崩中赤白不绝困笃方。

禹余粮五两　白马蹄十两　龙骨三两　鹿茸二两　乌贼骨一两

上五味为末，蜜丸如梧子大，酒服二十丸，日再，以知为度。

89. 病人有寒，复发汗，胃中冷，必吐蛔。

太阳病用辛温发汗的方法是发散表寒，而 89 条所讲的“病人有寒”结合后面的“胃中冷，必吐蛔”说明这个寒是里寒。如果是里寒就不能用发汗发表的方法。

用发汗的方法发散表位寒邪一方面需要调动里位的津血到表位抗邪，而里寒未解的情况下去调动里位津血到表位会加重里位的问题，里寒更重，出现吐蛔等邪气向上冲逆的表现。这里面这个吐蛔，临床上不一定是吐蛔虫，可以指代里虚寒邪气冲逆的一些临床表现。

90. 本发汗而复下之，此为逆也；若先发汗，治不为逆。本先下之，而反汗之，为逆；若先下之，治不为逆。

前面的条文讲哪些情况下不可以发汗，本条讲发的先后顺序的一些原则，具体讲既有表寒又有里热的治疗先后顺序。

既有表寒又有里热要根据具体病机权重来确定发表或攻里的先后顺序。

既有表寒又有里热常有三种治疗顺序，一是先发表后攻里；一是先攻里后发表；一是表里同治。

如果以表寒为主兼有里位热结，应该先发表寒，表位是人体散热的主要途径，如果表位问题不解决，里热无法正常排出，而且攻下易引邪入里。这个时候应该先发散表寒再去攻里，或以发表为主兼清里热，比如桂枝加芍药汤以发表为主兼顾里位结热。

如果以里位热结为主兼有表寒，应该先攻里，如果先发表，会调动里位津血到体表，里位结热更重。这个时候应该先攻里再去发表，或以攻里为主兼解表，比如承气类方以攻下为主用清酒兼解表寒。

临床上表里同治的情况也比较多，比如桂枝加大黄汤、厚朴七物汤等。

91. 伤寒，医下之，续得下利，清谷不止。身疼痛者，急当救里；后身疼痛，清便自调者，急当救表。救里，宜四逆汤；救表，宜桂枝汤。

上一条讲既有表寒又有里热的治疗先后顺序，这一条讲既有表寒又有里寒的治疗先后顺序。

“伤寒”，指有表寒。

“医下之，续得下利，清谷不止”：这句话讲既有表寒又有里寒形成的病传过程。本来是一个表寒，误下了，导致了里位的虚寒下利。

“身疼痛者”：这里用来指代有表寒。

“急当救里”：说明在既有表寒又有里寒的情况需先温里，这是既有表寒又有里寒治疗顺序的大的原则。温里以后里位津血充足了，才能更好调动里位津血到体表抗邪。反之，如果先发表，本来就有里虚寒，发表的时候会调动里位津血到体表，里虚寒的情况会更加严重。

“清便自调”：指代里位没有问题，这时可以“急当救表”。

温里的代表方是四逆汤，发表的代表方是桂枝汤。

条文中关于表里治疗先后顺序是仲景基于人体生理病理法则及临床实际总结出来的重要的治疗原则和方法，但条文里讲的是大的原则和方向，在临床实践的时候我们还需结合实际情况来选择治法。

既有表寒又有里寒除了条文所讲的治疗顺序，在临床上我们还常用表里同治的方法，比如桂枝人参汤等。

92. 病发热，头痛，脉反沉，若不差，身体疼痛，当救其里，四逆汤方。

脉症合参，进一步讲解既有表寒又有里寒的治疗先后顺序。

“病发热，头痛”：这是一个典型的太阳病的表寒。但是脉反沉，以脉来表示里寒的病机。不管是本条的“脉反沉”还是上一条的“续得下利，清谷不止”都说明里寒比较重。根据 91 条我们讲过的，既有表寒，又有里寒，我们当救其里。所以这时候要用四逆汤去温里。

四逆汤是干姜附子汤加炙甘草。辛热的干姜配附子温中散寒，配甘草顾护津血。

93. 太阳病，先下之而不愈，因复发汗，以此表里俱虚，其人因致冒，冒家汗出自愈。所以然者，汗出表和故也，里未和，然后复下之。

太阳病病传阳明，既有表寒又有里热，按照 90 条应根据病机权重来判断先发表还是先攻里。这里先攻下又发汗，“表里俱虚”，耗伤了津血。

表位津亏血弱失于防御复感风寒邪气所以郁冒，也就是出现了头晕的症状，“汗出自愈”，发表散寒，表邪得解故愈。

“里未和”：表邪得解再去攻里即可。

总结一下，93 条进一步讲解表寒里热临床上的治疗顺序，当表寒里热同时又有整体气血不足的情况时，应当先发表寒，表位安和以后再图攻里。90 条只讲了表寒里热，该先发表的时候要先发表后攻里，该先攻里的时候要先攻里后发表，但没有讲具体的情况。这一条补充说明了既有表寒又有里热，如果整体气血亏虚应该先发表，表和以后再攻里，如果整体气血充实则有先攻里的机会。

94. 太阳病未解，脉阴阳俱停，必先振栗，汗出而解。但阳脉微者，先汗出而解；但阴脉微者，下之而解。若欲下之，宜调胃承气汤。

“脉阴阳俱停”，指脉静不传，参第 4 条“伤寒一日，太阳受之，脉若静者为不传”。

通过脉象判别病机未向下传变，所以“必先振栗，汗出而解”。“振栗”指身体畏寒而颤抖，这种振颤是人体自身抵抗寒邪的一种生理反应，通过振颤而产生热量。所以“振栗”在这里指代风寒束表的病机，要用发汗的方法而解。

“但阳脉微者，先汗出而解；但阴脉微者，下之而解”：这里的脉微不是微脉，是指脉有问题。接 93 条继续给出太阳病传既有表寒又有里热情况先发表还是先攻里的判断方法。当寸脉有问题说明病机以表位为主当先发表，尺脉有问题说明病机以里位为主当先攻下，攻下可以用调胃承气汤。

95. 太阳病，发热汗出者，此为荣弱卫强，故使汗出，欲救邪风者，宜桂枝汤。

这一条讲太阳中风表位津血的状态，为下一条太阳中风病传少阳的机制做好铺陈。

“荣弱卫强”：表虚之人营血不足失于防御则风寒邪气入中表位而卫强，卫强是相对风寒袭表之前卫气状态而言。就好比一个国家国力较弱，防守的兵力也不足，营卫都是不足的，但当有敌人侵袭的时候，还是要派国内的兵力到边防去防守，此时防守的兵力和平时相比一定是增多了，也就是相对平时比较而然，卫气增强了。

表虚营血不足失于固摄故汗出。由于存在相对的卫强所以需要在补津液的基础上用发汗的桂枝汤去散“邪风”，也就是表位的风寒废水。

参 12 条。

太阳中风，阳浮而阴弱。阳浮者，热自发；阴弱者，汗自出。

96. 伤寒五六日，中风，往来寒热，胸胁苦满，默默不欲饮食，心烦喜呕，或胸中烦而不呕，或渴，或腹中痛，或胁下痞硬，或心下悸，小便不利，或不渴，身有微热，或咳者，小柴胡汤主之。

96 条讲病传少阳以后的主要症状，也可以说是小柴胡汤的主要症状，由于 97 条是讲太阳病传少阳的病机，所以本条放在 97 条之后会更容易理解。

“伤寒五六日，中风”：太阳中风向里病传到少阳。

“往来寒热，胸胁苦满，默默不欲饮食，心烦喜呕”：太阳中风，因为表虚所以邪气入侵部位比太阳伤寒深一些，但还是在表位。与太阳中风邪气入侵的病位相比，少阳病邪气入侵的部位在胁下或胸胁，也可以说是表里之间。邪气内入，人体一定会调动体内津血抗邪的生理机制，正邪交争所以往来寒热。太阳病因病位在表所以是发热恶寒并见，少阳病因病位在表里之间所以是往来寒热。

病位在胸胁，邪入胸胁，所以胸胁苦满。邪气之所以可以入到胸胁，主要原因是少阳病存在胃气虚的病机，胃气虚，气血生化来源不足，所以表位“血弱气尽腠理开”。胃虚所以“默默不欲饮食”“喜呕”。

后面的或然症都是对应病机的常见症状。

“或胸中烦而不呕”“或渴”：上焦郁热；“或腹中痛，或胁下痞硬，或心下悸，小便不利”“身有微热”“或咳者”：表邪入里并下焦痰饮冲逆；“或不渴”：虽上焦有热但胃虚饮逆，所以也可能不渴。

97. 血弱气尽腠理开，邪气因入，与正气相搏，结于胁下，正邪分争，往来寒热，休作有时，默默不欲饮食。脏腑相连，其痛必下，邪高痛下，故使呕也。小柴胡汤主之。服柴胡汤已，渴者，属阳明，以法治之。

“血弱气尽腠理开，邪气因入，与正气相搏，结于胁下”：这句话非常清楚地解释了从太阳病传到少阳病的过程，以及少阳病的病机。

太阳病的时候，人体调动体内津血到体表抗邪。但是由于这个人胃气虚，表上的气血与太阳病相比更加不足，也就是“血弱气尽腠理开”。举个例子说明，如果这个国家的边防防守薄弱了，敌人就会乘虚而入。人体也是一样，由于胃气虚，津血不足，所以它的腠理是打开的状态，邪气就乘虚而入。太阳病，正邪交争的战场在体表，少阳病由于胃虚，气血生化来源不足，表上津血亏虚更加严重了，所以正邪交争的战场由体表转到表里之间的胁下，正是因为这种战场的转移，太阳病的发热恶寒就会变成少阳病的寒热往来，当病邪深入到里位的时候，表上是空虚的，是以寒为主，当正气把病邪推到表位，这时候正邪交争的主战场在表位又会发热，也就是“邪气因入，与正气相搏”。呈现一种正邪交争，邪气由表入里以及在表里之间这样一个动态的变化，人的寒热状态也是因此而相互交替。

少阳病胃气虚，所以有“默默不欲饮食”。

“脏腑相连，其痛必下，邪高痛下”：脏腑相连，其实就是表里相连，“高”和“下”也分别指表和里，痛指邪气，也就是表里相连，表邪入里，本有胃气虚又有邪气入里，胃虚不能制化，下焦水饮冲逆而呕。这种正邪交争，邪气在表里之间，用小柴胡汤来治疗。

“服柴胡汤已，渴者，属阳明，依法治之”，如果服柴胡汤部分病机被解除了，呈现以阳明为主、里热为主的一组表现，那我们就用阳明的法度去治疗。

98. 得病六七日，脉迟浮弱，恶风寒，手足温，医二三下之，不能食而胁下满痛，面目及身黄，颈项强，小便难者，与柴胡汤，后必下重。本渴，饮水而呕者，柴胡汤不中与也。食谷者哕。

“得病六七日，脉迟浮弱，恶风寒，手足温”：脉迟浮弱，和 97 条说的“血弱气尽”相类似，它是一个表位津血亏虚的状态，表位津亏失于防御所以恶风寒。手足温，怕冷然后手脚还是热的，这也是一个寒热往来的状态。得病六七日指的是由太阳病传到少阳病的病机层面。

“医二三下之”：其实是一个误下，少阳病，不可汗，不可吐，不可下，要用和法，参 264、265 条。

264 条：少阳中风，两耳无所闻，目赤，胸中满而烦者，不可吐下，吐下则悸而惊。

265 条：伤寒，脉弦细，头痛发热者，属少阳。少阳不可发汗，发汗则谵语，此属胃，胃和则愈，胃不和，则烦而悸。

由于误下引邪入里，所以不能食而胁下满痛。

“面目及身黄，颈项强”：表位还有风寒的邪气，里位津亏水盛出现了小便难。如果用了小柴胡汤“后必下重。本渴，饮水而呕者”，说明饮重用小柴胡汤不适合。

“下重”：水结，水湿结滞而引起的大便重滞欲下不下之感。371 条是水热互结的热利下重（偏实热），本条是津亏虚热与水饮结滞的热利下重（偏虚热）。

371 条：热利下重者，白头翁汤主之。

这里的下重是指津亏虚热与水饮结滞的热利下重。

“本渴，饮水而呕者”：津亏虚热所以渴，里位有水饮所以饮水则呕，这时不适用小柴胡汤，渴而饮水呕是水热的病机层面，可以用五苓散。水热攻冲也会“食谷者哕”。

99. 伤寒四五日，身热恶风，颈项强，胁下满，手足温而渴者，小柴胡汤主之。

“伤寒四五日”：四五日，太阳病有可能病传了。

“身热恶风，颈项强”：说明有太阳表证，“胁下满”是病传少阳邪在表里之间的表现。“手足温而渴者”是表位和上焦有热。表位的寒热错杂和里位正邪搏结于胁下，是标准的少阳病，所以用小柴胡汤主之。

小柴胡汤可以拆解成三个方干，一个是柴胡配黄芩清上焦之火，一个是生姜甘草汤补益胃气制化下焦痰饮，一个是生姜配半夏降逆化饮。

100. 伤寒，阳脉涩，阴脉弦，法当腹中急痛者，先与小建中汤；不差者，小柴胡汤主之。

桂枝三两，去皮　甘草二两，炙　大枣十二枚，擘　芍药六两　生姜三两，切　胶饴一升

上六味，以水七升，煮取三升。去滓，内饴，更上微火消解，温服一升，日三服。呕家不可用建中汤，以甜故也。

“伤寒，阳脉涩，阴脉弦”：“阳”和“阴”在这里分别对应寸和尺，表示的是表和里的津血的状态。寸脉涩，在表上津血不足。阴脉弦，在里位有邪实。“法当腹中急痛”，在具体临床表现上比较有代表性的症状是腹中的疼痛，可以用小建中汤。条文说得有点简单，从条文我们只能看到一部分的症状和病机。

但是我们还可以通过小建中汤这个方子去反推。我们学任何一个带有经方的条文都是这种方法，首先去读条文里的症状推导病机。再去看经方的药物的组合去反推它的病机。从这两个角度，就能够对一个有方子的条文全面深刻地理解。

我们先看一下小建中汤的组方。它是桂枝汤的原方，倍量芍药加了饴糖。

所以它其实就是在桂枝汤基础上做了一些变化，但这个简单的变化让整个方子的方向也发生了非常明显的变化。

桂枝汤里的芍药配伍桂枝可以去调和营卫，可以去补益里位的津血，但是芍药倍量，整个方子的方向就要发生变化了。在桂枝汤里，是以桂枝为君药，带领整个方子去发散表寒。芍药是酸寒的，当倍量芍药，整个方子辛温的力量就减弱了，方势因为芍药倍量而向里走了。在里位补益津血和行血痹的力量就加强了。也就是这时候由桂枝汤的以表为所急所苦的病机转到了一个表里同病，既有表上的风寒未解，又有里位出现了胃津虚，津血不能濡润滋养偏于阳明层面的津血凝滞，用芍药去行血痹补津血。所以条文中说的法当腹中急痛的痛，实际上是血热瘀血凝滞不通，不通则痛。条文里说的表上的津血不足，里位有邪气凝滞，里位就是一个瘀热血结。所以太阳病病传到既有表上的风寒不解，里位又有瘀热血结胃津虚的一种状态。同时以上这些病机进一步发展，病人可能出现疲乏无力等津血亏虚比较严重的虚劳的状态。用方子里大量的饴糖去补益津血、补益虚乏。饴糖配桂枝可补益表位津血，对治一些皮肤的结燥。

“先与小建中汤”：如果病机是小建中汤证，我们就可以用小建中汤，不差者，小柴胡汤主之。病传到建中汤证我们就用小建中汤。为什么会出现不差者？服了小建中汤，但是没有痊愈。说明小建中汤只解决了部分病机。用了小建中汤以后，里位的这种瘀热的血结解决了，津亏的情况也得到了改善。但是由于已经发生了病传，在里位出现了一个寒热错杂虚实夹杂的一个少阳病的状态，所以需要用小柴胡汤进一步去治疗。

101. 伤寒中风，有柴胡证，但见一证便是，不必悉具。凡柴胡汤病证而下之，若柴胡证不罢者，复与柴胡汤，必蒸蒸而振，却复发热汗出而解。

“但见一证便是，不必悉具”：有些医家理解为临床上看到某方子条文中描述的一个症状就可以用这个方子，不用具备太多的症状。这完全是对《伤寒论》的误读，也是对仲景辨证论治思想的一种曲解，在临床上也必然会吃大亏。

101 条应在 96 条之后，对 96 条里提出的各种或然症进行解读和说明，柴胡证可以对治的病机层面主要有正邪交争于表里之间、上焦的郁火、中焦的胃虚饮逆等，这些病机都具备或者具备其中主要病机就可以应用小柴胡汤，但是每一个病机在临床可以有多种症状，如 96 条里描述的或然症，胃虚饮逆的病机可能会“心烦喜呕”，可能“心下悸”也可能“小便不利”。“但见一证便是”指的是胃虚饮逆这一病机对应的这三个症状或更多症状中有一个症状就能体现这个病机的存在，就可以了，不一定胃虚饮逆病机的所有症状都存在，这非常符合临床实际情况。病人的症状和表现是千变万化的，以症状对方子也就是方症对应，属于刻舟求剑，是无法真正解决问题的。只有通过不同的症状推导病机再与方子对应，才能以不变应万变。

所以我们看《伤寒论》很多条文给我们列出了这种或然症。

比如 40 条的小青龙汤，316 条的真武汤，317 条的通脉四逆汤，318 条的四逆散等。

在临床上我们选用某一个方子，一定是病人的情况符合这个方子对应的主要病机，而主要病机中只要有某一个符合这个病机的症状就可以了。一个症状就可以印证主要病机的存在,而主要病机的存在是选方用方的根本所在。

本条与 104 条都出现了“柴胡证下之”，这里的“下之”是指小柴胡汤中苦平的柴胡与苦寒的黄芩苦降上焦郁火。

“汗出而解”，从字面理解是表邪随汗出排出人体而解，也可以作为病愈津液自和的一种临床表现。当作为病愈津液自和的代名词时不一定是要真正见到汗出的症状，只是用来指代病愈津液自和。

102. 伤寒二三日，心中悸而烦者，小建中汤主之。

“心中悸而烦”：指的是津亏虚热。津血亏虚不能濡养滋润，同时由于津亏产生的这种虚热去扰动心神，所以出现了心中悸而烦的症状。

小建中汤是建立中焦的津液，桂枝汤倍芍药加饴糖后可以大补津液，濡润滋养全身，对治津亏虚热之象。在《金匮要略》建中类方主要应用在太阴血痹病传虚劳的病机层面。

103. 太阳病，过经十余日，反二三下之，后四五日，柴胡证仍在者，先与小柴胡汤。呕不止，心下急，郁郁微烦者，为未解也，与大柴胡汤下之，则愈。

柴胡半斤　黄芩三两　芍药三两　半夏半升，洗　生姜五两，切　枳实四枚，炙　大枣十二枚，擘

上七味，以水一斗二升，煮取六升。去滓，再煎。温服一升，日三服（一方，加大黄二两，若不加，恐不为大柴胡汤）。

这个条文应该与29条类似，是临床真实的案例，其实还是在讲观其脉证，随证治之。误下之后引邪入里又有胃虚，所以用小柴胡汤和胃，用了小柴胡汤后胃虚的病机部分解除，引邪入里形成的阳明结燥的病机未解，所以用大柴胡汤。

大柴胡汤与小柴胡汤相比去掉了人参、甘草，加入了枳实、大黄，相当于半个小承气汤。所以大柴胡汤是小柴胡汤基础上里位阳明结燥较重所以去补益的人参、甘草，加攻逐的枳实、大黄，同时生姜量大用至五两兼顾表里之寒。

104. 伤寒十三日不解，胸胁满而呕，日晡所发潮热，已而微利。此本柴胡证，下之以不得利，今反利者，知医以丸药下之，此非其治也。潮热者实也，先宜服小柴

胡汤以解外，后以柴胡加芒硝汤主之。

柴胡二两十六铢 黄芩一两 人参一两 甘草一两，炙 生姜一两，切 半夏二十铢，本云五枚，洗 大枣四枚，擘 芒硝二两

上八味，以水四升，煮取二升，去滓，内芒硝，更煮微沸，分温再服，不解更作。臣亿等谨按：《金匮玉函》，方中无芒硝。别一方云：以水七升，下芒硝二合，大黄四两，桑螵蛸五枚，煮取一升半，服五合，微下即愈。本云：柴胡再服，以解其外，余二升，加芒硝、大黄、桑螵蛸也。

“伤寒十三日不解，胸胁满而呕，日晡所发潮热”：胸胁满而呕是少阳病的典型症状。日晡所发潮热是用来描述阳明病病机层面的一个症状。整体来看是少阳略偏阳明的病机层面。“此本柴胡证”，应该用小柴胡汤和解少阳。

“已而微利”应放到“下之而不得利”之后，因为少阳病是用和法，不可汗、吐、下，所以小柴胡汤的苦降不会出现严重下利的情况，微利即可。

101 条与本条都出现了柴胡证下之，这里的下之是指小柴胡汤中苦平的柴胡与苦寒的黄芩苦降上焦郁火。小柴胡汤整体是和法，但又包含了苦降的下法和辛温的生姜的解表之法，所以本条有“先宜服小柴胡汤以解外”的说法。

“今反利者，知医以丸药下之，此非其治也”：汉代一些医生对治太阳病常用巴豆一类丸药攻下，所以本条是医生当成太阳病误用巴豆一类丸药攻下而出现了严重下利的情况，是一种误治。

“先宜服小柴胡汤以解外”：这里的解外是指用小柴胡汤去解少阳层面半表半里的病机。“外”是与潮热里实相对应来说的。

用小柴胡汤和解少阳之后，再用小柴胡汤加芒硝去对治少阳兼有里实热结的情况。

服法中提到“不解更作”，与《备急千金要方》服法中的“微下即愈”同义，都是中病即止的意思，也就是条文里说的“已而微利”。

总结一下，本条讲少阳兼有里位结燥略偏阳明病机层面需先服小柴胡汤和解少阳，然后在小柴胡汤中加入芒硝或加大黄、芒硝、桑螵蛸，在和解少

阳基础上去对治里位结燥。

如果进一步病传阳明，可用上一条所讲的大柴胡汤。如果再传，完全传到阳明层面，可用下一条的调胃承气汤。

《伤寒论》里关于“日晡所潮热”的几种提法：

104 条：日晡所发潮热。

104 条：潮热者实也。

137 条：日晡所小有潮热。

137 条：日晡所发心胸大烦。

212 条：日晡所发潮热。

240 条：日晡所发热者。

201 条：必潮热。

208 条：有潮热者。

209 条：潮热。

214 条：谵语发潮热。

215 条：谵语有潮热。

220 条：但发潮热。

229 条：发潮热。

231 条：有潮热。

“日晡所潮热”的病机解释：

104 条：潮热者实也。

240 条：日晡所发热者，属阳明也。

209 条：阳明病，潮热。

214 条：阳明病，谵语发潮热。

215 条：阳明病，谵语有潮热。

229 条：阳明病，发潮热。

可见，《伤寒论》中日晡所潮热是指阳明病的典型症状，也常用日晡所潮热的症状来指代阳明病的病机层面。如果单纯从字面来理解就是在“日晡”

这个时间发热，但实际在临床上阳明病并不常见到“日晡”时间段的发热，那如何来理解日晡所潮热呢？

关于日晡时间段的解释：

解释一：《医宗金鉴》有“日晡者,乃申酉阳明旺时”“阳明旺于申酉戌”之说，因此，“日晡所”一般也被理解为阳明病欲解时以及阳明经经气最旺之时。与申时对应，是在下午 3 ～ 5 时。

解释二：“晡”又通“餔”。《说文解字》：“餔一作晡，引申之义，凡食，皆曰餔。又以食入谓之餔。”在古人没有精确的计时仪器的时候，经常用自然现象及作息活动来计时，如“日出”“日入”“日晡”“人定”等，而代表进餐的“餔”字，也逐渐演变为兼有计时之义的“晡”字。因此理解“晡”字又涉及先秦时代人们的饮食习惯。先秦时期，人们通常一天两顿饭，第 1 顿饭大约在上午 8 ～ 9 点，称为“蚤食”，也叫“朝食”“平旦食”，第二顿饭则称“晡食”，大约在下午 3 ～ 4 点。而“下晡”一词可见于汉代的一些残简，指的是第二顿饭结束的那一段时间，故“晡时”又被作为先秦以前常用计时法的时称。

解释三：先秦以前，人们习惯将一昼夜分为十六个时间段，每时段 90 分钟，并以自然现象或作息活动来命名，也称十六时制。在商代廪辛时期前后，这种计时制度逐渐从模糊的时间概念演变成了较为明确的时间计量制度。十六时制中的晡时时段是 14：15 ～ 15：45，下晡时段是 15：45 ～ 17：15。

以上三种解释，日晡时无论是对应申时还是指晚饭的时间，还是十六时制的时间段，都是指下午 3 ～ 5 时左右的时间，所以可以肯定日晡是指下午 3 ～ 5 时的一个时间概念。

关于潮热的解释，从字面理解潮热是像浪潮一样一波又一波地发热，这个解释明显与临床实际不符。所以有些医家把“潮”解释为高潮，以比喻阳明热盛。

综合以上所有信息，在《伤寒论》条文里的“日晡所潮热”“潮热”等词语都是指阳明发热，也用来指代阳明的病机层面。之所以用日晡所潮热来描述阳明病发热有以下两方面的因素：

一是阳明病是实火实热，热势较盛，而下午 3 ~ 5 时是海水涨潮时间，海水在这个时段是一天之中水位最高的时候，与落潮相比差距很大。以此形容热势高涨。

二是潮水的特点是由低到高，由远及近，而阳明病发热的特点也是由里到外，里热熏蒸于表，所以古人用潮水涨落的特点比喻阳明热的表里关系。

所以日晡所潮热是用日晡时段潮水的特点来比喻阳明病实火实热的特点，而非指在日晡的时段发热。

日晡所潮热，不是指在日晡时段发热，而是指发热的特点就好像日晡所的潮水一样，用日晡所潮水的特点来描述阳明发热特点。

104 条：伤寒十三日不解，胸胁满而呕，日晡所发潮热，已而微利。此本柴胡证，下之以不得利，今反利者，知医以丸药下之，此非其治也。潮热者实也，先宜服小柴胡汤以解外，后以柴胡加芒硝汤主之。

137 条：太阳病，重发汗，而复下之，不大便五六日，舌上燥而渴，日晡所小有潮热（一云：日晡所发心胸大烦），从心下至少腹，硬满而痛，不可近者，大陷胸汤主之。

212 条：伤寒若吐若下后，不解，不大便五六日，上至十余日，日晡所发潮热，不恶寒，独语如见鬼状。若剧者，发则不识人，循衣摸床，惕而不安，微喘直视，脉弦者生，涩者死，微者但发热谵语者，大承气汤主之，若一服利，则止后服。

240 条：病人烦热，汗出则解，又如疟状，日晡所发热者，属阳明也。脉实者宜下之；脉浮虚者，宜发汗。下之与大承气汤，发汗宜桂枝汤。

201 条：阳明病，脉浮而紧者，必潮热，发作有时。但浮者，必盗汗出。

208 条：阳明病脉迟，虽汗出，不恶寒者，其身必重，短气腹满而喘，有潮热者，此外欲解，可攻里也，手足濈然汗出者，此大便已硬也，大承气汤主之；若汗多微发热恶寒者，外未解也，其热不潮，未可与承气汤；若腹大满不通者，可与小承气汤，微和胃气，勿令至大泄下。

209条：阳明病，潮热，大便微硬者，可与大承气汤；不硬者，不可与之。若不大便六七日，恐有燥屎，欲知之法，少与小承气汤，汤入腹中，转矢气者，此有燥屎也，乃可攻之；若不转矢气者，此但初头硬，后必溏，不可攻之，攻之，必胀满不能食也。欲饮水者，与水则哕。其后发热者，必大便复硬而少也，以小承气汤和之。不转矢气者，慎不可攻也。

214条：阳明病，谵语发潮热，脉滑而疾者，小承气汤主之。因与承气汤一升，腹中转矢气者，更服一升；若不转矢气，勿更与之。明日又不大便，脉反微涩者，里虚也，为难治，不可更与承气汤也。

215条：阳明病，谵语有潮热，反不能食者，胃中必有燥屎五六枚也。若能食者，但硬耳，宜大承气汤下之。

220条：二阳并病，太阳证罢，但发潮热，手足漐漐汗出，大便难而谵语者，下之则愈，宜大承气汤。

229条：阳明病，发潮热，大便溏，小便自可，胸胁满不去者，小柴胡汤主之。

231条：阳明中风，脉弦浮大而短气，腹都满，胁下及心痛，久按之气不通，鼻干不得汗，嗜卧，一身及面目悉黄，小便难，有潮热，时时哕，耳前后肿，刺之小差。外不解，病过十日，脉续浮者，与小柴胡汤。

105. 伤寒十三日，过经，谵语者，以有热也，当以汤下之。若小便利者，大便当硬，而反下利，脉调和者，知医以丸药下之，非其治也。若自下利者，脉当微厥，今反和者，此为内实也，调胃承气汤主之。

"伤寒十三日，过经"："过经"，表示太阳病病传了。

"谵语者，以有热也""若小便利者，大便当硬"：出现了谵语、大便硬的症状，说明病传到阳明。这时古人一般有两种方法。一种是"以汤下之"，也就是用承气类方苦寒攻下；另一种是“以丸药下之”，是用巴豆一类的热药去攻下。

病传阳明本应以承气类方苦寒攻下，但误用巴豆类热药去攻下，是误治，所以说“非其治也”。用巴豆类热药攻下后，里实的病机解除了，所以会下利，但里热没有解除。

“若自下利者，脉当微厥，今反和者，此为内实也”：如果是少阴里虚寒的下利，手足厥冷，脉应该是微的，但现在“脉调和者”，说明这个下利是误用巴豆类热药攻下后，里实的病机解除后的热利而非少阴的寒利。所以本条的“厥”即厥阴病篇里讲的热厥，真热假寒的情况，“脉调和”与津血虚寒的微脉对应，指气血充实的里实热的病机，所以要用调胃承气汤。

103 条、104 条、105 三条连起来看。

103 条说少阳小柴胡汤证基础上里位阳明结燥重了，可以用大柴胡汤在和解少阳基础上去苦寒攻下。

104 条讲少阳小柴胡汤证基础上里位阳明结燥重了的第二种治疗方法，可以先用小柴胡汤和解少阳，再用小柴胡汤加芒硝或小柴胡汤加大黄、芒硝、桑螵蛸，在和解少阳基础上苦寒攻下、咸寒软坚润燥。但不可误用巴豆一类热性攻下的丸药去对治里位的阳明结燥。

105 条讲在前两条基础上里位阳明结燥更重传到了阳明的病机层面，如果误用了巴豆类热性攻下的丸药，里位结实的病机解除了，里热还在，出现了真热假寒的热厥和热利，还是要用承气类方攻下。

106. 太阳病不解，热结膀胱，其人如狂，血自下，下者愈。其外不解者，尚未可攻，当先解外。外解已，但少腹急结者，乃可攻之，宜桃核承气汤。

桃仁五十个，去皮尖　大黄四两　桂枝二两，去皮　甘草二两，炙　芒硝二两

上五味，以水七升，煮取二升半。去滓，内芒硝。更上火，微沸下火。

太阳病不解和105条的伤寒十三日过经基本表达的是一个意思，都是表明太阳病过了一些日子，发生病传了。105条讲的是病传到阳明的腑实证。

“热结膀胱，其人如狂”：这里膀胱可以理解为下焦。同样是阳明，热结下焦，病位又更深了。“其人如狂”，比烦躁更重一些。我们结合之后讲到抵当汤证的其人发狂，如狂比发狂还轻一些。但总而言之是一个阳明火盛扰动神志，情志异常的一个表现。

“血自下”：见到下焦一些出血的症状，如尿血、便血等，表明病机是热入血分，血热互结。

“下者愈”：血热互结还是要用攻下的方法。

攻下要注意的原则就是要看表位的情况，因为前面讲过既有表寒又有里热的治疗先后顺序。如果表寒未解，需要先发表解表寒，然后再攻里位燥结。或者也可以根据实际情况表里同治。

桃核承气汤是桂枝加调胃承气汤加活血化瘀的桃仁，是一个表里同治偏于攻里的方子。

107. 伤寒八九日，下之，胸满烦惊，小便不利，谵语，一身尽重，不可转侧者，柴胡加龙骨牡蛎汤主之。

柴胡四两　龙骨　黄芩　生姜切　铅丹　人参　桂枝去皮　茯苓各一两半　半夏二合半，洗　大黄二两　牡蛎一两半，熬　大枣六枚，擘

上十二味，以水八升，煮取四升。内大黄，切如棋子。更煮一两沸，去滓。温服一升（本云柴胡汤，今加龙骨等）。

“伤寒八九日，下之”：指的是太阳病的一个病传，误下了。“胸满”是表邪入里，同时也可能有里位的水饮冲逆。“烦惊”“谵语”是火热攻冲灼伤津血引起的一些神志异常。“小便不利”说明下焦有水饮。“一身尽重，不可转侧”这是表上有风寒废水。通过症状我们推导出一些基础病机。我们再整体分析一下病人的这种病机、病传的变化。病人一定有血弱气尽腠理开，邪

气因人，结于胁下这样少阳的基础病机。

当然这个病机是我们从方子反推回来的。因为柴胡加龙骨牡蛎汤包含一个完整的小柴胡汤。在小柴胡汤基础上出现了烦惊、谵语、小便不利说明里位的水热攻冲比较重，水火的冲逆比小柴胡汤更加明显。病人本来有胃虚的层面，气血生化的来源就不足，表上的津血也不足，火热灼伤津血导致表上的津血更加亏虚，病人出现一身尽重、不可转侧这些表上风寒废水的症状，病人所有症状都有一个产生的路径和病传变化的路径。

我们再看柴胡加龙骨牡蛎汤的组方，首先是一个小柴胡汤。里面人参、生姜、大枣的量都减半了。说明病人既有胃虚，但是由于里位的这种火证凸显，所以姜、枣、草的量要减半，否则可能会助热。在这个基础上加茯苓、大黄、龙骨、牡蛎、铅丹。铅丹因为毒性比较大，我们现在就不用了。从组方我们可以看出来，病人首先有小柴胡汤的基础病机，上焦的郁热、中焦的胃虚、水饮的冲逆；在这个基础上又加了茯苓，说明里位的水饮更重了。加了牡蛎，牡蛎既可以去利小便又可以去清热补津血，所以病人可能会出现小便黄、小便灼热这些水热的症状。加大黄，大黄苦寒清里热，所以里位可以有大便燥结，也可以是水热的这种下利。大黄不要理解为单纯的去通便，它是苦寒泄热的，既可以利大便，也可以利小便。龙骨、牡蛎属于石散类药物，经常在一起配伍，是在清虚热、实热的基础上去固敛津血，同时可以降逆化饮。柴胡加龙骨牡蛎汤其实就是在小柴胡汤基础上加上固敛津血、清虚热和实热的龙骨、牡蛎从而达到镇静安神的作用。再加上茯苓、大黄去清利水热。加了一两半的桂枝去加强发表散寒的力度。这个方子在临床上可以广泛应用于失眠、脾胃病，以及各种寒热错杂的内科疾病。

108. 伤寒腹满谵语，寸口脉浮而紧，此肝乘脾也，名曰纵，刺期门。

我们先看后面的这句话，“此肝乘脾也，名曰纵，刺期门”，这个显然是后人在整理《伤寒论》的时候加上去的。《伤寒论》里不谈脏腑辨证，这个针刺法，后人加上去的可能性比较大。但文中观点我们也可以了解一下。古人对于这种太阳病传阳明，可能会用到刺期门穴的方法。

“伤寒腹满谵语，寸口脉浮而紧”：从症状上看是一个太阳病传阳明出现了里实证。“谵语”，说明有里热的攻冲。“腹满”可能是有里位的水结。再从脉看，脉浮紧说明太阳病传阳明，但以太阳病病机层面为主，即在有表寒的同时出现了里位水热互结，从而呈现一个紧的脉象。

109. 伤寒发热，啬啬恶寒，大渴欲饮水，其腹必满，自汗出，小便利，其病欲解，此肝乘肺也，名曰横，刺期门。

109 条描绘得更加细致一些。“伤寒发热，啬啬恶寒”，这是典型的太阳病的表寒症状。

“大渴欲饮水，其腹必满，自汗出”：说明里位的这种火热攻冲、灼伤津血症状也比较明显了。在《伤寒论》里，包括我们之前讲的 107 条以及后续的一些条文都给出了这种太阳病传阳明的一些对治的方子和方法。这两条没有给方子，所以后人在编撰的时候补充了一个针刺法。我们重点还是理解条文背后所表达的病机。

110. 太阳病二日，反躁，凡熨其背而大汗出，大热入胃（一作二日内烧瓦熨背，大汗出，火气入胃），胃中水竭，躁烦，必发谵语。十余日，振栗自下利者，此为欲解也。故其汗从腰以下不得汗，欲小便不得，反呕，欲失溲，足下恶风，大便硬，小便当数而反不数及不多。大便已，头卓然而痛，其人足心必热，谷气下流故也。

110 条往后的一些条文主要讲太阳病误用火攻的方法。火热耗伤津血以后的病机传变以及对治的方法。通过之前的学习，我们知道太阳病主要用麻黄汤、桂枝汤这一类辛温解表的方子去发散表寒。因为太阳病的核心病机是风寒侵袭体表。人体调动体内津血到体表抗邪，此时在体表既有津血的不足，又有风寒邪气的侵入。所以《伤寒论》里用麻黄汤、桂枝汤这一类的方子，用辛温的方法去发散表上的寒邪，同时又可以补益表位的津血。而用火攻的方法和辛温解表都是以热治寒，但是本质是截然不同的。因为火攻的方法，是单纯的以热对寒，对于寒邪有一定的温散作用。但是从另一个角度，体表津血不足还用火法会进一步耗伤表上的津血，所以太阳病用火法是一个误治。

“太阳病二日”：二日虚指时间较短，表明还是在太阳病的阶段。

“凡熨其背而大汗出”：括弧里面说一作二日内烧瓦熨背。无论是熨其背还是烧瓦熨背，在古代都是火法常用的具体方法。我们现代也有，就是类似于一些加热的理疗床，总之是个火法。那这种以热治寒就会导致大汗出。大汗出的同时，对发散表上的寒邪有一定的作用。但是它起到的更多的反向作用是火热灼伤津血，热盛津伤，火气入胃。采用熨其背的这种表上熏蒸的方法，火热入里以后就会胃中水竭，出现躁烦、必发谵语等火扰神志的症状。

“十余日，振栗自下利者，此为欲解也”：过了十多天，如果出现“振栗”或“自下利”，是津液来复之象，为欲解。

“振栗”：身体畏寒而颤抖，这种振颤是人体自身抵抗寒邪的一种生理反应，通过振颤而产生热量。

“自下利”：本来火攻后火气入胃，胃中水竭，里位津亏燥结，现在出现了下利，说明津液来复了。

“其汗从腰以下不得汗”：用了火法以后会有汗，为什么腰以下不得汗？说明火盛津亏，津液耗伤了，只从腰以上出汗。“欲小便不得”也是说明津亏。“反呕”指的是胃中水竭，胃津虚饮逆出现呕的症状。“欲失溲”说明胃津虚不能固涩出现了这种小便失禁。津亏不能温煦四末故“足下恶风”。体内废水要从二便作为通道排出体外，如果胃津虚出现水谷不别，一般情况下大便硬，小便当数。但是如果大便硬，小便反不数，说明津亏得比较严重了。

“大便已，头卓然而痛”：大便通利，表示津液来复。“头卓然而痛”可以用“谷气下流”来理解，下焦通利，津液下行，头痛只是暂行津液运行变化引起的一过性的症状，很快会消失。

“足心必热，谷气下流”：与之前的“足下恶风”相对应，表明津液来复，手足得以温煦。

111. 太阳病中风，以火劫发汗，邪风被火，热，血气流溢，失其常度，两阳相熏灼，其身发黄。阳盛则欲衄，阴虚则小便难，阴阳俱虚竭，身体则枯燥。但头汗出，剂颈而还，腹满微喘，口干咽烂，或不大便，久则谵语，甚者至哕，手足躁扰，捻衣摸床，小便利者，其人可治。

“太阳病中风，以火劫发汗”：本来太阳中风应该用桂枝汤这类辛温解表的方法，但是医者用了火劫发汗，这是用火攻误治的方法。

“邪风被火，热，血气流溢，失其常度，两阳相熏灼，其身发黄”：误用了火攻的方法，热迫血行，所以血气流溢，失其常度。

“两阳相熏灼”：本来由于表寒，人体调动体内津血到体表抗邪了，出现了发热的表现。这时候又误用了火攻的方法，这就是火上浇油。

“阳盛则欲衄”：表上的这种火盛会出现热迫血行，所以说“欲衄，阴虚则小便难”，里位的津血亏虚必然出现小便不利。

“阴阳俱虚竭”：表里的这种津血都出现了亏虚了，所以身体出现如肌肤甲错、口干、眼干等各种枯燥的症状。

“但头汗出，剂颈而还”：和 110 条里面讲的腰以上汗出是一样的。本来是热迫津液外泄会出现汗出，但是由于津亏，所以只能局部出汗。

“腹满微喘、口干咽烂，或不大便，久则谵语”：这些都是津亏火盛所产生的一系列阳明火盛灼伤津血的表现。

“甚者至哕”：胃津虚，胃气上逆，出现了哕。

“手足躁扰，捻衣摸床”：这是津亏火盛出现了一些神志的异常。

“小便利者”：表明津液尚可，其人可治。

我们看111条和110条，实际上所讲的核心思想是一致的。只不过描述的症状略有一些细微的差别。都是讲太阳病误用火攻方法治疗以后出现了一系列的阳明火盛、津亏的症状及表现。在两个条文结尾都是通过二便的状态来反映体内津血的状态，从而来判断它的预后。

112. 伤寒脉浮，医以火迫劫之，亡阳，必惊狂，卧起不安者，桂枝去芍药加蜀漆牡蛎龙骨救逆汤主之。

桂枝三两，去皮　甘草二两，炙　生姜三两，切　大枣十二枚，擘　牡蛎五两，熬　蜀漆三两，洗去腥　龙骨四两

上七味，以水一斗二升。先煮蜀漆，减二升。内诸药，煮取三升，去滓。温服一升（本云桂枝汤，今去芍药，加蜀漆牡蛎龙骨）。

“伤寒脉浮，医以火迫劫之”：承接110、111条，仍然是太阳病误用火攻方法。

“亡阳，必惊狂，卧起不安者”：用了火攻的方法后火热灼伤津血，津亏火盛，火扰神志，出现惊狂等神志异常的症状。

此时病机既有表位的风寒束表，又有里位的火盛伤津。桂枝去芍药加蜀漆牡蛎龙骨救逆汤首先是由一个桂枝汤去芍药，再加上蜀漆、龙骨、牡蛎。虽误治以后病传津亏火盛，但表寒未解，所以还用桂枝汤的方底，减掉芍药，加大桂枝汤发表邪的力度，说明表寒较重。龙骨、牡蛎是《伤寒论》里一对常用的配伍。牡蛎与龙骨都是石散类药物，牡蛎咸而微寒，龙骨甘而微寒，牡蛎味咸偏软坚化饮利水，龙骨味甘偏补益津血，两药配合共奏清虚热补津血，安神定志、固敛津血、除烦清热之功。

蜀漆是常山苗，辛平或微温，可以散结化痰、除水而镇静安神，所以这个方子也可以对治一定的水饮。桂枝去芍药加蜀漆龙骨牡蛎救逆汤证是既有

风寒束表，同时里位又有水火夹杂，火热攻冲的这样一种状态。在临床应用比较广泛，如治疗遗精、失眠，包括一些情绪的问题，如抑郁、癫痫。如果病机符合这个方子都可以很好地去应用。

113. 形作伤寒，其脉不弦紧而弱。弱者必渴，被火者必谵语。弱者发热。脉浮，解之当汗出愈。

“形作伤寒”：这是一个太阳病。

“其脉不弦紧而弱”：这是以脉来阐述病机，本来是有表寒，类似太阳病，但是脉不弦紧而弱，表现出津血亏虚的一面。

“弱者必渴”：进一步说明这里的脉弱，指的是津血亏虚，渴是津亏引水自救。

“被火者必谵语”：太阳病同时有津亏，这种情况用火攻肯定会同前几条讲的一样，火热灼伤津血，病传阳明而谵语，所以一定不要用火攻的方法。

“弱者发热。脉浮，解之当汗出愈”：这种情况，类似于太阳中风，用桂枝汤辛温发汗去对治。

114. 太阳病，以火熏之，不得汗，其人必躁，到经不解，必清血，名为火邪。

“太阳病，以火熏之”：这是一个错误的治法，太阳病应该是辛温发汗的方法，有一些医家只是看到太阳病的这种表寒的病机，按照以热对寒的治法用火攻的方法来治疗。

仲景用麻黄汤或桂枝汤这类辛温发汗的方法来治疗以表寒为核心病机的太阳病与某些医家用火攻方法治疗太阳病，表面上有类似的地方，实际本质上是完全不同的。

首先，麻黄汤或桂枝汤在辛温发散表寒的同时，组方中有甘草一类补益津血的中药，是在顾护津血的前提下去发散表寒，而火攻的方法只能耗散津血。

另外，麻黄汤或桂枝汤辛温，除了以热治寒，还有一个排邪的方向，都是辛温发汗，所以能把表寒发出体表。而单纯的火法，它是没有方向性的，它可以对应一部分寒邪，但是没有给出邪气的出路，就会出现条文里说的“不得汗，其人必躁”，这个热往里走会怎么样呢？会出现“到经不解，必清血”，这个清，同“圊”，所以清血是便血的意思，热迫血行，灼伤血络，所以会出现类似便血的症状。

115. 脉浮，热甚，反灸之，此为实。实以虚治，因火而动，必咽燥吐血。

“脉浮，热甚”：这是太阳病恶寒发热的一种状态，应该用辛温发汗的方法。

“反灸之”：误用了灸法、火法，本来是一个表寒的实证，但是它按照里虚寒来治了，用了一个火法。

“因火而动，必咽燥吐血”：114 条是火热灼伤血络，热迫血行从肠道而出见便血，115 条也是热迫血行，火热灼伤血络从口而出则见咽燥吐血。

116. 微数之脉，慎不可灸，因火为邪，则为烦逆，追虚逐实，血散脉中，火气虽微，内攻有力，焦骨伤筋，血难复也。脉浮，宜以汗解，用火灸之，邪无从出，因火而盛，病从腰以下必重，而痹，名火逆也。欲自解者，必当先烦，乃有汗而解。何以知之？脉浮，故知汗出解也。

“微数之脉”：这里的微是微脉的意思，就是微脉和数脉，不是轻微的数脉。数脉主热，微脉主虚，也就是一个有热的情况下，同时是津血亏虚的，这个脉又快又微。这种情况下，“慎不可灸”，因为本身有火邪，同时里位津血又亏虚，如果用灸法、火法，火热灼伤津血，会进一步耗散津血。

“血散脉中，火气虽微，内攻有力，焦骨伤筋，血难复也”：火热灼伤津血，这种津血很难来复，然后还用灸法和火法，就会进一步耗散津血，加重津血亏虚，津血难以来复。

“脉浮，宜以汗解”：这个脉浮，指代太阳病，太阳病应该用辛温发散的方法，如果“用火灸之，邪无从出，因火而盛”，这里讲了为什么用火法、灸法去治疗太阳病，会出现各种血证、各种变证。因为什么呢？邪气没有出路，用麻黄汤或桂枝汤辛温发汗，是通过体表向外发散这种寒邪。如果用火法，只是对治了部分的寒邪，只是以热对寒，并未给寒邪以出路和方向，邪气可能会入里。

“病从腰以下必重”：表上的寒湿邪气，如果用麻黄汤、桂枝汤这类辛温解表的方法可以发出体外，但是如果用火法，灼伤了津血，这种寒湿往里走了，走到下焦会出现肢体的沉重。

“而痹”：指血痹，津血虚少，邪气因入，而呈现了一种津血痹阻疼痛的症状。

“必当先烦，乃有汗而解”：还是要用发汗的方法。

“何以知之？脉浮，故知汗出解也”：因为脉浮，说明邪气在表。

仲景用了这么多条文、篇幅来讲太阳病不可用火攻之法，说明当时用火法对治太阳病是一种比较常见的方法。由于当时的一些医生没有辨证思维，只是简单以热对寒，把火法当成太阳病常用治法，不仅不能解决太阳病的问题，反而会耗伤津血，加重病情，变证丛生。所以仲景用了这么多条文来讲不可用火法误治太阳病。

117. 烧针令其汗，针处被寒，核起而赤者，必发奔豚。气从少腹上冲心者，灸其核上各一壮，与桂枝加桂汤，

更加桂二两也。

桂枝五两，去皮　芍药三两　生姜三两，切　甘草二两，炙　大枣十二枚，擘

上五味，以水七升，煮取三升。去滓，温服一升（本云桂枝汤，今加桂满五两所以加桂者，以能泄奔豚气也）。

“烧针令其汗”：太阳病应该用辛温发汗的方法，烧针只是以热对寒，也是属于前面条文讲的火攻之法，是一个误治。这种误治，产生一个“针处被寒”的后果，不但没解决问题，这种烧针的针眼，反倒成了寒邪入侵的途径，所以在原有的基础上病人表寒反而更重了。

“核起而赤者”：这是烧针以后类似于炎症反应出现的一个症状。

“必发奔豚。气从少腹上冲心者”：“豚”在中国古代是小猪的意思，奔豚形象地用比喻描述了体内浊水浊气向上冲逆，状如奔跑的小猪的形态。

“灸其核上各一壮”：温散表寒同时防止寒邪进一步入侵。

看桂枝加桂汤组方来进一步理解它的病机，桂枝加桂汤就是在桂枝汤原方基础上，桂枝由三两变为五两，加大了桂枝用量。从方子看，一定是表寒加重后气不旁流，浊水、浊气冲逆的情况加重了。

桂枝加桂汤可以对比桂枝汤、桂枝加黄芪汤、桂枝加附子汤来理解。

和桂枝汤的对比很简单，桂枝汤基础上加了二两桂枝，所以它的表寒更重了。

和桂枝加黄芪汤对比，桂枝加黄芪汤是治疗太阴血痹、太阴黄汗病机层面的一个方子。在桂枝汤基础上加了黄芪，黄芪在补益表位津血基础上去发散风寒邪气，所以桂枝加黄芪汤证表上更虚而且表上的废水偏多一些。相比较而言，桂枝加桂汤证表上更加偏于寒重，寒重引起的里位浊水、浊气冲逆更重。

桂枝加附子汤，如果和桂枝加桂汤比表寒更重了。因为炮附子偏于走表也可以去温里。炮附子配桂枝以后，在表上可以去温通经脉，破阴散寒。所以桂枝加附子汤发散表寒的力度更大。

进一步理解桂枝加附子汤与桂枝加桂汤的区别，桂枝加附子汤证属于少

阴中风的病机层面，表寒更重，而且寒邪羁留人体日久；桂枝加桂汤证属于太阳中风的病机层面，表寒相比桂枝加附子汤略轻，对治初感风寒、气不旁流，体内浊水浊气冲逆为主。

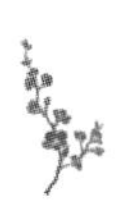

118. 火逆，下之，因烧针烦躁者，桂枝甘草龙骨牡蛎汤主之。

桂枝一两，去皮　甘草二两，炙　牡蛎二两，熬　龙骨二两

上四味，以水五升。煮取二升半，去滓。温服八合，日三服。

把桂枝甘草龙骨牡蛎汤和桂枝去芍药加蜀漆牡蛎龙骨救逆汤对比起来看：

桂枝三两　生姜　炙甘草　大枣　蜀漆　龙骨各四两　牡蛎五两

桂枝一两　炙甘草　龙骨各二两　牡蛎二两

后方是在前方基础上减掉生姜、大枣和蜀漆，同时桂枝、龙骨、牡蛎都减量而成。两个方子组成和用量略有差异，方势大体相同，只不过桂枝甘草龙骨牡蛎汤因下后引邪入里，所以减掉姜、枣以防滋腻碍胃。

太阳病误用火法以后出现了很多火盛津亏的表现，但是从仲景给出的桂枝甘草龙骨牡蛎汤、桂枝去芍药加蜀漆牡蛎龙骨救逆汤、桂枝加桂汤三个方子我们可以看出，误用火攻以后表寒未解透，所以仍在桂枝甘草汤发散表寒的基础上去组方。虽然火盛但津液大亏所以不用苦寒法，用龙骨、牡蛎咸寒法在顾护津血的基础上润燥除烦。

119. 太阳伤寒者，加温针，必惊也。

119 条与 118 条表达的是同一个意思，本来是一个太阳伤寒，应该用辛温发汗的方法，却误用了温针这种火法，就会引起火盛灼伤津血，津亏火扰神志的惊恐。

从110条到本条都是讲太阳病误用火法以后产生的病传变化及对治方法，我们总结一下：

当时火法具体的方法有：熨其背、以火熏之、灸之、烧针、温针等。

误治以后病传的主要变化有：

汗出异常：故其汗，从腰以下不得汗；但头汗出，剂颈而还。

二便异常：欲小便不得；欲失溲；大便硬、小便当数而反不数及不多；小便难；圊血。

神志异常：躁烦；谵语；手足躁扰，捻衣摸床；惊狂，卧起不安。

其他症状：血气流溢，失其常度；其身发黄；身体枯燥；腹满微喘；口干咽烂；呕哕；咽燥唾血；奔豚。

判断预后的方法有：

振栗自下利者，此为欲解也。

大便已，头卓然而痛，其人足心必热，谷气下流故也。

小便利者，其人可治。

有汗而解。

对治的方子有：桂枝去芍药加蜀漆牡蛎龙骨汤、桂枝加桂汤、桂枝甘草牡蛎汤。

120. 太阳病，当恶寒发热，今自汗出，反不恶寒发热，关上脉细数者，以医吐之过也。一二日吐之者，腹中饥，口不能食；三四日吐之者，不喜糜粥，欲食冷食，朝食暮吐，以医吐之所致也，此为小逆。

“太阳病，当恶寒发热，今自汗出，反不恶寒发热，关上脉细数者，以医吐之过也”：太阳病，本来应该是用辛温发汗的方法。医生误用了吐法以后，导致了胃中津液亏虚，所以脉关上细数。关脉对应中焦，中焦津亏了所以脉细。津亏虚热，所以脉数。

吐法也是太阳病误治的方法，太阳病正法就是辛温发汗，误用吐法可能会逐出体内寒邪而见不恶寒发热，但吐法伤津耗气，损耗胃气、胃津，所以说吐法是逆治之法。

“一二日吐之者，腹中饥，口不能食”：在太阳病第一天、第二天，误用吐法。吐后伤津，津亏虚热、胃中空虚故腹中饥，吐后伤及胃气，胃气虚不化饮食，所以虽饥但“不能食”。

“三四日吐之者，不喜糜粥，欲食冷食，朝食暮吐”：“糜粥”与“欲食冷食”对应，这里应该指热粥，不喜热粥而想吃凉的，说明吐后里位津伤虚热转实。

“朝食暮吐”：说明吐法伤了胃气，胃气虚不能运化食物。

121. 太阳病吐之，但太阳病当恶寒，今反不恶寒，不欲近衣，此为吐之内烦也。

本来太阳病是恶寒的，是怕冷的。误用了吐法以后，耗伤津液，津亏产生虚热。“吐之内烦”是指吐后伤津耗气，津液失于濡润而烦而生内热，所以“不恶寒，不欲近衣”。

122. 病人脉数，数为热，当消谷引食，而反吐者，此以发汗，令阳气微，隔气虚，脉乃数也。数为客热，不能消谷，以胃中虚冷，故吐也。

本条是讲太阳中风病传阳明虚热转实以虚热为主的病机层面，可参阳明中寒的有关条文。二者里位都是寒热错杂以寒为主，但本条尚在太阳病的病机层面，而阳明中寒在阳明病的病机层面。

194 条：阳明病，不能食，攻其热必哕。所以然者，胃中虚冷故也。以其人本虚，故攻其热必哕。

226 条：若胃中虚冷，不能食者，饮水则哕。

数脉一般表示有里热，里热应“消谷引食”，这里没有见到消谷，病人反而出现了呕吐。

为什么脉数不消谷反吐呢?

太阳中风发汗太过“阳气微，隔气虚”，过汗伤津液伤及胃气，津亏而产生虚热所以脉数。但过汗伤津，津液失于温煦而胃中虚冷，寒饮冲逆所以太阳病会伴见呕吐的症状。

临床上太阳病也就是感冒经常见到脉数伴呕吐的情况，所以本条详细讲解了为何太阳病见数脉，不“消谷引食”而反吐的病机。

前两条讲误用吐法可以伤津耗气，虚热转实。这一条讲误汗伤津耗气可以引起呕吐。

汗、吐、下都是攻邪之法，用之不当都会耗气伤津，伤及正气。

123. 太阳病，过经十余日，心下嗢嗢欲吐，而胸中痛，大便反溏，腹微满，郁郁微烦。先此时，自极吐下者，与调胃承气汤。若不尔者，不可与。但欲呕，胸中痛，微溏者，此非柴胡证，以呕故知极吐下也。

“嗢嗢”：象声词，反胃欲呕的声音。

“极吐下”：误用过度吐或下的攻邪之法耗气伤津，伤及正气。胃气虚故嗢嗢欲吐，里虚故便溏，津亏虚热转实如果出现“腹微满，郁郁微烦”的里实轻证，可以用调胃承气汤，如果未成里实不能用调胃承气汤。

“非柴胡证”：这里指少阳的病机层面。

“极吐下”的呕等诸症应与少阳的呕鉴别，是否有极吐下的治疗过程。也就是说，极吐下，误用过度吐或下的攻邪之法也会出现类似胃虚饮逆的症状，但极吐下伤津更重，需与少阳病相鉴别。

120 ~ 123 这四条是讲太阳病误用吐、下或过汗攻邪之法伤及正气津血的病传变化及对治方法。

124. 太阳病六七日，表证仍在，脉微而沉，反不结胸，其人发狂者，以热在下焦，少腹当硬满，小便自利者，下血乃愈，所以然者，以太阳随经，瘀热在里故也。抵当汤主之。

水蛭三十个，熬　虻虫三十枚，熬，去翅足　桃仁二十个，去皮尖　大黄三两，酒浸

上四味，为末，以水五升，煮取三升。去滓，温服一升。

“太阳病六七日，表证仍在，脉微而沉，反不结胸”：如果太阳病误治，引邪入里，出现了脉微而沉，有可能是结胸证。

“反不结胸”：这一条是排除了结胸证，虽然脉微而沉，里位有邪气，但是通过其他四诊，排除了结胸证。

“以热在下焦，少腹当硬满”：这时候又用了一个排除法。少腹硬满，有可能是一个水结，就是水饮结滞于下焦。

“小便自利者”：说明下焦没有水饮，就排除了少腹硬满是由于下焦水结引起的，说明少腹硬满是另有原因。

血热互结所以出现了“其人发狂”的神志异常的症状。

“下血乃愈”：用苦寒加咸寒的法度，清热破血逐瘀对治可愈。

复盘一下这个案例，脉微而沉，通过其他的四诊，排除了结胸证。出现了少腹硬满，有可能是一个水结。有小便自利的症状，又把水结排除了。同时出现了其人发狂热扰神志的症状，当然在临床上还可能会看到一些热迫血行的表现，如便血、尿血、女性崩漏等血热互结症状的具体表现。

抵当汤的组成是虻虫、水蛭、桃仁、大黄。我们看这个组合，是以虫类药的咸寒法，去破这个血结。同时配伍苦寒的大黄，清阳明的热。所以这个方子也能反推出来，它的病机是一个阳明层面的血热互结。之前也经常有网友问，说《伤寒论》到底是如何看待瘀血的？我们通过这个方子可以看出来，《伤寒论》本身是有活血化瘀的这个法度。但是《伤寒论》更重视的是瘀血

的成因。治病求本，不是单纯地去活血化瘀。比如说气结的胸痹，用枳实薤白桂枝汤，用全栝楼、枳实、厚朴去行气的同时，更重要的是用薤白去振奋胸中的阳气。在抵当汤里用虻虫、水蛭、桃仁去活血化瘀，但同时大黄的苦寒法，是去清阳明热的。所以《伤寒论》里活血化瘀的法度更加全面，更加注重表里、寒热、虚实等多个维度，更加注重的是瘀血的底层病机。血热互结，要在清热的基础上去活血。

125. 太阳病，身黄，脉沉结，少腹硬，小便不利者，为无血也；小便自利，其人如狂者，血证谛也，抵当汤主之。

125 条承接 124 条，“脉沉结，少腹硬”，有可能是一个下焦水饮的结滞。通过小便的状态来进一步判断，如果小便不利，说明这就是一个水饮。

“小便自利”：小便正常的意思，如果小便正常排除了水饮的病机，又见到“其人如狂”的火入血分扰动神志的症状，判断出是下焦的血热互结，用抵当汤。

126. 伤寒有热，少腹满，应小便不利；今反利者，为有血也，当下之，不可余药，宜抵当丸。

水蛭二十个，熬　虻虫二十个，去翅足，熬　桃仁二十五个，去皮尖　大黄三两

上四味，捣分四丸。以水一升，煮一丸。取七合，服之。晬时当下血，若不下者，更服。

这几条反复论述在临床上如何去排除这种水结，同时也可以看出腹诊在临床的重要意义，当腹满的时候，说明下焦有邪气。下焦邪气病邪的具体性质要通过临床四诊去分析判断，如果出现了小便不利，或者是尿频、尿急、

尿不尽、起夜次数多等小便的异常，能推出这个腹满是一个水结，是一个水饮。如果说小便正常还存在少腹满，那少腹满的病机可能是个气证、血证等。再结合四诊的其他信息，如看到了发狂、血热妄行的异常出血等证，就可以推断是一个血热互结的病机，用抵当丸。抵当丸和抵当汤只是剂型上的变化，组方上没有什么变化，丸剂就是缓图之。如果我们判断病人是一个阳明水热互结的体质，也可以服用丸剂去缓治它。

127. 太阳病，小便利者，以饮水多，必心下悸，小便少者，必苦里急也。

本条讲饮水和体内水饮的关系。

“小便利者”：指小便过度通利，是指里位有水饮，这种情况如果说饮水过多，会出现一些水饮冲逆的表现。如“心下悸”会出现下焦水饮的各种表现，如小便少，“里急”等。

“里急”：指二便急迫，这里指小便在腹内急迫，窘迫急痛，欲解下为爽。

《伤寒论》还有多处条文论述这种饮水与水饮的关系：

74 条：渴欲饮水，水入则吐者，名曰水逆。

75 条：饮水多必喘，以水灌之亦喘。

《金匮要略》痰饮咳嗽病篇：夫病人饮水多，必暴喘满。

有很多人听一些健康讲座，要求平时多喝水，这是没有什么道理的。饮水顺其自然就可以了。如果体内的水饮比较多，多喝水可能会加重水饮而出现一些心悸、腹满表现。

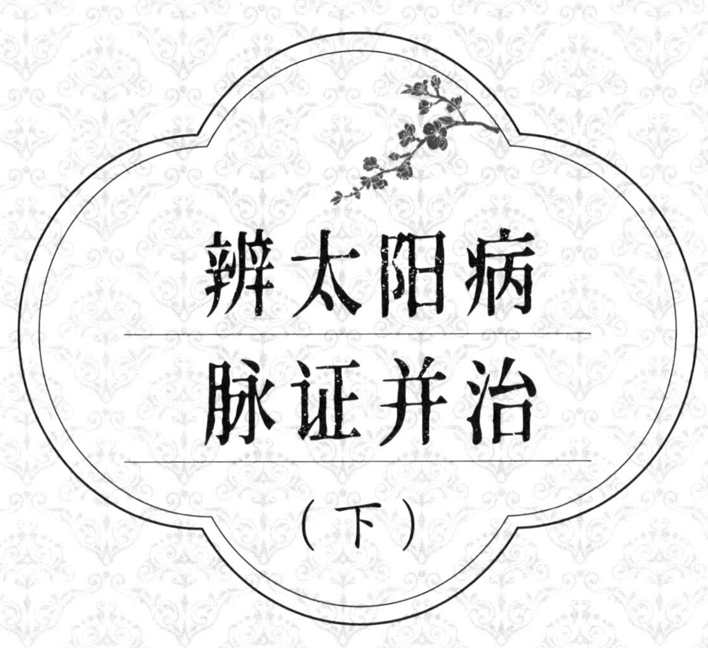

辨太阳病脉证并治（下）

128. 问曰：病有结胸，有脏结，其状何如？答曰：按之痛，寸脉浮，关脉沉，名曰结胸也。

“寸脉浮，关脉沉”：邪结于胸，上焦与中焦相格拒。

《伤寒论》中脉象多用来说理，表示病机，寸脉浮与关脉沉中的“浮”与“沉”对应来讲，此处寸脉对应表位，关脉对应胸中、上焦，也就是结胸的病位。

“寸脉浮，关脉沉”：寸关相邻，脉象浮沉相反，说明上、中二焦被邪气格拒气血不通畅的状态。

太阳病脉浮，结胸病“寸脉浮，关脉沉”，说明结胸病是从太阳病病传由表入里。

水邪结于胸中，不通则痛，故按之痛。

129. 何谓脏结？答曰：如结胸状，饮食如故，时时下利，寸脉浮，关脉小细沉紧，名曰脏结。舌上白苔滑者，难治。

脏结症状与结胸类似，“饮食如故”是说明脏结病位在胸中而不在中焦。“时时下利”“关脉小细沉紧”说明脏结和结胸相比是津血亏虚得更加严重，多虚、多寒。

“舌上白苔滑者，难治”：很多人说《伤寒论》里没有舌诊，实际上是有的。舌上白苔滑和我们现在看到的这种舌苔白腻水滑类似。说明什么？里位有水饮，有寒邪。所以总结一下，脏结的特点在症状上和结胸类似，都是按之疼痛。但是脉象有差别，结胸关脉是沉，脏结关脉是小细沉紧，结合舌苔白腻水滑说明脏结除了里位有水饮、湿邪，更加突出的是偏寒、偏虚，津血亏虚得比较严重，病情更加深重。

130. 脏结无阳证，不往来寒热（一云寒而不热），其人反静，舌上苔滑者，不可攻也。

130 条进一步讲解脏结的特点，我们把脏结与结胸对应起来理解。结胸实际上是一个阳明胸实证。大陷胸汤里面用大黄、芒硝都是苦寒的，所以结胸是一个在胸部的水热互结的病机；而脏结是偏虚偏寒的。“其人反静”，也说明了脏结是一个阴性的特点。舌上苔滑还是苔白腻水滑，脏结的水饮是一个寒饮，所以脏结偏虚、偏水、偏寒，不能用攻逐的方法。在《伤寒论》条文里论述脏结的就这两条，讲得非常清楚，脏结的病机特点是偏虚、偏寒、偏阴性，不可以用攻下之法。所以脏结的这种病机的层面肯定比结胸要更加深重，更加疑难，但是《伤寒论》并没有给出治疗的方法。我们在临床上还是需要去辨证论治。

131. 病发于阳而反下之，热入，因作结胸；病发于阴而反下之（一作汗出），因作痞。所以成结胸者，以下之太早故也。结胸者，项亦强，如柔痉状。下之则和，宜大陷胸丸方。

大黄半斤　葶苈子半升，熬　芒硝半升　杏仁半升，去皮尖，熬黑

上四味，捣筛二味，内杏仁、芒硝，合研如脂，和散。取如弹丸一枚，别捣甘遂末一钱匕，白蜜二合，水二升，煮取一升。温顿服之，一宿乃下。如不下，更服。取下为效，禁如药法。

131 条是讲结胸和痞证的病因及病传过程。

“病发于阳而反下之，热入，因作结胸；病发于阴而反下之，因作痞”：阳和阴分别理解为表和里，这句话就很好理解了。本来是一个表证，你误用了下法，引邪入里了，所以成为一个结胸。病位在里用了下法，所以它形成一个痞证。所以痞证的病位是在心下，也就是我们心口窝的下面，在上焦和

中焦之间。所以这一条讲了结胸和痞证都是误下导致的，但是结胸是一个太阳表证的误下，而痞证是一个中焦病邪的误下。

“所以成结胸者，以下之太早故也”：太阳表寒本来应该用辛温发散的方法，但是误下后引邪入里，形成了一个里位的结胸。

131 条讲结胸的病因是“病发于阳而反下之，热入”，太阳表病误用下法引邪入里，形成胸中水热互结。如果此时结胸还兼有类似“柔痉”的表证未解透，用大陷胸丸。

《金匮要略》痉湿暍篇：太阳病，发热汗出，而不恶寒，名曰柔痉。

葶苈子辛苦寒，攻逐水热力强。

《千金翼方》：主癥瘕积聚结气，饮食寒热，破坚逐邪，通利水道，水伏留热气，皮间邪水上出，面目浮肿。

《名医别录》：久服令人虚。

大陷胸丸以苦寒的大黄、咸寒的芒硝配辛苦寒的葶苈子去攻逐胸中的水热互结，配杏仁兼解表寒。

132. 结胸证，其脉浮大者，不可下，下之则死。

结胸病脉象 128 条讲“寸脉浮，关脉沉”，135 条讲“脉沉而紧”。

结胸病兼表证时“寸脉浮，关脉沉”，无表证时“脉沉而紧”。以脉象推测病机，结胸病是以邪实为主的病证，治法以攻下为主。

“其脉浮大者”：脉浮大是指气血亏虚得比较严重，气血虚浮的状态。结胸证本来是一个水热结实的病机层面，无论是兼表证的大陷胸丸还是不兼表的大陷胸汤都是以苦寒法为主攻逐水热邪实。但是如果脉现浮大，津血特别亏虚，就不能用下法了，用下法则病情深重，难治。

133. 结胸证悉具，烦躁者，亦死。

133条的结胸证悉具，说明结胸的脉、症都具备了。典型的结胸证，本来应该用大陷胸汤去攻下。这个烦躁，还是指津血亏虚得比较严重，津亏不能润养神志而烦躁。在津亏很严重的情况下去攻逐容易耗伤津血成为死证。

总结一下这几条，首先讲了结胸和脏结的这种区别。然后讲了脏结的具体的特点，后面又讲结胸和痞证的成因。让你进一步了解结胸和痞证的差别与各自的特点。再接下来，讲了结胸如果伴有表证，那么你要去兼顾解表。后面两条就讲结胸的正治是去攻逐水热。但是如果津亏过度耗损，则很难治，或者是攻逐太过，容易成死证。

134. 太阳病，脉浮而动数，浮则为风，数则为热，动则为痛，数则为虚，头痛发热，微盗汗出而反恶寒者，表未解也。医反下之，动数变迟，膈内拒痛（一云：头痛即眩），胃中空虚，客气动膈，短气躁烦，心中懊侬，阳气内陷，心下因硬，则为结胸，大陷胸汤主之。若不结胸，但头汗出，余处无汗，剂颈而还，小便不利，身必发黄也。

大黄六两，去皮　芒硝一升　甘遂一钱匕

上三味，以水六升。先煮大黄取二升，去滓。内芒硝，煮一两沸，内甘遂末。温服一升。得快利，止后服。

“太阳病，脉浮而动数。浮则为风，数则为热，动则为痛，数则为虚”：这条用几个脉象来分别对应不同的病机，有些医家在读这条的时候，认为以脉描述病机有一定的片面性。实际上这种行文方式在《伤寒论》里比较常见。《伤寒论》有的条文是说症状，有的是以脉代证，其实这就是描述病机的一种行文方式。

“浮则为风”：浮脉表明有风寒束表；“数则为热”：数脉表示有热。“动则为痛”：动脉是什么？就是这个脉不稳定，有点不同位置乱动的感觉，一定是有疼痛。肢体的疼痛是太阳病的一个主要表现，疼痛会导致气血运行不稳定而出现动脉。“数则为虚”表示虚热。

“头痛发热，微盗汗出而反恶寒者，表未解也”：无论是从脉还是从症状看都是一个太阳病。

“动数变迟，膈内拒痛”：首先动数变迟，说明津血虚了。本来应该用辛温发表之法，但是看到了动脉、数脉，错误判断为阳明的里实证，过早地去攻下导致了津血亏虚，导致了膈内的拒痛，引邪入里，邪气郁滞，不通则痛。

“胃气空虚，客气动膈”：正虚才能邪实，邪气乘虚而入，结在胸中，形成结胸。还会有“短气躁烦，心中懊侬，阳气内陷，心下因硬”这些结胸的表现，大陷胸汤主之。

本条详细论述了太阳病误下形成结胸证的病机过程，结胸证的主方是大陷胸汤。大陷胸汤是大黄、芒硝配甘遂，甘遂是峻下逐水的第一要药。本方可以与大承气汤对比来理解。

大承气汤：大黄、芒硝、枳实、厚朴。

大陷胸汤：大黄、芒硝、甘遂。

太阳病误下可以产生很多变证，所以后面说，“若不结胸，但头汗出，余处无汗，剂颈而还，小便不利。身必发黄”。这也是一个太阳病误下，但这个误下所产生的是体内的这种水热病，属于阳明病机层面的黄疸。

135. 伤寒六七日，结胸热实，脉沉而紧，心下痛，按之石硬者，大陷胸汤主之。

“伤寒六七日，结胸热实”：在胸部出现了一个里热结实。“脉沉而紧”：胸部在大的方向上是属于上焦，属于表位。但是相对于表位来说，心下和胸就属于里位了，所以出现了一个里位的沉脉。这个紧指的是实邪，所以“心下痛，按之石硬”，这是大陷胸汤证的主要特点。实邪结滞，不通则痛，心下位置用力按的话是非常硬的。这里的“按之石硬”是与后面痞证条文的“按之濡”相比较而言的。

136. 伤寒十余日，热结在里，复往来寒热者，与大柴胡汤。但结胸无大热者，此为水结在胸胁也，但头微汗出者，大陷胸汤主之。

太阳病的误下可以产生多种病传，结胸证只是其中的一种。

“热结在里，复往来寒热者”：指在小柴胡汤证的基础上，出现了里位的热结，阳明的结燥攻冲更加明显了。可以用大柴胡汤，用大柴胡汤里面的枳实、大黄去清热除结。

“但结胸无大热者，此为水结在胸胁也”：结胸证有热，但这个热不明显，是以水结为主。这就是结胸的特点，也是用大陷胸汤的指征。因为大陷胸汤里面除了大黄、芒硝这样的苦寒、咸寒药物，还用到了攻逐水饮的甘遂，它是胸中的一个水热互结。所以我们把大陷胸汤证又称为阳明的胸实证，它和阳明的腑实证对应。阳明的腑实证是中焦和下焦有结热、燥屎，所以要用承气类方。而且结胸证是水热互结，所以要用大陷胸汤里的苦寒、咸寒，再加上攻逐水饮的甘遂。

136 条把大柴胡汤和大陷胸汤放在一起做比较，二者的差别还是比较明显的，大柴胡汤有正邪交争于半表半里的柴胡证基础，在这个基础上有偏里位的结燥，而结胸证则完全是水热互结于胸。

137. 太阳病，重发汗，而复下之，不大便五六日，舌上燥而渴，日晡所小有潮热（一云：日晡所发心胸大烦），从心下至少腹，硬满而痛，不可近者，大陷胸汤主之。

本来是个太阳病，发汗之后，又误用了下法，津液大量耗散，里位津亏火盛结燥，所以不大便五六日，津亏火盛所以舌上燥而渴，日晡所小有潮热。

“从心下至少腹，硬满而痛，不可近者”：心下的硬满而痛是结胸证，少腹的硬满而痛是阳明腑实证。137 条讲这种情况是相当于结胸和阳明腑实证同时出现了，既有在胸部的这种水热互结的结胸证又有中焦的这种燥屎与热互结的阳明腑实证，这种情况还是可以用大陷胸汤的。

我们再看下大陷胸汤的组成，大黄、芒硝、甘遂，从它的组成马上就可以反推出它的病机。和承气汤类似的是它也有大黄和芒硝。用大黄的苦寒去攻下，用芒硝的咸寒去软坚散结。把这种结滞在里的实邪先用芒硝咸寒法去软坚散结，然后再用大黄的苦寒法去攻下，再加甘遂峻下逐水。先煮大黄，煮开以后放芒硝，再煮一煮，然后最后放甘遂。所以说甘遂虽然攻逐水饮的力度很大，但是它入煎剂，如果煮的时间长，它就没有力量了。如果不是后下的话，最开始放入的话 10 克、20 克它也没有多大的攻下力量。如果作为粉末后下，那用量就要非常少了。然后它的服法叫得快利，止后服。因为它本身是攻下的。如果说喝完了大陷胸汤，出现了严重的下利，那要先停药，稳定以后再继续服。不能像其他煎剂一样按照固定的时间规律去服，要根据服药以后大便的情况来调整服药的时间。

138. 小结胸病，正在心下，按之则痛，脉浮滑者，小陷胸汤主之。

黄连一两　半夏半升，洗　栝楼实大者一枚

上三味，以水六升。先煮栝楼，取三升，去滓。内诸药，煮取二升。去滓，分温三服。

138 条小结胸病和结胸病对照来看。小结胸病是按之则痛，结胸是心下痛，按之实硬。结胸的临床症状要比小结胸更重一些。大陷胸汤对应的脉是沉紧的，而小陷胸汤的脉是浮滑的。大陷胸汤的沉紧是与小结胸的浮滑相对应的。和小陷胸汤相比较，它的病位偏里，病邪偏深。

大陷胸汤组成是大黄、芒硝、甘遂对治水热互结。小陷胸汤的组成是黄连、半夏、栝楼实，黄连是苦寒清火的，半夏是温润的水药，栝楼实苦寒宽胸下气，是气药。所以小陷胸汤治疗的是在水热互结的基础上，还兼有气滞，它攻下的力度比大陷胸汤也要轻了很多。大、小陷胸汤证，病位都在上焦，但病邪的深浅程度不同，在病邪的性质上也略有差异。

139. 太阳病二三日，不能卧，但欲起，心下必结，脉微弱者，此本有寒分也。反下之，若利止，必作结胸；未止者，四日复下之，此作协热利也。

“太阳病二三日，不能卧，但欲起，心下必结”：卧床不舒服愿意起身，这种与体位有关的症状说明体内有水饮结于心下，但是脉微弱，虽然有水饮，但是津血是虚寒的，虽有水结而不可攻。如果误用了下法但没有下利，说明这个水结在胸中，形成结胸证。

“未止者，四日复下之，此作协热利也”：已经误用下法了，然后下利未止，四日后再用攻下的方法于理不通。所以此处有一个错简，“四日复下之”实际上是说到了第四天下利没有止住，还在下利，因太阳病表寒未解，下利兼有发热的症状，所以说这是一个协热利。

139 条讲太阳病病传津亏水盛误用下法以后有两种病传变化：一种是如果不下利成结胸证；另一种是如果下利不止，病传为协热利了。这就是根据症状来判断病传变化及预后。

140. 太阳病下之，其脉促，不结胸者，此为欲解也。脉浮者，必结胸也；脉紧者，必咽痛；脉弦者，必两胁拘急；脉细数者，头痛未止；脉沉紧者，必欲呕；脉沉滑者，协热利；脉浮滑者，必下血。

140 条通过脉象的变化来判断太阳病误下以后的病传变化。

有些医家说这条是以脉定证，不可取。其实这一条并没有以脉定证。它只是通过脉象的变化来分析判断可能出现的症状及病传。从这个角度就很好理解这一条了。《伤寒论》类似的行文方式非常多。不要拘泥这个“必”字，“必”不是一定而是审查的意思，看看有没有这个症状，帮助在临床上去分析判断。

“其脉促，不结胸者”：大家是不是想到了桂枝去芍药汤。脉促胸满者，桂枝去芍药汤主之，也是太阳病误下，引邪入里了。但是这个引邪入里，并没有造成严重的结胸证，去发表就可以了。

“脉浮者，必结胸”：这个脉浮对应138条的小结胸，脉浮滑。

“脉紧者，必咽痛”：《平脉法》中说“诸紧为寒”，此处的脉紧咽痛可对应283条“病人脉阴阳俱紧，反汗出者，亡阳也，此属少阴，法当咽痛，而复吐利”，是指寒盛津亏的少阴咽痛。

“脉弦者，必两胁拘急”：“辨少阳病脉证并治篇”中265条“伤寒，脉弦细，头痛发热者，属少阳”，而“两胁拘急”是少阳病邪入表里之间的典型症状，此语是指太阳病误下病传少阳。

“脉细数者，头痛未止”：《金匮要略》百合病篇有云：“其脉微数。每溺时头痛者，六十日乃愈。”百合病津亏虚热，津亏血少有热而脉细数，头部失养，虚火上冲故头痛。

“脉沉紧者，必欲呕”：148条：“脉虽沉紧，不得为少阴病，所以然者，阴不得有汗，今头汗出，故知非少阴也，可与小柴胡汤。”脉沉紧主里虚寒，排除少阴病的里虚寒，病在少阳，胃虚寒而饮逆则呕。

“脉沉滑者，协热利”：此协热利指伴有里热的下利，见258条“若脉数不解，而下不止，必协热而便脓血也”，沉主病位在里，滑主里热水饮。

“脉浮滑者，必下血”：216条：“阳明病，下血谵语者，此为热入血室。”阳明里热，热迫血行而下血。里热熏蒸于表故脉浮，血热互结则脉滑。

实际上就是每一个脉象都说明了一种气血的病机状态，结合临床症状来判断病传。在临床上，我们注意观察就可以了。

141. 病在阳，应以汗解之，反以冷水潠之，若灌之，其热被劫不得去，弥更益烦，肉上粟起，意欲饮水，反不渴者，服文蛤散。若不差者，与五苓散。寒实结胸，无热证者，与三物小陷胸汤，白散亦可服。

文蛤散

文蛤五两

上一味，为散。以沸汤和一方寸匕服，汤用五合。

三物小白散

桔梗三分　巴豆一分，去皮心，熬黑，研如脂　贝母三分

上三味为散，内巴豆。更于臼中杵之，以白饮和服。强人半钱，羸者减之。病在膈上必吐，在膈下必利。不利，进热粥一杯。利过不止，进冷粥一杯。身热皮粟不解，欲引衣自覆。若以水潠之、洗之。益令热却不得出。当汗而不汗则烦。假令汗出已，腹中痛，与芍药三两。如上法。

141 ~ 145 条，这几个条文都是讲结胸病病传变化。

“病在阳，反以汗解之”：太阳病应该用辛温发汗的方法。

“反以冷水潠之，若灌之，其热被劫不得去”：反倒用了一种用冷水喷洒到身体上这样一种除热的方法。太阳病用这种方法是错误的，太阳病发热是人体调动体内津血到体表抗邪而产生的热，正治用辛温发散表寒。现在以寒对热，这个热不仅没有退下去，反而被稽留在体内，发不出去了。

“弥更益烦，肉上粟起”：是不是形成了“饮水流行，归于四肢，当汗出而不汗出”的溢饮的表现。再看里位的状态，因为热在内发不出来，就会形成这种口渴欲饮的症状。反不渴者，虽然有里热想喝水，又喝不进去，这是说明里位有水饮。

“服文蛤散。若不差者，与五苓散”：文蛤是咸寒的，可以清热养营，还可以利水，但毕竟是单味药，除水的力度不够，所以说如果文蛤散没有解决问题要用五苓散这种除水力度更大的方子。

“寒实结胸，无热证者，与三物小陷胸汤，白散亦可服”：之前讲的大小陷胸汤都是治疗热实结胸，有热实结胸就有寒实结胸，这时就不能用大黄、芒硝这些苦寒的药物。要用什么呢？三物小白散，桔梗、巴豆、贝母。巴豆是辛热的，可以解冷积，可以攻下这种寒结，桔梗辛寒解表，贝母利水排脓。

142. 太阳与少阳并病，头项强痛，或眩冒，时如结胸，心下痞硬者，当刺大椎第一间、肺俞、肝俞，慎不可发汗，发汗则谵语。脉弦，五日，谵语不止，当刺期门。

太阳病传少阳，太少并病。“头项强痛”，还有太阳表证，“时如结胸，心下痞硬者”,有类似结胸的症状,心下痞硬。但是同时又有少阳的三焦不利，这种心下痞硬是由于太阳病传少阳后，血弱气尽腠理开，邪气因入，与正气相搏结，结于胸胁，有点类似结胸心下硬满的症状。这时如果用小柴胡汤，其中的生姜甘草汤会滋腻碍胃，不利于这种邪实结胸的治疗，这时不适合用小柴胡汤，给了一个针刺的方法。

143. 妇人中风，发热恶寒，经水适来，得之七八日，热除而脉迟身凉，胸胁下满，如结胸状，谵语者，此为热入血室也，当刺期门，随其实而泻之。

143 ~ 145 条讲表邪入里恰逢女性月经来潮，于是热入血室，在结胸病的基础上产生的病传和变化，和标准的结胸病有差别，对治的方法也不同。

我们读这几个条文，主要是找到与结胸病细微的差别变化以及对治方法的变化。

“妇人中风，发热恶寒，经水适来”：这是一个太阳中风，太阳中风的过程中来月经了。

“得之七八日，热除而脉迟身凉”：脉迟身凉指太阳病的发热已经解除，无表证了，这个身凉不是恶寒也不是少阴的手凉，实际上是对应太阳病发热讲的，已经不热了。

“胸胁下满，如结胸状”：病邪已经入里了，是一个结胸的状态，病邪进一步往里走，入到血室，而且化热了，出现了阳明谵语的症状，此时是结胸加热入血室后火热灼伤津血，进入阳明血热互结的病机层面，可以用针刺的方法。

144. 妇人中风，七八日，续得寒热，发作有时，经水适断者，此为热入血室，其血必结，故使如疟状，发作有时，小柴胡汤主之。

“妇人中风，七八日，续得寒热，发作有时，经水适断者，此为热入血室”：还是一个太阳中风，这时来月经了，表邪入里，热入血室，热入血室后还是处于一个典型的寒热往来、三焦不利的少阳病机层面，这种状态可以用小柴胡汤。

同样是热入血室，太阳中风来月经了，这种情况邪气入里、热入血室，如果以结胸为主，伴有热入血室的神志症状，用针刺的方法，也就是143条讲的。反之，热入血室出现了少阳的寒热往来，三焦不利就用小柴胡汤对治。

145. 妇人伤寒发热，经水适来，昼日明了，暮则谵语，如见鬼状者，此为热入血室。无犯胃气及上二焦，必自愈。

还是热入血室，出现了谵语的神志症状，但是“无犯胃气及上二焦，必自愈”，并没有典型的少阳病的上焦火证、中焦胃虚的表现，只有热入血室症状。这种情况随着月经经血的排出，把邪热排出去，不需治疗，自己就能好。

146. 伤寒六七日，发热微恶寒，支节烦疼，微呕，心下支结，外证未去者，柴胡桂枝汤主之。

桂枝去皮　芍药一两半　黄芩一两半　人参一两半　甘草一两，炙　半夏二合半，洗　生姜一两半，切　大枣六枚，擘　柴胡四两

上九味，以水七升。煮取三升，去滓，温服一升。

结合上下条文，为什么在这个位置讲柴胡桂枝汤？146 条之前主要讲的是结胸证，之后讲痞证，所以 146 条的“心下支结”，也是一个心下有结，但与结胸和痞证又有不同。这个结是表邪入里与胃虚水饮冲逆造成的，所以解决这个“心下支结”需要表里同治。用桂枝汤去发散表寒，用生姜甘草汤方干去补益胃气制化水饮。而接下来要讲的痞证，是寒热错杂形成的痞结，用的是黄芩配干姜的方干，之前讲的水热结实的结胸证，用的是苦寒攻下的方法。

所以这是从“心下支结”的角度去理解柴胡桂枝汤。

小柴胡汤和柴胡桂枝汤有什么区别？柴胡桂枝汤是小柴胡汤剂量减半以后加上一个半量的桂枝汤，所以柴胡桂枝汤作用就是在柴胡汤基础上治疗偏于表位的风寒未解。

“微呕，心下支结”：这是小柴胡汤的主证，而“发热微恶寒，支节烦疼，外证未去”是太阳表证未解的一些症状，所以柴胡桂枝汤证就是在小柴胡汤证基础上表上的风寒未解而且肢体的痹证比较明显，就需要在小柴胡汤燮理三焦的基础上加大发散表寒解表的力度，所以加了一个半量的桂枝汤，柴胡桂枝汤证可以理解为小柴胡汤四大主证偏于表上风寒未解，肢体疼麻血痹这种病机状态，临床应用非常广泛。

147. 伤寒五六日，已发汗而复下之，胸胁满微结，小便不利，渴而不呕，但头汗出，往来寒热，心烦者，此

为未解也，柴胡桂枝干姜汤主之。

柴胡半斤　桂枝三两，去皮　干姜二两　栝楼根四两　黄芩三两　牡蛎二两，熬　甘草二两，炙

上七味，以水一斗二升。煮取六升，去滓。再煎取三升，温服一升。日三服，初服微烦，复服汗出便愈。

“胸胁满微结”：这一条在结胸病之后，承接柴胡桂枝汤，所以这一系列条文主线是胸胁或心下的结，不同于结胸证也不同于痞证，但是和结胸、痞证相类似，也是结在胸胁的位置。

“已发汗而复下之”：这是太阳病误下引邪入里了。

“小便不利”，下焦有水饮。“渴而不呕”，胃虚的层面不重，但是有阳明的里热。“但头汗出”，这是阳明的里热。“往来寒热”，指代少阳病的病机层面。“心烦”是水热攻冲所造成的。

柴胡桂枝干姜汤证的一系列症状，首先是太阳病误下引邪入里了，表寒未解透，同时具备小柴胡汤证的三焦不利，形成了柴胡桂枝汤证既有三焦不利又有表寒的特点。但在柴胡桂枝汤证的基础上又发生了一些变化，和柴胡桂枝汤证相比水热攻冲更加明显，我们可以看到小便不利、心烦、胸胁满微结等水热攻冲的表现。

我们再来看一下组方，首先核心还是一个柴胡桂枝汤的结构，既有三焦不利，又有表寒，而且柴胡半斤，桂枝三两，说明它的表寒血痹的层面是比较重的。中焦用了一个甘草干姜汤，说明有一定的里寒，用栝楼牡蛎散说明水热比较重，所以在里位是寒热错杂的。而且黄芩配栝楼牡蛎散，说明水热攻冲比较明显，所以是在燮理三焦、发散表寒的基础上去清降水热，来解胸胁满微结，同时伴有一定程度的里寒，所以本方是一个典型的厥阴层面的方子，是一个寒热错杂，表里同病，虚实夹杂的病机状态。

看它的服法，初服微烦，复服汗出便愈，因为有三两桂枝，所以汗出表寒得解。

148. 伤寒五六日，头汗出，微恶寒，手足冷，心下满，口不欲食，大便硬，脉细者，此为阳微结，必有表，复有里也。脉沉，亦在里也。汗出为阳微，假令纯阴结，不得复有外证，悉入在里，此为半在里半在外也。脉虽沉紧，不得为少阴病，所以然者，阴不得有汗，今头汗出，故知非少阴也，可与小柴胡汤。设不了了者，得屎而解。

“头汗出，微恶寒”：指有太阳表证。

“心下满，口不欲食”：指太阴里虚证，大便硬，又有阳明的里结，脉细者，说明津血亏虚。

“此为阳微结”：“阳微”，后面解释了，汗出为阳微，“阳”指表位，“阳微”指表上津血不足，不能够防御固摄，这里的阳微是一个中风的病机，这个“结”从上下文来看，还是和“心下满”对应，可以理解为心下支结。

这一系列条文从结胸证讲到痞证，以及结胸和痞证之间的柴胡证的心下支结，胸胁苦满，都是围绕“结”这个症状或病机展开的。

所以这里“阳微结”的“结”是既有里位的结滞不通，又有表上不能防御固摄而出现的恶寒汗出，也就是“必有表，复有里也”，是一个表里同病的结。在症状上我们看到了表证也看到了里证。

“脉沉，亦在里也”：沉脉表示里位的病机。所以这一组症状，实际上是一个表里同病，既有表上的津亏不能防御，风寒束表，同时又有里位的津亏邪气入里，正虚邪实的这种结。

为了进一步说明这种情况，条文里又说了，“假令纯阴结”，纯阴结是阴寒内盛而导致的这种结滞不通，如果是里位的这种阴寒内盛那应该是在少阴的层面，就不应该有这么多的表证，应该以里位虚寒为主，而之前的这一组表里同病症状是“半在里半在外也”。“脉沉紧”可以和少阴的里虚寒对应，但是又有汗出这些非少阴症状，说明它不是里虚寒的这种结，排除里虚寒的结，这是一个表里同病，寒热错杂的结，这种情况就可以用小柴胡汤。

“不了了者，得屎而解”：我们看《伤寒论》很多条文都有汗出而解、得屎而解，也就是通过汗、吐、下的方法，排邪的通道打开了，给邪气以出路，邪气发出去了，阴阳自和，疾病得到缓解。

149. 伤寒五六日，呕而发热者，柴胡汤证具，而以他药下之，柴胡证仍在者，复与柴胡汤。此虽已下之，不为逆，必蒸蒸而振，却发热汗出而解。若心下满，而硬痛者，此为结胸也，大陷胸汤主之；但满而不痛者，此为痞，柴胡不中与之，宜半夏泻心汤。

半夏半升，洗　黄芩　干姜　人参　甘草炙，各三两　黄连一两　大枣十二枚，擘

上七味，以水一斗，煮取六升。去滓，再煎取三升。温服一升，日三服。

“伤寒五六日，呕而发热者，柴胡汤证具”：呕而发热指代小柴胡汤的核心病机对应的主要症状。应该用小柴胡汤而误用了攻下的方法。误用攻下会造成两个结果，一个是引邪入里，一个是伤及里位的正气津血。但是柴胡汤证仍在，说明误下并没有引邪入里或更深伤及里位津血，这种情况说明虽然误下但没引起严重后果，所以“不为逆”，小柴胡汤的病机仍在，继续用小柴胡汤就可以了。

“必蒸蒸而振，却发热汗出而解”：上一条讲过了，或汗出而解或得屎而解，排邪的途径通畅了，阴阳自和了，疾病就好了。

“若心下满，而硬痛者，此为结胸也，大陷胸汤主之”：这几个条文都是围绕胸中、心下的满和结来论述的，小柴胡汤证是胸胁苦满，陷胸汤证是心下满而硬痛。

“但满而不痛者，此为痞，柴胡不中与之，宜半夏泻心汤”：满而不痛和结胸证对应，结胸证是又满又痛，满而不痛说明结得不实，是一个虚结，这里叫痞。从泻心汤的方子反推就知道是一个干姜配黄芩，寒热错杂的虚痞。

在后续的条文我会详细讲解各类泻心汤，对治不同的痞证。

在这里我们看一下半夏泻心汤的组方，半夏泻心汤是一个非常典型的寒热错杂的厥阴层面的方子，这里面有苦寒的黄芩、黄连，有对治里位虚寒的甘草干姜汤，还有补益胃气胃津的人参、大枣，又加了半夏去降逆化饮，这里有两个配伍特点，一个是黄芩配干姜，这种寒药与热药的配伍就可以很好解决这种寒热错杂的痞，另外这里面半夏配干姜，半夏干姜散有别于半夏配生姜的小半夏汤，所以温化寒饮的力量更强。

苦寒的黄芩配黄连，清解上焦和里位的实火实热，甘草干姜汤温中散寒，整体方势对治上热下寒，同时兼顾里虚和水饮。

150. 太阳少阳并病，而反下之，成结胸，心下硬，下利不止，水浆不下，其人心烦。

本条参 131、132 条，结胸病成因是发于阳而误下，热邪入里。心下硬成结胸，如果结胸基础上又出现了“下利不止，水浆不下”，也就是过度下利和饮食不下，一方面津液过度亡失，一方面气血没有来源，就会津亏而烦，发展到 133 条的死证。

131 条：病发于阳而反下之，热入，因作结胸。

133 条：结胸证悉具，烦躁者，亦死。

151. 脉浮而紧，而复下之，紧反入里，则作痞。按之自濡，但气痞耳。

以脉代证，脉浮而紧指太阳伤寒，太阳伤寒本应用辛温发散之法，用了下法，“紧反入里”，表寒入里，形成痞证。结合 131 条来看，131 条讲痞证是阴病误下形成的，而本条指出了痞的另一种病传成因。

131 条：病发于阴而反下之（一作汗出），因作痞。

“按之自濡”：痞证的特点是按之柔软，与结胸证的按之硬相对应，所以也叫气痞。

152. 太阳中风，下利，呕逆，表解者，乃可攻之。其人漐漐汗出，发作有时，头痛，心下痞，硬满，引胁下痛，干呕，短气，汗出，不恶寒者，此表解里未和也，十枣汤主之。

芫花熬　甘遂　大戟　大枣十枚，先煮

上三味等分，各别捣为散。以水一升半，先煮大枣肥大者十枚，取八合，去滓，内药末。强人服一钱匕，羸人服半钱，温服之，平旦服。若下少病不除者，明日更服。加半钱，得快下利后，糜粥自养。

“太阳中风，下利，呕逆，表解者，乃可攻之”：太阳中风兼有下利、呕逆等水饮症状，需先解表再攻水。这里的“下利、呕逆”非指葛根汤的表寒加里虚，从上下文可推出这里的“下利、呕逆”是指表寒加里饮而以表寒为主，所以需先解表乃可攻。

“其人漐漐汗出，发作有时，头痛，心下痞，硬满，引胁下痛，干呕，短气，汗出，不恶寒者，此表解里未和也”：这一组症状既有汗出、头痛的表证又有很多里证，但总以里位水饮冲逆为主。

“汗出，不恶寒者”：排出了表寒，说明“汗出、头痛”等表证实际是里位水饮冲逆的病机所引起的。这种情况直接攻逐里位水饮就可以了，所以用十枣汤。芫花、甘遂、大戟都是峻猛的逐水药，加大量大枣以甘缓。

十枣汤在临床上对治一些病机相符的胸膜炎效果很好，但芫花、甘遂峻下逐水，有一定毒性，使用时需遵循安全第一的原则。

153. 太阳病，医发汗，遂发热恶寒，因复下之，心下痞，

表里俱虚，阴阳气并竭，无阳则阴独，复加烧针，因胸烦，面色青黄，肤瞤者，难治；今色微黄，手足温者，易愈。

承接上一条，“表解者，乃可攻之”，太阳病虽然医已发汗，但“遂发热恶寒”，可能是太阳中风误用麻黄汤发汗太过，也可能是太阳中风发汗不足，说明表未解，这时候不可以攻下，但医生看到表未解就匆忙用了下法，“复下之”，所以形成了痞证。

“表里俱虚，阴阳气并竭，无阳则阴独”：本来是表虚，误下以后形成里虚。

“阴阳气并竭”，是指营卫俱虚。“无阳则阴独”，指正虚邪实，本来正气津血已经大亏，医生又出了一个昏招“复加烧针”，进一步耗伤津液，津亏而生虚热，不能濡润滋养上焦而见胸烦，不能濡润滋养头面肌肤而见面色青黄、肤瞤，为难治。

“今色微黄，手足温者，易愈”：色微黄，手足温，指津亏不重，则预后良好。

154. 心下痞，按之濡，其脉关上浮者，大黄黄连泻心汤主之。

大黄二两　黄连一两，麻过滤绞之

上二味，以麻沸汤二升渍之。须臾绞去滓，分温再服。

“心下痞，按之濡”：濡，柔软；柔弱。“心下”，心口窝下方。痞证的特点是心口窝位置按之柔软。

“其脉关上浮者”：关上对应心口窝上焦与中焦之间的位置，以方反推这个浮脉是里位火热熏蒸气血出现的升浮之脉。

心下痞是火热上冲引起的，所以用苦寒的大黄配黄连，只用苦寒法就可以了。轻煎取其气，以麻沸汤渍之，取其寒性以清热。

155. 心下痞而复恶寒，汗出者，附子泻心汤主之。

大黄二两　黄连一两　黄芩一两　附子一枚，炮，去皮，破，别煮取汁

上四味，切三味。以麻沸汤二升渍之，须臾绞去滓，内附子汁，分温再服。

“心下痞而复恶寒”：155 条是在 154 条火热攻冲引起痞证的基础上又外感寒邪，所以在 156 条泻心汤的基础上加炮附子温散表寒。

炮附子既可温里又可发散表寒，临床上可用于阳明火盛为主但又兼见怕冷、手脚凉等表寒表现的阳明中风，也可用于阳明火盛为主但又兼见腹凉等里寒表现的阳明中寒。

156. 本以下之，故心下痞，与泻心汤；痞不解，其人渴而口燥烦，小便不利者，五苓散主之。

大黄二两　黄连　黄芩各一两

上三味，以水三升，煮取一升，顿服之。

泻心汤由大黄、黄连、黄芩三味苦寒药组成，偏性较大，所以顿服。《伤寒论》里方子组方的药物大都是阴阳并举的，只有少数的纯阴纯阳的方子，这也符合大多数人体的病机状态，寒热错杂才是人体的真相。所以这种偏性大的方子一般都是顿服，比如 61 条的干姜附子汤。

“小便不利”：火热攻冲的痞证合下焦水饮用五苓散清利水热。

157. 伤寒汗出，解之后，胃中不和，心下痞硬，干噫，食臭，胁下有水气，腹中雷鸣下利者，生姜泻心汤主之。

生姜四两，切　甘草三两，炙　人参三两　干姜一两　黄芩三两　半夏半升，洗　黄连一两　大枣十二枚，擘

上八味，以水一斗，煮取六升。去滓，再煎取三升。温服一升，日三服。

附子泻心汤，本云加附子。半夏泻心汤、甘草泻心汤，同体别名耳。生姜泻心汤，本云：理中、人参黄芩汤，去桂枝、术，加黄连，并泻肝法。

“伤寒汗出，解之后”：表已解。

“胁下有水气，腹中雷鸣下利者”：既有痰饮又有悬饮。“干噫，食臭”是胃虚水逆的表现。

参《金匮要略》痰饮：“其人素盛今瘦，水走肠间，沥沥有声，谓之痰饮。”悬饮：“饮后水流在胁下，咳唾引痛，谓之悬饮。”

154条大黄黄连泻心汤所治的痞是按之濡，是单纯火热攻冲引起的痞，无实邪，所以按之濡。而本条生姜泻心汤的痞是寒热错杂同时水饮冲逆，是虚实夹杂的痞，所以心下痞硬。

生姜泻心汤既有泻心汤中黄连、黄芩苦寒清热，又有生姜甘草汤去和胃，又有甘草干姜汤去温中化饮。

方中既有生姜配半夏的小半夏汤和胃化饮，又有干姜配半夏的半夏干姜散去温胃化饮。

方干：

黄连、黄芩（三分之二泻心汤）

生姜、炙甘草、人参、大枣（生姜甘草汤）

生姜、半夏（小半夏汤）

干姜、半夏（半夏干姜散）

所以生姜泻心汤是典型的治疗厥阴病方子，里位寒热错杂、虚实夹杂，组方的核心配伍是黄芩配干姜，辛开苦降。

生姜泻心汤与半夏泻心汤相比干姜减量加四两生姜，温中力量稍减但可兼顾发散表寒，解表力量加强了。临床可根据具体情况灵活应用。

158. 伤寒中风，医反下之，其人下利，日数十行，谷不化，腹中雷鸣，心下痞硬而满，干呕，心烦不得安。

医见心下痞，谓病不尽，复下之，其痞益甚，此非结热，但以胃中虚，客气上逆，故使硬也，甘草泻心汤主之。

甘草四两，炙　干姜三两　黄芩三两　半夏半升，洗　黄连一两　大枣十二枚，擘

上六味，以水一斗，煮取六升。去滓，再煎取三升。温服一升，日三服。

按：上生姜泻心汤法，本云理中、人参黄芩汤，今详泻心以疗痞。痞气因发阴而生，是半夏、生姜、甘草泻心汤三方皆本于理中也。其方必各有人参。今甘草泻心汤中无者。脱落之也。又按《千金》并《外台秘要》，治伤寒食用此方，皆有人参。知脱落无疑。

“心下痞硬而满”同205条“心下硬满”、273条“胸下结硬”，皆为虚痞、虚满，不可攻。何以知痞为虚痞？满为虚满？“其人下利，日数十行”。

205条：阳明病，心下硬满者，不可攻之。攻之，利遂不止者死，利止者愈。

273条：太阴之为病，腹满而吐，食不下，自利益甚，时腹自满，若下之，必胸下结硬也。

“伤寒中风，医反下之，其人下利，日数十行，谷不化，腹中雷鸣”：太阳病误下后形成里位虚寒水饮。

“腹中雷鸣”：同“水走肠间、沥沥有声”，病机为虚寒水饮。虚寒为本，水饮为标，虚寒引起的水饮内停需用理中的温化法，而医家误用攻邪之法，故“其痞益甚”。

心下痞硬而满的病机是“胃中虚，客气上逆”，客气即水饮之邪气。正虚邪实，以正虚为本。

甘草泻心汤与之前讲的半夏泻心汤组方完全相同，只是甘草加了一两，加强了补益胃气胃津的力量。

三个泻心汤对治的痞证是虚实夹杂、寒热错杂的情况，核心病机有实火实热、胃的虚寒、水饮内停（冲逆）三个方面，组方以芩、连对治实火实热、理中对治中焦虚寒、半夏干姜散合理中汤温化寒饮。

很多慢性疾病发展到后期都会呈现出“上热下寒”的病机状态。其本质是中焦脾胃的虚寒，脾胃虚寒气血生化来源不足，津亏失于濡润滋养而生虚热，虚热逐渐转实，形成寒热错杂的病机状态，这个过程其实也是太阴里虚寒病传厥阴的病传过程。三泻心汤寒热错杂的病位在中焦脾胃。但热性炎上，寒性趋下，所以在临床表现上经常可以见到口干、口苦等火性上炎也就是所谓“上热”的表现，同时也可以见到怕吃凉、腹凉、腹泻、尿频尿急等下焦虚寒，也就是所谓的“下寒”的表现。

159. 伤寒服汤药，下利不止，心下痞硬。服泻心汤已，复以他药下之，利不止，医以理中与之，利益甚。理中者，理中焦，此利在下焦，赤石脂禹余粮汤主之。复利不止者，当利其小便。

赤石脂一斤，碎　太一禹余粮一斤，碎

上二味，以水六升，煮取二升。去滓，分温三服。

中焦虚寒的“下利不止”同时存在实火实热的病机层面，用含有理中方干的泻心汤治疗。后医者又误下而下利不止，再用理中汤，下利更加严重，说明此时病机不再是中焦的虚寒。条文里说“下利不止，心下痞硬，服泻心汤已”的深意在此，下利已经用过理中汤说明里位虚寒的病机已被解除。

“此利在下焦”：此时下利是下焦滑脱不能固摄引起的，所以用赤石脂禹余粮汤固脱收敛止利。

下利常见病机及治法：

中焦虚寒——理中法（理中丸）。

中焦寒热错杂（痞）——泻心法（三泻心汤、乌梅丸）。

水谷不别——利小便实大便法（五苓散）。

下焦虚寒——四逆法（四逆汤）。

下焦滑脱——固脱收涩法（赤石脂禹余粮汤）。

热利——清热止利（葛根芩连汤、白头翁汤）。

160. 伤寒吐下后发汗，虚烦，脉甚微。八九日，心下痞硬，胁下痛，气上冲咽喉，眩冒。经脉动惕者，久而成痿。

本条可参67条，先看67条，太阳伤寒本应发汗，但误用吐下之法，浊水浊气上冲出现“心下逆满，气上冲胸，起则头眩”，此时病机以里位水饮为主，所以“脉沉紧”，在此基础上又发汗，进一步耗伤津血，水饮之邪趁机入于经脉，而成正虚邪盛之势。

67条：伤寒若吐若下后，心下逆满，气上冲胸，起则头眩，脉沉紧，发汗则动经，身为振振摇者，茯苓桂枝白术甘草汤主之。

160条，“伤寒吐下后发汗”，把67条先吐下再发汗的误治动作一气呵成，津亏为主所以“虚烦，脉甚微”。

本条的“心下痞硬”同158条的“心下痞硬而满”，是胃虚而浊水浊气冲逆，以正虚为主形成的心下痞硬。邪气继续向上冲逆，则“气上冲咽喉，眩冒”，脉内正虚邪实而动惕，津亏血少日久而成痿证。

161. 伤寒发汗，若吐若下，解后，心下痞硬，噫气不除者，旋复代赭汤主之。

旋覆花三两　人参二两　生姜五两　代赭石一两　甘草三两，炙　半夏半升，洗　大枣十二枚，擘

上七味，以水一斗，煮取六升。去滓，再煎取三升。温服一升，日三服。

太阳病吐下伤及胃气，正虚浊水浊气冲逆，出现虚性的“心下痞硬”，同时伴有噫气也就是打嗝的症状。邪气上冲出现噫气的症状，说明邪实较重，同时又有胃气虚的表现，所以用到代赭石这类重镇降逆又不伤正气的石散类药物。

旋覆花咸微温，可以除水下气通血脉。代赭石味苦微寒，主要成分是 Fe_2O_3，石散类药物。质重降诸逆，主要用在胃虚浊水浊气冲逆，降逆同时不伤正气。旋复代赭汤以旋覆花配代赭石、配生姜甘草汤方干，再配小半夏汤，在补益胃气的基础上去补虚降逆，可对治胃虚基础上的虚实夹杂的心下痞硬、噫气等症。

162. 下后，不可更行桂枝汤。若汗出而喘，无大热者，可与麻黄杏子甘草石膏汤。

“汗出而喘，无大热者”：下后表邪入里，汗出而喘是由于太阳表邪没有解透又入里化热，太阳病传阳明，无大热是指未完全传入阳明，所以用麻黄杏子甘草石膏汤。

163. 太阳病，外证未除而数下之，遂协热而利。利下不止，心下痞硬，表里不解者，桂枝人参汤主之。

桂枝四两，别切　甘草四两，炙　白术三两　人参三两　干姜三两

上五味，以水九升，先煮四味。取五升，内桂。更煮取三升，去滓。温服一升，日再夜一服。

太阳病表寒未解误用攻下之法，所以出现了里位虚寒下利同时伴有太阳表寒未解而发热的情况。“心下痞硬”，是里虚寒不能制化浊水浊气冲逆而形成的虚痞。“表里不解”，需表里同治，属于太阳太阴合病，用桂枝人参汤。

桂枝人参汤是桂枝四两加理中丸，在温中化饮的基础上去解表寒。

协热利，在《伤寒论》139、140、163、258 四个条文中出现，从字面理解是下利的同时伴有发热。从条文来看，139、140、163 三个条文是指下利的同时伴有表寒未解的太阳病的发热。258 条是指下利的同时伴有里热的热利。所以“协热”表示下利的同时伴有表热或伴有里热，伴有里热的下利就

是热利，而伴有表热的下利一般指寒利。

139条：太阳病二三日，不能卧，但欲起，心下必结，脉微弱者，此本有寒分也。反下之，若利止，必作结胸；未止者，四日复下之，此作协热利也。

140条：太阳病下之，其脉促，不结胸者，此为欲解也。脉浮者，必结胸也；脉紧者，必咽痛；脉弦者，必两胁拘急；脉细数者，头痛未止；脉沉紧者，必欲呕；脉沉滑者，协热利；脉浮滑者，必下血。

258条：若脉数不解，而下不止，必协热而便脓血也。

164. 伤寒大下后，复发汗，心下痞，恶寒者，表未解也，不可攻痞，当先解表，表解乃可攻痞。解表宜桂枝汤，攻痞宜大黄黄连泻心汤。

“大下后，复发汗”：耗散正气津血又引邪入里，形成外寒里热之“心下痞”。“恶寒者”，说明表寒未解透。以方反推，此时的表寒加心下痞属于太阳阳明合病，苦寒攻下之法去攻热痞易引邪入里，所以先以桂枝汤发散表寒解表，以开通人体表位散热途径，再以苦寒之大黄黄连泻心汤泄热而除痞。

先以阳旦法发表寒，后以苦寒法攻里热。太阳阳明合病也可以如155条表里同治。

155条：心下痞而复恶寒，汗出者，附子泻心汤主之。

165. 伤寒，发热，汗出不解，心下痞硬，呕吐而下利者，大柴胡汤主之。

“伤寒，发热，汗出不解”：太阳病未解，向下病传。

“心下痞硬，呕吐而下利者”：胃虚饮逆，水火互结。参103条“心下急”与136条“热结在里”，大柴胡汤对治的病机在里位是以结热为主，可对治火盛津亏、里位结燥的便秘，也可对治里位虚实夹杂、水热互结的下利。所以方子对应的是病机及与病机相符的症状，而不是直接对应症状。

103 条：太阳病，过经十余日，反二三下之，后四五日，柴胡证仍在者，先与小柴胡汤。呕不止，心下急，郁郁微烦者，为未解也，与大柴胡汤下之，则愈。

136 条：伤寒十余日，热结在里，复往来寒热者，与大柴胡汤。但结胸无大热者，此为水结在胸胁也，但头微汗出者，大陷胸汤主之。

大柴胡汤：

半个小承气汤：枳壳、大黄。

半个生姜甘草汤：生姜、大枣。

小半夏汤：生姜、半夏。

柴芩组合：柴胡、黄芩。

大柴胡汤中有枳壳、大黄组成的半个小承气汤去攻下，有生姜、大枣组成的半个生姜甘草汤去和胃，有小半夏汤去降逆化饮，有柴芩去清上焦热，所以大柴胡汤证的心下痞硬是虚实夹杂偏实偏阳明结燥的病机层面。

166. 病如桂枝证，头不痛，项不强，寸脉微浮，胸中痞硬，气上冲咽喉，不得息者，此为胸有寒也，当吐之，宜瓜蒂散。

瓜蒂一枚，熬黄　赤小豆一分，煮

上二味，杵为散，以香豉七合煮取汁，和散一钱匕，温服之。不吐者，少加之，以快吐为度而止。亡血及虚者不可与之。

“病如桂枝证，头不痛，项不强，寸脉微浮，胸中痞硬，气上冲咽喉，不得息者”：脉浮，病如桂枝汤证，又没有桂枝汤证的头项强痛症状，但又有“胸中痞硬，气上冲咽喉，不得息者”的邪在上焦的症状，所以病机是表寒入里，大的病机方向是风寒束表。但与桂枝汤证相比病位更深，病邪在胸中，即“此为胸有寒也”。此为胸中有寒是与桂枝汤表寒的病机相对而言，病机是表寒入于胸中，但以方反推，胸中是寒热错杂，以水热互结为主。

瓜蒂苦寒，赤小豆、淡豆豉味酸，酸苦涌泄，瓜蒂是以涌吐之法除体内上焦水热互结。淡豆豉和发芽的赤小豆都是酸药，都可以在补虚的基础上除水化饮。瓜蒂散是典型的酸苦涌泄的方子。

167. 病胁下素有痞，连在脐旁，痛引少腹，入阴筋者，此名脏结。死。

“痞”：指满闷不舒，结滞不通的自觉症状，同时也可以指有形痞块。

本条的“胁下素有痞”的痞这两种情况都可能存在，与以上条文不同的是以上条文的痞的位置一般指胸中或心下，而本条的病位在胁下且连在脐旁。

胁下素有痞，连在脐旁，痛引少腹的情况与现代医学肝胆肿瘤或癌症症状类似，预后不良，所以古人把这种情况归结到“脏结”，认为是死证。

168. 伤寒，若吐若下后，七八日不解，热结在里，表里俱热，时时恶风，大渴，舌上干燥而烦，欲饮水数升者，白虎加人参汤主之。

太阳病误用吐下之法，伤津耗气，津亏不能濡润滋养，虚热转实而“热结在里”，里热熏蒸于表而“表里俱热”，表位津亏失于防御而“时时恶风”。

“大渴，舌上干燥而烦，欲饮水数升者”：里位有实火实热，所以口渴饮多。

白虎加人参汤是白虎汤加人参，白虎汤用大剂量石膏配知母去清里热，用甘草配粳米去顾护津血，顾护津血的基础上以清热为主。配上人参后加大了补益津血的力量，病机层面是火盛津亏并重或更偏于津亏。

169. 伤寒无大热，口燥渴，心烦，背微恶寒者，白虎

加人参汤主之。

“伤寒无大热”：参63条麻杏石甘汤条文，太阳病发汗后热邪入里，病传阳明。如果进一步病传，虚热转实，就会出现“口燥渴，心烦”里位实火实热的表现，火热熏蒸于表位，耗伤表位津血，表位失于温煦和防御而“背微恶寒”，用白虎加人参汤。

170. 伤寒脉浮，发热无汗，其表不解，不可与白虎汤。渴欲饮水，无表证者，白虎加人参汤主之。

“伤寒脉浮，发热无汗，其表不解者”：说明太阳病传阳明还处于太阳病为主要病机层面的状态，此时还是要用辛温解表之法，不能用白虎汤。

“渴欲饮水，无表证者”：说明已经完全病传阳明了，这时候才可以用白虎加人参汤。

白虎加人参汤是阳明病的方子，一定要“无表证”，也就是没有太阳表证的情况才可以用，这是定法。在这个认知的基础上再去看169条的“伤寒无大热”，就会明白，伤寒无大热是太阳病向阳明病过渡的麻杏石甘汤证，进一步病传已无太阳病病机，完全是阳明病实火实热才可以用白虎加人参汤。169条的“背微恶寒”也一定不是太阳病的表寒，而是火热耗伤津血在表上不能温煦所引起的。

171. 太阳少阳并病，心下硬，颈项强而眩者，当刺大椎、肺俞、肝俞，慎勿下之。

“并病”：指太阳病病传少阳病。太阳病未罢所以有颈项强，心下硬是少阳胃虚的虚满，胃虚饮逆故眩。参150条太阳少阳并病下之成结胸，所以太阳少阳并病里虚而不可下，下则引邪入里。可用针刺的方法。

150 条：太阳少阳并病，而反下之，成结胸，心下硬，下利不止，水浆不下，其人心烦。

172. 太阳与少阳合病，自下利者，与黄芩汤；若呕者，黄芩加半夏生姜汤主之。

黄芩汤

黄芩三两　芍药二两　甘草二两，炙　大枣十二枚，擘

上四味，以水一斗，煮取三升，去滓。温服一升，日再夜一服。

黄芩加半夏生姜汤

黄芩三两　芍药二两　甘草二两，炙　大枣十二枚，擘　半夏半升，洗　生姜一两半，一方三两，切

上六味，以水一斗，煮取三升，去滓。温服一升，日再夜一服。

黄芩汤可以理解为治疗少阳病的方子，也可以理解为治疗阳明病的方子，芍药甘草汤加大枣可以补益胃津，偏于胃津虚的层面，苦寒的黄芩配酸寒的芍药可以对治火盛津亏。所以黄芩汤清热而补益胃津，所对治的下利是寒热错杂偏于热利。

黄芩加半夏生姜汤在黄芩汤的基础上加了小半夏汤，在火盛津亏的基础上加大了降逆化饮的作用，可以理解为少阳的方子，也可以对治少阳病体质的人外感风寒，即太阳与少阳合病。

黄芩加半夏生姜汤与小柴胡汤类似，注意鉴别。

黄芩加半夏生姜汤是小柴胡汤去柴胡去人参加芍药。

小柴胡汤是柴胡配黄芩燮理三焦对治阳明上焦火证，黄芩加半夏生姜汤是黄芩配芍药清热补津，后者清热力度更大。

小柴胡汤是完整的生姜甘草汤方干对治胃虚，而黄芩加半夏生姜汤是以姜枣草对治胃气虚的层面，前者补益胃气力度更大。

所以小柴胡汤更偏于补胃和胃，燮理三焦；黄芩加半夏生姜汤更偏于清阳明热，降逆化饮。

173. 伤寒胸中有热，胃中有邪气，腹中痛，欲呕吐者，黄连汤主之。

黄连三两　甘草三两，炙　干姜三两　桂枝三两，去皮　人参二两　半夏半升，洗　大枣十二枚，擘

上七味，以水一斗，煮取六升，去滓。温服，昼三夜二。疑非仲景方。（康平本作“疑非仲景法”）

“伤寒胸中有热，胃中有邪气”：太阳病病传，表寒未解透，所以黄连汤有桂枝甘草汤方干。

“胸中有热，胃中有邪气”：结胸是水热结于胸中，泻心汤证是寒热错杂之痞结于心下。黄连汤与泻心汤类似，重用黄连苦燥，说明湿热较重，所以黄连汤是寒热错杂结于胸中、心下，以湿热为主同时兼有表寒。

黄连汤核心方干：干姜芩连人参汤、半夏散及汤。

以下三方组方略有差异，对治的病机略有变化，可对比学习：

《外台》黄芩人参汤：治干呕下利。《金匮要略》：呕吐哕下利。

黄芩 10g　干姜 10g　人参 10g　大枣 20g　半夏 20g　桂枝 5g

黄连汤

黄连 15g　干姜 15g　人参 10g　大枣 20g　半夏 20g　炙甘草 15g　桂枝 15g

半夏泻心汤

黄连 5g　黄芩 15g　干姜 15g　人参 15g　大枣 20g　半夏 20g　炙甘草 15g

174. 伤寒八九日，风湿相搏，身体疼烦，不能自转侧，不呕不渴，脉浮虚而涩者，桂枝附子汤主之。若其人大便硬（一云：脐下心下硬），小便自利者，去桂加白术汤主之。

桂枝附子汤

桂枝四两，去皮　附子三枚，炮，去皮，破　生姜三两，切　大枣十二枚，擘　甘草二两，炙

上五味，以水六升，煮取二升。去滓，分温三服。

去桂加白术汤

附子三枚，炮，去皮，破　白术四两　生姜三两，切　大枣十二枚，擘　甘草二两，炙

上五味。以水六升，煮取二升，去滓，分温三服。初一服，其人身如痹，半日许复服之，三服都尽。其人如冒状，勿怪，此以附子、术。并走皮内，逐水气未得除，故使之耳。法当加桂四两。此本一方二法：以大便硬，小便自利，去桂也。以大便不硬，小便不利，当加桂。附子三枚恐多也，虚弱及产妇宜减之。

"伤寒八九日，风湿相搏，身体疼烦，不能自转侧，不呕不渴，脉浮虚而涩者"："疼烦"可见于太阴中风或少阴中风，表虚寒湿之邪入侵，正所谓"寒湿相搏"。

274 条：太阴中风，四肢烦疼，阳微阴涩而长者，为欲愈。

《金匮要略》痉湿暍篇：湿家身烦疼，可与麻黄加术汤，发其汗为宜，慎不可以火攻之。

"不能自转侧"：说明寒湿邪气较重，侵袭肢体关节，活动不利。"不呕不渴"，排除少阳阳明。

"脉浮虚而涩者"，表示病机偏表，所以用桂枝附子汤；"大便硬，小便自利者"的症状表示湿痹虽然有很多表位风寒湿邪束表的肢体疼烦的表现，

但病机以里位寒饮为主，所以用桂枝附子去桂枝加白术汤。

两个条文互参就知道仲景在条文中脉证互参，脉与症状在指代病机时的权重是相同的。

在临床上遇到湿痹病时也要注意详细问诊，辨别病机是偏表还是偏里，然后去选择合适的方子。

我们再看一下与桂枝附子汤相近的两个方子，对比来理解一下。

桂枝附子汤与《伤寒论》22 条的桂枝汤去芍药加附子组方相同，相当于 20 条的桂枝加附子汤去芍药，桂枝由三两调为四两，炮附子一枚调为三枚。

桂枝加附子汤病机是典型的少阴中风，而桂枝附子汤病机是少阴中风病传少阴湿痹。

“其人如冒状，勿怪，即是术、附并走皮中，逐水气，未得除故耳”：“冒状”，昏昏沉沉，眩晕的意思，这里指服药后的不适反应。

服用桂枝附子去桂加白术汤的时候，如果出现昏昏沉沉的感觉，不要奇怪，这是白术和炮附子在表位除湿，但尚未将湿邪排出体内，药与邪争的反应。一方面仲景告诉我们服用汤药时的一些不适反应其实是排病反应，要正确理解；另一方面也印证了我们之前讲的炮附子有较强的通破表位寒湿邪气的作用。

“此本一方二法：以大便硬，小便自利，去桂也。以大便不硬，小便不利，当加桂”：也就是如果是“小便不利，大便反快”的湿痹需要再加上桂枝，形成桂枝附子加白术汤。

“大便硬，小便自利”与“大便不硬，小便不利”也可以说“小便不利，大便反快”，两种情况都属湿痹，病机都是下焦有水饮，但治法却有细微的差别。小便自利需去桂，以利水为主，不可攻表。

我们回忆一下讲过的《伤寒论》29 条是怎么说的？

伤寒脉浮，自汗出，小便数，心烦，微恶寒，脚挛急，反与桂枝汤欲攻其表，此误也，得之便厥。

虽有桂枝汤证，但小便数、脚挛急，里位水盛津亏，用桂枝攻表，耗散津液，得之便厥。这里的脚挛急是不是与大便坚表达了同一个病机，就是津亏比较严重。

所以 316 条真武汤的症状是小便利，用茯苓配白术、附子去温化里位寒饮，用生姜去兼顾表寒，没有用桂枝去攻表。

如果是“小便不利”，虽有水饮但津亏不重，可加桂，形成桂枝附子加白术汤，表里同治。而且取提壶揭盖之意，组方意同甘草附子汤，以桂枝配白术。

“出入废则神机化灭，升降息则气立孤危”，出入与升降密不可分，是我们四维体系的核心内容。

我们再回顾一下《伤寒论》15 条的内容：

太阳病，下之后，其气上冲者，可与桂枝汤。方用前法。若不上冲者，不得与之。

这一条把出入和升降的关系讲得非常清楚，桂枝汤发表解决出入的问题，气得旁流，从而让升降正常而气上冲得解。但以出入解决升降问题还要遵循顾护津液的大前提，当津亏严重时，则不可攻表以防进一步耗散津液。

把这个道理想明白，就能理解为什么表里同病时，有时候可以表里同治，表里双解，有时候表里要有先后顺序，有时候只能攻里，有时候只能发表。

175. 风湿相搏，骨节疼烦，掣痛不得屈伸，近之则痛剧，汗出短气，小便不利，恶风不欲去衣，或身微肿者，甘草附子汤主之。

甘草二两，炙　附子二枚，炮，去皮，破　白术二两　桂枝四两，去皮

上四味，以水六升，煮取三升。去滓，温服一升，日三服。初服得微汗则解。能食，汗止复烦者，将服五合。恐一升多者，宜服六七合为始。

“风湿相搏，骨节疼烦，掣痛不得屈伸，近之则痛剧”：表位寒湿相搏，寒凝血脉，不通则痛剧。表位寒湿邪气重，所以用四两桂枝配二枚炮附子发

散表位寒湿之邪。

“汗出”“恶风不欲去衣”“或身微肿者”：少阴中风，表位津血不足失于固摄所以汗出恶风，失于温煦所以不欲去衣，表上有风寒废水所以身微肿。

甘草附子汤是介于桂枝附子汤与桂枝附子去桂枝加白术汤之间的一个方子，病机层面也是表里同病，表里并重，所以用桂枝配附子发散表位寒湿，用附子配白术温化里位寒饮。

176. 伤寒脉浮滑，此以表有热，里有寒，白虎汤主之。

有医家认为表里有热用白虎汤；有医家认为表热里寒用白通汤。总之条文有错简。

177. 伤寒脉结代，心动悸，炙甘草汤主之。

甘草四两，炙　生姜三两，切　人参二两　桂枝三两，去皮　生地黄一斤　阿胶二两　麦门冬半升，去心　麻子仁半升　大枣三十枚，擘

上九味，以清酒七升，水八升。先煮八味，取三升。去滓，内胶烊消尽。温服一升，日三服。一名复脉汤。

“伤寒脉结代，心动悸”：太阳病病传出现了结代脉及心动悸的症状。结代脉是指脉搏跳动的节律不规则，可以对应现代医学的心律不齐，由于心搏节律不齐，所以病人能明显感觉到心搏的异常，出现心动悸的症状。

心悸的常见病机有津血不足、血脉痹阻、水饮冲逆等，炙甘草汤所对治的心动悸的病机是太阴血痹病传到津血亏虚、血脉痹阻，炙甘草汤组成是桂枝去芍药汤加生地、麦冬、麻子仁、阿胶、人参、清酒。姜、枣、草加人参组成完整的生姜甘草汤方干补益胃气，补充气血生化来源。生地、麦冬、麻子仁、阿胶、清酒补益津血而清虚热。《神农本草经》记载生地“主治折跌，绝筋，伤中，逐血痹”，所以生地可以在补益津血的基础上活血除痹，大量

的清酒配桂枝可以发散表寒，配生地可以养血通脉。

《千金翼方》将炙甘草汤称为复脉汤，在《卷第十五补益·五脉气虚第五》篇中。

《外台秘要》将炙甘草汤放在《卷第十·肺痿方一十首》篇中。

《金匮要略》分别将两个方子引用到血痹虚劳篇和肺痿肺痈咳嗽上气篇中。

可见汉代及唐宋的医书撰写体例都是类似《金匮要略》按照病机或病名将方子分类汇总，只有仲景的《伤寒论》把方子按照六病病传进行归纳。

《千金翼方》

复脉汤：主虚劳不足，汗出而闷，脉结心悸，行动如常，不出百日，危急者，二十一日死方。

生地黄一斤　生姜三两，切　麦门冬去心　麻子仁各三两　阿胶三两，炙　大枣三十枚，擘　人参　桂心各二两　甘草四两，炙

上九味，㕮咀，以水一斗煮取六升，去滓，分六服，日三夜三。若脉未复，隔日又服一剂，力弱者三日一剂，乃至五剂十剂，以脉复为度，宜取汗，越公杨素因患失脉，七日服五剂而复。（仲景名炙甘草汤，一方以酒七升，水八升煮取三升，见伤寒中）

《外台秘要》

又疗肺痿涎唾多，心中温温液液者，炙甘草汤方。

甘草四两，炙　生姜三两，去皮　人参二两　地黄一斤　阿胶三两，炙　大麻子仁半升　大枣四十枚，擘　麦门冬半升，去心　桂心二两

上九味，切，以美酒七升、水八升相和，先煮八物，取四升，绞去滓，纳胶，上微火烊销，温服七合，日三夜一。忌海藻、菘菜、生葱、芜荑。并出第八卷中。

178. 脉按之来缓，时一止复来者，名曰结。又脉来动而中止，更来小数，中有还者反动，名曰结阴也；脉来

动而中止，不能自还，因而复动，名曰代阴也。得此脉者，必难治。

接177条进一步详解结代脉。

“结”脉：《脉经》里对结脉的描述为“脉按之来缓，时一止复来者”，与促脉“来去数，时一止复来”相对应，所以这里缓指脉速较慢。

“结阴”：结阴应该是结脉基础上略有一些变化。缓而一止变为动而一止，动脉是“无头尾，大如豆，厥厥然动摇”，脉形似豆，摇摆不定。134条“动则为痛”，《金匮要略·惊悸吐衄下血胸满瘀血篇》“动即为惊”，可见动脉常见于疼痛或惊悸，所以可以理解当脉结且伴有胸痛时往往会出现动而一止的结阴脉。

“代阴”：《脉经》里对代脉描述为“来数中止，不能自还，因而复动”，代阴脉是“来动而中止，不能自救灾，因而复动”。

这里的“不能自还”不是绝对的停止，而是指停顿时间较长，较难恢复脉的运行。同样代阴脉也是在代脉基础上伴有胸痛，所以由“数而中止不自还”变为“动而中止不自还”。

结脉、结阴脉、代脉、代阴脉都可以对应现代医学的心律不齐。

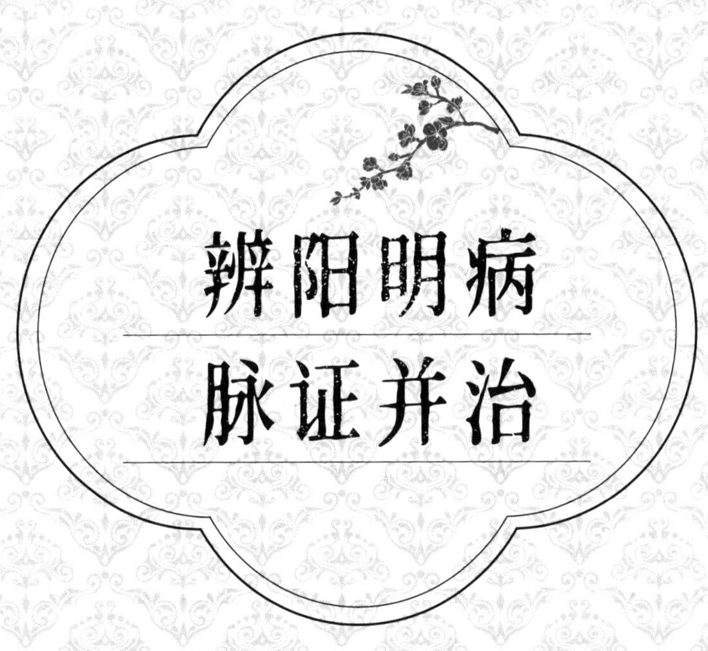

辨阳明病
脉证并治

179. 问曰：病有太阳阳明，有正阳阳明，有少阳阳明，何谓也？答曰：太阳阳明者，脾约（一云络）是也。正阳阳明者，胃家实是也。少阳阳明者，发汗，利小便已，胃中燥烦实，大便难是也。

这里说的太阳阳明、少阳阳明、正阳阳明并不是阳明病的分类方法，而是指阳明病病传来路的分类，因为读后续的条文就明白，阳明病可分为阳明中风、阳明中寒、阳明水热等。

太阳可以传阳明，从麻杏石甘汤到麻子仁丸类方，少阳可以传阳明，从大柴胡汤到承气类方。

对于脾约的理解，后世医家有很多的误会。多数医家把“脾约”解释为脾为胃气所约束，不能为胃行其津液。

这种观点多是受《素问》的影响，《素问·厥论》曰“脾主为胃行其津液者也”，这些医家认为如果“胃气强”，胃中之燥热逼迫仅有的津液不能进入胃肠，脾功能受胃气强之约束，就会出现大便硬，大便干燥。

首先，本条中已明确提出，脾约是太阳阳明，这里的脾指代的是中焦里位，脾胃受太阳表寒之约，即太阳阳明合病。我们再看《金匮要略》五脏风寒积聚病脉证并治第十一篇的论述就更清楚了。在五脏风寒积聚篇里明确指出了表位风寒可以入中脏腑，分别给出了“肝着”的旋覆花汤，“脾约”的麻子仁丸，“肾着”的甘姜苓术汤。这里的“肝着”“脾约”“肾着”是对风寒入中五脏的病机命名，而非后世医家所述的“脾为胃气所约束”。

所以我们学习《伤寒论》的时候，一定要把上下文，把《伤寒证》与《金匮要略》联系起来理解，不能仅仅用《黄帝内经》解《伤寒论》。

180. 阳明之为病，胃家实是也。

阳明病的核心病机是“胃家实”，如何理解“胃家实”？胃家实指的是里实热，单从字面上胃家实还可能指里位有水饮、有气滞等，所有里位的实邪，都可以称为胃家实，为何单指里实热？

看后面的条文就明白了，《伤寒论》的条文要前后文互参来理解。后面说“胃中干燥，因转属阳明。不更衣，内实，大便难者，此名阳明也”。

181. 问曰：何缘得阳明病？答曰：太阳病发汗，若下、若利小便，此亡津液，胃中干燥，因转属阳明。不更衣，内实，大便难者，此名阳明也。

太阳病误传阳明是因为太阳病（过）发汗伤津；少阳病误用下法或利小便之法（少阳病只能用和法）。

所以原条文宜改为：

问曰：何缘得阳明病？答曰：太阳病发汗（太过），（少阳病）若下、若利小便，此亡津液，胃中干燥，因转属阳明。不更衣，内实，大便难者，此名阳明也。

这样可以与179条完美呼应。

182. 问曰：阳明病，外证云何？答曰：身热，汗自出，不恶寒，反恶热也。

伤寒论六病，有表病不一定有里位的问题，但所有里病一定会有表位的表现。

举个例子，一个杯子，如果里面是滚烫的开水，你用手拿这个杯子，杯子表面一定也很烫手；如果杯子里面是冰块，你用手拿这个杯子，杯子表面一定也冰手。但如果加热一杯冰块，时间短，杯子表面已经热了，但里面的冰块可能并没有融化。如果我们能正确理解自然界中这种表里的关系，就可以很好理解人体表里病证的关系了。

阳明本病是胃家实，即里实热，在表上有什么表现呢？身热，汗出，不恶寒反恶热。为什么会有这些表现？火性炎上，里位实火实热冲，熏蒸于表位。

183. 问曰：病有得之一日，不发热而恶寒者，何也？答曰：虽得之一日，恶寒将自罢，即自汗出而恶热也。

从太阳病传阳明的角度来理解，一个从太阳病传过来的阳明病，为何初得病恶寒不恶热，因为是从太阳病传过来的。初起在太阳病的阶段就会恶寒，如果已经传到阳明病就会“恶寒自罢”而“恶热”。“一日”是虚指，指较短的时间。

184. 问曰：恶寒何故自罢？答曰：阳明居中，主土也，万物所归，无所复传。始虽恶寒，二日自止，此为阳明病也。

184 条解释为什么太阳病会传到阳明，解释牵强，疑为后人所强加。

185. 本太阳初得病时，发其汗，汗先出不彻，因转属阳明也。伤寒发热无汗，呕不能食，而反汗出濈濈然者，是转属阳明也。

这条还是在讲病传，太阳病如何病传到阳明，除了之前讲的过汗、误下伤津液，185 条讲了发汗不及时或汗出不彻，寒凝血脉，卫气郁而化热（化热后热邪传里），即《黄帝内经》所述之“血泣”，也是银屑病等痈脓病的主要病因。代表方即是麻杏石甘汤等方。

《灵枢》痈疽第八十一篇

黄帝曰：夫子言痈疽，何以别之？岐伯曰：营卫稽留于经脉之中，则血泣（血受寒则凝结成块）而不行，不行则卫气从之而不通，壅遏而不得行，故热。大热不止，热胜则肉腐，肉腐则为脓。然不能陷骨髓，不为焦枯，五脏不为伤，故命曰痈。

“血泣”是指津血受寒，寒凝血脉壅滞不通，进而郁而化热形成各种皮肤病的皮疹。所以这段文字在《针灸甲乙经》中篇章的题目就是“寒气客于经络之中发痈疽风成发厉浸淫第九（下）”。

186. 伤寒三日，阳明脉大。

以脉判断是否病传阳明。阳明主里，脉位在关对应中焦，脉象洪大，所以如果阳明脉大指关脉洪大。

187. 伤寒脉浮而缓，手足自温者，是为系在太阴。太阴者，身当发黄；若小便自利者，不能发黄。至七八日，大便硬者，为阳明病也。

这条讲如何判断病传太阴还是阳明？太阳病误发汗或发汗不彻都可传阳明，胃家实，大便硬为阳明主要特点。太阳中风偏胃虚津亏脉浮者病传太阴中风；太阳中风偏胃虚不化水饮即太阴里虚病传水饮，临床见身发黄、小便不利等症。

太阳病传阳明：

（1）太阳（中风）发汗太过伤津液病传阳明。

（2）太阳（伤寒）发汗不及时或不彻表热传里病传阳明。

太阳病传太阴：

（1）太阳（中风）偏胃虚病传太阴中风。

（2）太阳（中风）偏胃虚不化水湿病传太阴水病。

进而读懂仲景贯穿《伤寒论》始终的病传观。

我们习惯于机械切割疾病的分类，临床见到一病一症就去分析分别是属于哪一类？哪一病？而仲景对于临床一症一病始终放在病传的主线上。

读到后来，在《伤寒论》每一条中都可以读到症状、症状背后的病机、病机所需的法度，综合法度和病传确立治疗的方向，最后选取适合的方子。

再看《伤寒论》和《金匮要略》，它们之间的区别也一目了然，《伤寒论》侧重病传为主线的大的病机分类，讲理（病传和禁忌）多于讲方，所以《伤寒论》里的方子仅具代表性，临床上是万万不够用的。《金匮要略》侧重病机为主线的病名分类，所选方子可应对初级临床，但还有很大扩展空间。

有些人把《伤寒论》理解为方证对应实属买椟还珠。

188. 伤寒转系阳明者，其人濈然微汗出也。

太阳病汗出一为太阳中风，一为太阳伤寒病传阳明（具体的道理 185 条有详细的论述），临床上的感冒也就是太阳病几天后就病传了，很多初学者面对病传不会判断，其实答案就在条文里，仲景在《伤寒论》用了大量的篇幅来论述可能的病传变化。

临床结合四诊来判断太阳病汗出到底是太阳中风还是太阳病传阳明，两种病机治疗的法度完全不同。太阳中风用桂枝汤类方，太阳病传阳明用麻杏石甘汤、白虎汤类方。

189. 阳明中风，口苦咽干，腹满微喘，发热恶寒，脉浮而紧；若下之，则腹满，小便难也。

“口苦咽干”是里热熏蒸于上焦的表现，“腹满微喘”是里位结燥，火热攻冲的表现。

“口苦咽干，腹满微喘”字样可见于 111、221 条，是阳明中风与阳明本病共有症状，因为二者都属里热炽盛的病机层面。

111条：太阳病中风，以火劫发汗，邪风被火，热，血气流溢，失其常度，两阳相熏灼，其身发黄。阳盛则欲衄，阴虚则小便难，阴阳俱虚竭，身体则枯燥。但头汗出，剂颈而还，腹满微喘，口干咽烂，或不大便，久则谵语，甚者至哕，手足躁扰，捻衣摸床，小便利者，其人可治。

221条：阳明病，脉浮而紧，咽燥口苦，腹满而喘，发热汗出，不恶寒，反恶热，身重。若发汗则躁，心愦愦，反谵语。若加温针，必怵惕烦躁，不得眠；若下之，则胃中空虚，客气动膈，心中懊侬，舌上苔者，栀子豉汤主之。

阳明中风表位津血不足进一步发展，防御不足而风寒入中，就会出现“发热恶寒、脉浮而紧”的阳明兼太阳的表现。

所以阳明中风不可用苦寒攻下之法，里位津虚攻之则里位津亏结燥更重，会出现腹满和小便难的表现。

结合221条，如果阳明中风误用攻下之法，会出现两种病传，一种是里位津亏结燥更重；一种是胃虚客气动膈。

190. 阳明病，若能食，名中风；不能食，名中寒。

阳明本病向表传，火热攻冲于表灼伤表位津血，表位津亏血少不能濡养滋润而出现汗出、恶热等表现为阳明中风，里位火热炽盛，消谷善饥，故能食；向里传，火热灼伤里位津血同时表寒入里，中寒即表寒传中焦里位，而里位失于温煦推动，故不能食，名中寒，实为阳明太阴合病。

阳明火证为主兼有太阴里寒时称为阳明中寒，阳明火证与太阴里寒并重即厥阴病。

191. 阳明病，若中寒，不能食，小便不利，手足濈然汗出，此欲作固瘕，必大便初硬后溏。所以然者，以胃中冷，水谷不别故也。

“中寒”：寒邪入于中焦，食生冷或中焦受寒都可导致中寒。寒邪困束中焦，不能温煦推动，不能化物故不能食，中焦虚寒不能运化水湿故小便不利。

“固瘕”：指腹内坚硬的积聚。手足濈然汗出说明有阳明里热，里位的结燥可能会形成腹内积聚，见到大便头硬后溏。

为什么大便会初硬后溏呢？阳明病基础上寒邪入中焦（中寒），所以既有阳明结燥所形成的腹内积聚（固瘕）又有中焦虚寒不能化谷（水谷不别）的便溏，临床就会见到大便“初硬后溏”。

192. 阳明病，初欲食，小便反不利，大便自调，其人骨节疼，翕翕如有热状，奄然发狂，濈然汗出而解者，此水不胜谷气，与汗共并，脉紧则愈。

“欲食”：与上一条中寒的不能食相对应，阳明病的人“欲食”“大便自调”说明胃不虚，“小便反不利”说明病人中焦没有上一条中寒所说的胃虚的情况，中焦只是有水饮的病机状态。

“脉紧”放到“其人骨节疼”前面就通顺了。“脉紧，其人骨节疼”，紧脉主寒，表上有风寒废水，这是一个典型的湿痹病。病在阳明的病机层面，所以又会翕翕如有热状。

阳明病的基础上出现了里位的水饮，表上的湿痹，还是要用发汗的方法，但要兼顾阳明的层面。“此水不胜谷气”意思是卫气逐水邪外出，“与汗共并”实为通过发汗的方法逐水湿之邪外出。

193. 阳明病欲解时，从申至戌上。

略。

194. 阳明病，不能食，攻其热必哕。所以然者，胃中虚冷故也。以其人本虚，故攻其热必哕。

阳明病不能食 191 条已经讲过："阳明病，若中寒，不能食"，所以阳明病在里位出现了寒热错杂，如果见到里热而用苦寒攻热必助寒出现虚寒之哕。

虽在阳明病病机层面但胃中虚冷，里位虚寒，以苦寒攻热则寒饮冲逆而哕。

191 条：阳明病，若中寒，不能食，小便不利，手足濈然汗出，此欲作固瘕，必大便初硬后溏。所以然者，以胃中冷，水谷不别故也。

195. 阳明病脉迟，食难用饱，饱则微烦，头眩，必小便难，此欲作谷疸，虽下之，腹满如故。所以然者，脉迟故也。

"阳明病脉迟"：以迟脉来指代里寒的病机，阳明病本病是里实热，如果不能食或脉迟都说明阳明病兼有里寒。"食难用饱"：想吃饭，但吃一点还没吃饱就吃不下去了，结合脉迟说明有里寒。

迟脉核心病机是里寒。

《脉经》：呼吸三至，去来极迟。（一曰举之不足，按之尽牢。一曰按之尽牢，举之无有）

"饱则微烦"的饱是指吃完东西后胃中有没消化的食物的状态，里寒则食不化。

"微烦，头眩，必小便难"是水热攻冲。

《金匮要略》：谷疸，风寒相抟，食谷即眩，谷气不消，胃中苦浊，浊气下流，小便不通，阴被其寒，热流膀胱，身体尽黄，名曰谷疸。

谷疸是黄疸的一种，黄疸是湿热熏蒸于肌肤而见肌肤发黄，谷疸顾名思义，是胃虚饮食不化进而引起湿热郁遏形成黄疸。

阳明病黄疸见到不能食或食难用饱则为谷疸，如见到里寒或脉迟等症要考虑里位寒热错杂的情况，不能单纯苦寒攻下。

196. 阳明病法多汗，反无汗，其身如虫行皮中状者，此以久虚故也。

阳明病核心病机是里实热，所以阳明病“法多汗”。一个阳明病的病人出现无汗，说明火热灼伤表位津血，表上津血不足，无汗可出，而体表肌肤失于津血的濡润滋养，就会出现身如虫行皮中状。

197. 阳明病，反无汗，而小便利，二三日，呕而咳，手足厥者，必苦头痛；若不咳不呕，手足不厥者，头不痛。

阳明病应多汗，今反无汗，说明火热灼伤津血，津亏水盛。

结合 199 条，阳明病无汗有两层含义：一是火热灼伤津血，火盛津亏，无汗可出；二是无汗则表位排湿途径不通，津亏水盛，而形成阳明湿热的病机。这种情况下如果小便不利，下焦排湿途径也不通畅则形成黄疸。

这里的小便利与 199 条小便不利的黄疸相对应。

“二三日”：虚指经过几日进一步病传，结合后面呕而咳、手足厥等症状，说明阳明湿热病传到寒饮冲逆的病机层面了。

“呕而咳”：寒饮冲逆的典型症状，寒饮内停，津血不能温煦四末而手足厥冷，是为水厥，可用茯苓甘草类方。如果寒饮进一步冲逆则出现头痛的症状，可用吴茱萸汤类方。

198. 阳明病，但头眩，不恶寒，故能食而咳，其人咽必痛；若不咳者，咽不痛。

头眩的常见病机是水饮冲逆或风寒束表，不恶寒排除了风寒束表的病机因素。阳明病能食说明无里寒，所以头眩的病机是水热攻冲，水热攻冲也可能出现咳的症状，水热攻冲到上焦的话就会出现水热为主要病机的咽痛，可以考虑黄芩加半夏生姜汤类方。

如果不咳说明水热攻冲不重，故咽不痛。

199. 阳明病无汗，小便不利，心中懊侬者，身必发黄。

“阳明病无汗”：阳明病应多汗，今反无汗，说明热盛津亏，津亏而无汗可出。

“小便不利”：阳明津亏水盛，又出现了小便不利，下焦排湿的途径不畅，湿热郁滞，火扰神志而心中懊侬，水湿之邪弥漫肌肤而身黄。

这是水热病传黄疸的过程，水热病传黄疸除了体内有水热而且排湿的途径不畅，也就是“无汗”和“小便不利”，表里排湿途径都出了问题，所以水热之邪会郁滞肌肤而成黄疸，反之如果排湿途径通畅，疾病向愈就不会出现黄疸。

200. 阳明病，被火，额上微汗出，而小便不利者，必发黄。

被火，指火针、熨背（后背拿热东西敷），或让病人躺在加热的床上等火热类治疗方法。阳明病为什么会被火？看了《伤寒论》第 6 条就明白了。

6 条：太阳病，发热而渴，不恶寒者，为温病。若发汗已，身灼热者，名风温。风温为病，脉阴阳俱浮，自汗出，身重，多眠睡，鼻息必鼾，语言难出。若被下者，小便不利，直视，失溲；若被火者，微发黄色，剧则如惊痫，时瘛疭；若火熏之，一逆尚引日，再逆促命期。

太阳病病传到阳明，起病急、病传速度快，已经传变到阳明，但医者没有准确辨证还是习惯性按太阳病的表寒来论治，误用了火法。

111 条讲太阳中风误用火法与本条类似，但 111 条是小便利者，其人可治，说明小便利，湿热的排泄途径是通畅的，病情较轻。

111 条：太阳病中风，以火劫发汗，邪风被火，热，血气流溢，失其常度，两阳相熏灼，其身发黄。阳盛则欲衄，阴虚则小便难，阴阳俱虚竭，身体则枯燥。但头汗出，剂颈而还，腹满微喘，口干咽烂，或不大便，久则谵语，甚者至哕，手足躁扰，捻衣摸床，小便利者，其人可治。

而本条阳明病被火后小便不利，则病情深重，病传黄疸。

总结 199、200 两条都是在讲阳明病病传水热、病传黄疸的病机变化过程。

201. 阳明病，脉浮而紧者，必潮热，发作有时。但浮者，必盗汗出。

“脉浮而紧”：本来是太阳伤寒，如果出现了 185 条所讲汗出不彻转属阳明则可见潮热的症状，太阳病传阳明而成太阳阳明合病，脉浮代表太阳病病机，阳明病法多汗，盗汗代表阳明病病机，合为太阳阳明合病，可用喘而汗出的麻杏石甘汤类方。

202. 阳明病，口燥，但欲漱水不欲咽者，此必衄。

阳明本病应为口干口渴，里热津亏故口渴，里热向上熏蒸出于口窍故口干。同为阳明病有热偏于表、偏于上焦、偏于里或表里并重之不同。

“口燥，但欲漱水不欲咽”：说明热偏于上焦，里热不重或里位有水饮不化。

热与水饮结合成水热之邪，热与血结合则成血热之邪，临床表现为各种出血的衄证。

所以本条综合看是阳明病热偏于上焦，而且热入血分成血热之邪。

《太平圣惠方》里本条版本：阳明病口干，但漱水不欲咽者，必鼻衄也，宜黄芩汤。

黄芩、芍药皆入血分养血清血分热，所以阳明病见口干不欲饮兼衄，实为热入血分偏于上焦，可用黄芩汤类方。

203. 阳明病，本自汗出，医更重发汗，病已差，尚微烦不了了者，此大便必硬故也。以亡津液，胃中干燥，故令大便硬。当问其小便，日几行。若本小便日三四行，今日再行，故知大便不久出；今为小便数少，以津液当还入胃中，故知不久必大便也。

阳明病核心病机是里实热，热盛伤津，所以津亏也是阳明病一个常见的病机。临床上治疗阳明病一定要注意人体津液的状态，203 条很清晰地讲述了如何从汗液、大便、小便来判断人体津液状态。

阳明病法多汗，本来汗就多，如果因为治疗的需要再去进一步发汗或发散表上的津液，津液少了，胃中干燥，就会出现大便干结的情况。比如我们在临床用升麻、石膏辛寒的方法去治疗一些表热的症候，发散表热的同时会进一步耗散表上的津血，就可能出现大便干或皮肤干的情况，所以在组方上就需要配伍芍药、地黄一类顾护津血的药物。

阳明病大便干结需要问小便的次数。如果小便的次数减少，大便干结就会缓解，因为津液还入胃中，所以反过来就有利小便实大便的方法。

204. 伤寒呕多，虽有阳明证不可攻之。

149 条伤寒五六日，呕而发热者，柴胡汤证具。

所以“呕”在《伤寒论》中被作为少阳病胃虚病机的代表症状，这种用法还可见于 61 条：下之后，复发汗，昼日烦躁，不得眠，夜而安静，不呕不渴，无表证，脉沉微，身无大热者，干姜附子汤主之。

61 条的“呕”也是指代少阳的病机层面。

所以本条呕多是指胃虚的病机层面，也就是阳明中寒，这里的“呕多”与阳明中寒的“不能食”症状虽然不同，但指的是同一个病机，即胃虚。

具体到临床阳明病见到腹满一类的症状需细辨虚实，如果是胃虚引起的不可用攻下之法。

205. 阳明病，心下硬满者，不可攻之。攻之，利遂不止者死，利止者愈。

“心下硬满”，为何不可攻？

273 条：太阴之为病，腹满而吐，食不下，自利益甚，时腹自满，若下之，必胸下结硬也。

此胸下结硬即本条的心下硬满，也就是说这个心下硬满不是结胸的心下硬满，而是太阴里虚误下后的心下硬满。

157 条：伤寒汗出，解之后，胃中不和，心下痞硬，干噫，食臭，胁下有水气，腹中雷鸣下利者，生姜泻心汤主之。

生姜泻心汤的心下痞硬也存在着胃虚的病机层面，也是不可攻的。

所以本条所讲的“心下硬满者，不可攻之”指的是胃虚的心下硬满不可攻，临床触诊腹满，心下硬满，需辨是否胃虚，如果胃虚需用生姜甘草汤补虚而不可攻下。胃虚而攻下会利遂不止，病情加深。

205 条与 204 条两条内容类似，无论心下硬满还是腹满，需细辨虚实，不能因为大的病机层面在阳明就不加细审而用攻下之法。

206. 阳明病，面合赤色，不可攻之，必发热色黄者，小便不利也。

“面合赤色”：指代阳明火证偏表，应该用辛寒法发散表热，如果苦寒攻下，则引热邪入里，热与水结形成湿热下注而出现小便色黄、小便不利的症状。

阳明病以火证为主要病机特点，根据火证病位不同可分为以下三类：

阳明本病，里实热，治法用苦寒攻下。

阳明中风，里位火热熏蒸于表，病机以里热为主，临床表现以表热为主，治法用苦寒 + 辛寒。

阳明表热，热邪在表，治法以辛寒为主。

207. 阳明病，不吐不下，心烦者，可与调胃承气汤。

“心烦”：与 76 条发汗吐下后虚烦的栀子豉汤对应来理解。这里的吐下泛指攻邪之法，阳明病攻下为正法，如果吐下后出现里虚用栀子豉汤兼顾胃虚的层面去清热。未经吐下，说明里位有实邪，心烦也是实火引起的实烦，用调胃承气汤去苦寒攻下。

《伤寒论》条文中有很多处“烦”，火证可以引起烦，寒证也可以引起烦，水证也可以引起烦。

本条是讲火证的烦也要分虚实，这里的虚实指胃的虚实，功能层面，当胃虚而烦的时候用栀子豉汤，当胃里痞满躁实而烦的时候用调胃承气汤。

76 条：发汗后，饮水多，必喘，以水灌之，亦喘。发汗后，水药不得入口，为逆，若更发汗，必吐下不止。发汗吐下后，虚烦不得眠；若剧者，必反复颠倒，心中懊侬，栀子豉汤主之。

208. 阳明病脉迟，虽汗出，不恶寒者，其身必重，短气腹满而喘，有潮热者，此外欲解，可攻里也，手足濈然汗出者，此大便已硬也，大承气汤主之；若汗多微发热恶寒者，外未解也，其热不潮，未可与承气汤；若腹大满不通者，可与小承气汤，微和胃气，勿令至大泄下。

大承气汤

大黄四两，酒洗　厚朴半斤，炙，去皮　枳实五枚，炙　芒硝三合

上四味，以水一斗，先煮二物，取五升。去滓，内大黄，更煮取二升。去滓，内芒硝。更上微火一两沸，分温再服。得下，余勿服。

小承气汤

大黄四两，酒洗　厚朴二两，炙，去皮　枳实三枚，大者，炙

上三味，以水四升，煮取一升二合。去滓，分温二服。初服汤当更衣。不尔者，尽饮之。若更衣者，勿服之。

阳明病出现了脉迟，迟脉主津亏血少或里寒，这里脉迟主津亏血少。汗出，不恶寒，表位上是热盛津亏但无表寒的状态。身重、短气腹满而喘说明火证伴有浊水浊气的攻冲。如果出现大便硬说明阳明病的病机层面以阳明腑实为主，热盛津亏以里位结燥邪实为主，可用大承气汤苦寒攻下。

如果出现汗多微发热、恶寒，说明阳明病火热灼伤表位津血，表位津血失于温煦而出现表寒或者表位津血失于防御感受表寒，阳明本病病传到阳明中风里热加表寒的病机层面。

由于表位是人体散热机制的主要通道，所以里热加表寒不可以直接攻里，应先解表或表里同治。这里讲的是表寒里热的表里治疗顺序。

总结一下，火盛津亏，以里位结燥邪实为主可用大承气汤苦寒攻下；当津亏在表位失于防御出现表寒，病机还是火盛津亏，但以表位津亏表寒病机为主，不能用承气汤攻下，可先解表或表里同治。

“腹大满不通者”：若在此基础上病机又偏里位结实，可用小承气汤攻下

而微和胃气。

总之方随机转，随着病机细腻的变化，用方和法度也随之变化。

大承气汤、小承气汤、调胃承气汤，这三个承气汤都是阳明腑实证攻下的方子，但三个方子攻下的力度不同。

调胃承气汤攻下以和胃，以攻为和。

29 条：若胃气不和，谵语者，少与调胃承气汤。

70 条：当和胃气，与调胃承气汤。

小承气汤以攻为主，微和胃气，力度小于大承气汤。

208 条：若腹大满不通者，可与小承气汤，微和胃气，勿令至大泄下。

209 条：以小承气汤和之。不转矢气者，慎不可攻也。

250 条：大便因硬者，与小承气汤和之愈。

251 条：以小承气少少与，微和之。

从以上条文可以看出，调胃承气汤、小承气汤这类攻逐的方子的应用都是为了达到“和”的目的。《伤寒论》全篇提倡的治病大法就是“和”法，正如 58 条所言。

58 条：凡病若发汗、若吐、若下、若亡血、亡津液，阴阳自和者，必自愈。

209. 阳明病，潮热，大便微硬者，可与大承气汤；不硬者，不可与之。若不大便六七日，恐有燥屎，欲知之法，少与小承气汤，汤入腹中，转矢气者，此有燥屎也，乃可攻之；若不转矢气者，此但初头硬，后必溏，不可攻之，攻之，必胀满不能食也。欲饮水者，与水则哕。其后发热者，必大便复硬而少也，以小承气汤和之。不转矢气者，慎不可攻也。

在阳明病的基础上出现了大便硬，可以用大承气汤，大便不硬不能用大承气汤。所以说大承气汤主治阳明腑实证。为何 321 条的少阴自利清水也可以用大承气汤？很多症见手足厥冷的厥阴病也可以用大承气汤？

321 条：少阴病，自利清水，色纯青，心下必痛，口干燥者，急下之，宜大承气汤。

大承气汤治的是里实结热燥病机而不是便秘这个单一的症状，所以不管是六病的哪一病只要存在里实结热燥病机层面就可以用大承气汤。

“若不大便六七日”：在阳明病的大前提下，长时间不大便说明有里位实热结燥的可能性，但又无法判断里位是否已经结实，先用少量的小承气汤投石问路。如果见到排气或燥屎说明里位已经结实，可以用承气类方攻下。如果没有排气，大便头干后稀，不可以用承气类方攻下。

191 条：阳明病，若中寒，不能食，小便不利，手足濈然汗出，此欲作固瘕，必大便初硬后溏。所以然者，以胃中冷，水谷不别故也。

大便头干后稀，属阳明中寒，里位寒热错杂，所以不能攻下。此“胀满不能食”与 205 条的“心下硬满”、273 条的“腹满而吐食不下”相近，都是里虚所引起的胀满。这种胀满不可以用攻下的方法。

205 条：阳明病，心下硬满者，不可攻之。攻之，利遂不止者死，利止者愈。

273 条：太阴之为病，腹满而吐，食不下，自利益甚，时腹自满，若下之，必胸下结硬也。

“欲饮水者，与水则哕”：阳明中寒误下后，中焦虚寒不能制化水饮，所以饮水则哕。如果又病传至里位结实，还可以用小承气汤。

“以小承气汤和之”：以攻为和。

210. 夫实则谵语，虚则郑声。郑声者，重语也。直视谵语，喘满者死。下利者亦死。

“郑声”，本义即郑卫之音，春秋战国时期郑、卫地区的民间音乐，具有新鲜活泼、热情奔放的特点，而且具有广泛的群众性。司马迁《史记·货殖列传》：“今夫赵女郑姬，设形容，揳鸣琴，揄长袂，蹑利屣，目挑心招，出不远千里，不择老少者，奔富厚也。”

郑声在这里是指一种症状，语言重复，声音低微。与《黄帝内经》脉要精微论篇第十七描述的“言而微，终日乃复言者，此夺气也”相近。这种语言重复、声间低微，与胡言乱语、声音高亢的“谵语”相对应，有一虚一实之分。

本条讲阳明火盛伤及正气和津血病传危重的变化。阳明热盛津亏，以热盛为主的声音特点是“谵语”；热盛耗伤津血由实转虚以津亏为主则语言呈现“郑声”的特点。

以“谵语”和“郑声”的不同表现来判断阳明病机的虚实，总体的病机是火盛津亏，表现为“谵语”时病机以实火实热为主，表现为“郑声”时病机以津亏血弱为主。

气脱于上则喘满，津亏于下则下利。阳明火盛津亏如果持续发展加重，津液不断亡失就会出现死证。

211. 发汗多，若重发汗者，亡其阳。谵语脉短者死，脉自和者不死。

阳明病热盛津亏，如果误用汗法，大量发汗，津液进一步耗伤。亡阳，这里的阳指津液。阳明本病不死人，但津液大量亡失是阳明病传到厥阴，就可能死人。

“脉短者死，脉自和者不死”：以脉判定津液状态，以脉判定生死。

在《伤寒论》中我们可以见到大量的非标准化脉象命名的脉的描述，比如脉静、脉短、脉微弱、脉急紧、脉阴阳俱停、脉调和者、脉当微厥等。所以脉象在《伤寒论》中可以作为一个症状来理解，对脉的描述无论是相对规范化的命名，还是非标准化的描述，都是体现气血的状态，通过脉的症状来反映病机状态。

212. 伤寒若吐若下后，不解，不大便五六日，上至十余日，日晡所发潮热，不恶寒，独语如见鬼状。若剧者，发则不识人，循衣摸床，惕而不安，微喘直视，脉弦者生，涩者死，微者，但发热谵语者，大承气汤主之，若一服利，则止后服。

参 181 条“太阳病发汗，若下，若利小便，此亡津液，胃中干燥，因转属阳明”：里位热结成实。“不大便五六日，上至十余日”，太阳病误下伤津液病传阳明腑实证。里位实火实热进一步灼伤津血，出现了独语如见鬼状，津血进一步亏虚出现发不识人、循衣摸床、惕而不安的神志症状。

太阳病吐下伤津—病传阳明—阳明腑实—热盛伤津以热盛为主，病传谵语发狂—热盛伤津以津亏为主，病传郑声惕而不安—进一步伤津亡阳，气脱于上则喘，津亏不能养目则直视—以脉断预后转归，弦（有胃气）则生，涩（津亏重）则死。

181 条：问曰：何缘得阳明病？答曰：太阳病发汗，若下，若利小便，此亡津液，胃中干燥，因转属阳明。不更衣，内实，大便难者，此名阳明也。

“微者，但发热谵语者，大承气汤主之，若一服利，止后服”：微脉是津亏的表现，阳明病火盛津亏，如果发热谵语为主要症状说明火盛津亏以火盛为主，当急下存阴，用大承气汤攻下，已经出现了严重的津亏，所以用大承气汤服后下利则停服，避免进一步伤津液。

213. 阳明病，其人多汗，以津液外出，胃中燥，大便必硬，硬则谵语，小承气汤主之。若一服谵语止，更莫复服。

213 条和 212 条讲应用大小承气汤时一服则止的情况。

什么情况下服用大小承气汤需要一服则止呢？

本条讲述阳明病热盛津亏，如果阳明腑实证兼有阳明中风汗多津液外泄的情况，因为有表位津伤，所以用小承气汤，攻下之力比大承气汤稍缓，如果用了小承气汤苦寒攻下、急下存阴后谵语这类火盛的症状消失了，为避免攻下进一步伤津，一服则止。

阳明腑实证体内已经火盛伤津了，为什么还要用大苦大寒的承气类方去攻下？不怕苦寒进一步伤津吗？

体内的实火实热，我们可以想象成屋内有一个大火炉，火炉的火很旺，室内很干燥，甚至无法呼吸了，这个时候是给室内不断加湿还是灭火？一定是灭火，因为火不除，无论加多少水都会被烧干，在灭火的过程中可能会进一步耗伤津液，但是如果把火彻底灭掉了，问题才能从根本上解决，当然，火一旦灭掉，苦寒攻下的方法也要停止了。这就是“急下存阴”的意思。

214. 阳明病，谵语发潮热，脉滑而疾者，小承气汤主之。因与承气汤一升，腹中转矢气者，更服一升；若不转矢气，勿更与之。明日又不大便，脉反微涩者，里虚也，为难治，不可更与承气汤也。

谵语、潮热、脉滑而疾都是阳明里热的典型症状，阳明病用承气汤攻下要有不大便及大便干燥、便秘的情况，所以本条在“小承气汤主之”之前省略了“不大便”。

阳明病不大便不一定都是阳明腑实证，可以先用小承气汤投石问路，这一点在 209 条已有详细论述。

209 条：阳明病，潮热，大便微硬者，可与大承气汤；不硬者，不可与之。若不大便六七日，恐有燥屎，欲知之法，少与小承气汤，汤入腹中，转矢气者，此有燥屎也，乃可攻之；若不转矢气者，此但初头硬，后必溏，不可攻之，攻之，必胀满不能食也。欲饮水者，与水则哕。其后发热者，必大便复硬而少也，以小承气汤和之。不转矢气者，慎不可攻也。

用小承气后如果转矢气说明里位确有火热结实，可继续用承气汤。如果不转矢气，要详细辨证后再行处方。如果脉微涩，说明胃虚有阳明中寒，不可以用承气汤攻下。

215. 阳明病，谵语有潮热，反不能食者，胃中必有燥屎五六枚也。若能食者，但硬耳，宜大承气汤下之。

阳明病谵语潮热，本应消谷善饥，出现了不能食所以说反不能食。

阳明病不能食，一种情况是前面条文所论述的阳明中寒，一种情况就是本条所论述的胃中有燥屎，准确地说在胃中应属食积，肠中为燥屎。胃中有食积所以胃中虽然有火但仍然吃不下东西。

209、214 条用小承气汤后出现排气，小承气汤中有枳实、厚朴，所以小承气汤是三承气汤中偏于气证的方子。

本条大承气汤证提到燥屎，大承气汤在小承气汤基础上加了咸寒的芒硝，增加了软坚散结润燥之力。

《辅行诀五脏用药法要》：肾苦燥，急食咸以润之，致津液生也。

《素问·脏气法时论》：心欲软，急食咸以软之。

所以调胃承气汤、小承气汤、大承气汤三承气汤除了在攻下力度上依次递增，对治的病机层面也有不同。

调胃承气汤，在大黄攻下基础上加芒硝偏软坚润燥，加甘草偏补津液；小承气汤在大黄攻下基础上加枳实、厚朴偏行气导滞；大承气汤在大黄攻下基础上加芒硝并加大枳实、厚朴剂量，攻下、软坚、行气导滞力量都很强。

216. 阳明病，下血谵语者，此为热入血室；但头汗出者，刺期门，随其实而泻之，濈然汗出则愈。

阳明病出现了出血的证候，称为热入血室，病机是热与血结。可以用刺期门穴的方法。

“濈然汗出”：濈，本义是水流迅速，在这里做汗出的形容词。并不是指汗出的状态一定是疾或缓，只是描述汗出如水流一样的状态。

濈然汗出既可以作为阳明病的一个主症，也可以作为病愈津液自和的一种临床表现。当作为病愈津液自和的代名词时不一定是要真正见到汗出的症状，只是用来指代病愈津液自和。比如 101 条小柴胡汤的“复发热汗出而解”。

101 条：伤寒中风，有柴胡证。但见一证便是，不必悉具。凡柴胡汤病证而下之，若柴胡证不罢者，复与柴胡汤，必蒸蒸而振，却复发热汗出而解。

191 条：阳明病，若中寒，不能食，小便不利，手足濈然汗出，此欲作固瘕，必大便初硬后溏。所以然者，以胃中冷，水谷不别故也。

192 条：阳明病，初欲食，小便反不利，大便自调，其人骨节疼，翕翕如有热状，奄然发狂，濈然汗出而解者，此水不胜谷气，与汗共并，脉紧则愈。

230 条：阳明病，胁下硬满，不大便而呕，舌上白苔者，可与小柴胡汤。上焦得通，津液得下，胃气因和，身濈然汗出而解。

217. 汗出谵语者，以有燥屎在胃中，此为风也，须下之，过经乃可下之。下之若早，语言必乱，以表虚里实故也。下之则愈，宜大承气汤。

“汗出谵语”，此为风也。可能是太阳中风病传阳明也可能是阳明中风。

“过经乃可下之”，说明此风为太阳中风，由太阳中风病传到阳明腑实的病机层面。

既有表虚（表寒）又有里实（里热）的情况当先发表后攻里，这种情况如果攻下易引邪入里，208 条已经详细论述。应当先解表或表里同治，表解后可以用大承气汤攻下。

208 条：阳明病脉迟，虽汗出，不恶寒者，其身必重，短气腹满而喘，有潮热者，此外欲解，可攻里也，手足濈然汗出者，此大便已硬也，大承气汤主之；若汗多微发热恶寒者，外未解也，其热不潮，不可与承气汤；若腹大满不通者，可与小承气汤，微和胃气，勿令至大泄下。

218. 伤寒四五日，脉沉而喘满。沉为在里，而反发其汗，津液越出，大便为难，表虚里实，久则谵语。

上一条既有表寒又有里热应当先发表后攻里，这一条脉沉病位在里指代里热，喘满指代表寒，见表寒辛温发汗为误治，发汗会进一步耗伤津血，病传深重。

为何同为表虚里实，217 条和 218 条治疗顺序迥异？

阳明病表虚里实（表寒里热）大的治疗原则是先表后里或表里同治，但当里位病机为主则应慎用攻表。218 条以脉沉来指代此时以里位病机为主，虽有表寒但不可发汗攻表。此种病机状态可用麻子仁丸类方在顾护津血的前提下攻里为主兼发表寒。

《伤寒论》的条文告诉我们很多临床处方的原则，但又告诉我们如何变通，如何病随机转，如何方从法出，临床辨证处方不应机械对应，不应刻舟求剑。

表虚里实，太阳阳明合病治疗顺序是先发表后攻里或表里同治。

太阳阳明合病偏太阳应发表为主兼攻里，用桂枝加芍药、桂枝加大黄等方。

太阳阳明合病二者并重可表里同治，用厚朴七物汤等方。

太阳阳明合病偏阳明应攻里为主兼发表，用麻子仁丸等方。

219. 三阳合病，腹满身重，难以转侧，口不仁，面垢，谵语遗尿。发汗则谵语，下之则额上生汗，手足逆冷。若自汗出者，白虎汤主之。

阳明病从病传来路可分为太阳阳明、正阳阳明、少阳阳明，那么就会有三种情况同时存在的太阳少阳阳明合病，也就是三阳合病。

我们看第 6 条温病误汗后的风温病的表现，身重多眠睡，鼻息必鼾，语言难出。可见三阳合病与风温病的症状类似，也是风温病再往下病传的结果。所以三阳合病表面上看是既有太阳又有少阳还有阳明症状的一个病机概念，而本质是阳明病病传虚实夹杂、表里同病的一个阳明病病传分类。

总结一下，从病传来路看阳明病可分为太阳阳明、正阳阳明、少阳阳明，从病传去路看阳明病可分为阳明中风、阳明中寒、三阳合病，第 6 条的温病禁汗、禁下、禁火。

三阳合病火热炽盛、燔灼津液所以也是禁汗的，发汗后津液进一步亡失，不能濡养脏腑则神昏谵语。

三阳合病的腹满是里虚的腹满所以也是禁下的，苦寒攻下，津液进一步亡失，表位失于津液固摄则额上生汗，津液不能温煦四末则手足逆冷。

里热熏蒸于表而汗出，三阳合病偏阳明中风层面，可以用白虎汤。

220. 二阳并病，太阳证罢，但发潮热，手足漐漐汗出，大便难而谵语者，下之则愈，宜大承气汤。

二阳并病有太阳少阳并病、太阳阳明并病，这里指太阳阳明并病。太阳阳明的二阳并病在 48 条论述得比较详细。

48 条：二阳并病，太阳初得病时，发其汗，汗先出不彻，因转属阳明，续自微汗出，不恶寒。若太阳病证不罢者，不可下，下之为逆，如此可小发汗。设面色缘缘正赤者，阳气怫郁在表，当解之熏之；若发汗不彻，不足言，阳气怫郁不得越，当汗不汗，其人躁烦，不知痛处，乍在腹中，乍在四肢，按之不可得，其人短气，但坐，以汗出不彻故也，更发汗则愈。何以知汗出不彻？以脉涩故知也。

太阳阳明并病与太阳阳明合病的区别如下：

并病更加强调病传的顺序，一定是太阳病传到阳明病；合病更加强调两病并存的关系，既有太阳又有阳明的病机层面；太阳证罢、潮热、手足漐漐汗出，大便难而谵语说明病机层面已经传到了阳明腑实证，用大承气汤攻下。

本条也可以结合 217 条、218 条进一步理解。

221. 阳明病，脉浮而紧，咽燥口苦，腹满而喘，发热汗出，不恶寒，反恶热，身重。若发汗则躁，心愦愦，反谵语。若加温针，必怵惕烦躁，不得眠；若下之，则胃中空虚，客气动膈，心中懊憹，舌上苔者，栀子豉汤主之。

“阳明病，脉浮而紧，咽燥口苦，腹满而喘，发热汗出，不恶寒，反恶热，身重”：这组症状结合 219 条是典型三阳合病的表现。三阳合病，太阳、少阳、阳明病的表现都有但以阳明为主。

三阳合病禁汗、禁火、禁下。

汗法伤津为主，津亏不能濡养心神，所以心愦愦。

“愦”：形声字。心表意，篆书之形像心脏，表示心中昏乱。贵表声，贵有高义，表示人心里高傲，神志昏乱糊涂。

津亏严重火热炽盛所以谵语。

火法热盛为主，火扰心神，所以心怵惕烦躁，不得眠。

“怵惕”：恐惧警惕。

下法易耗伤正气津血同时易引邪入里。舌上苔是舌苔有问题，非正常舌苔，根据上下文可知这里的舌上苔应指苔厚腻或黄腻的水热病机。

“懊憹”：心中烦闷不宁。

“心愦愦”“怵惕”“心中懊憹”：都是描述心烦不安，只是古人行文在一句话中会用不同的词语表达相同的意思。症状虽相同，但病机有差异。心愦愦是津亏为主要病机，怵惕是火盛为主要病机，心中懊憹是里虚水热攻冲为主要病机。

三阳合病误用攻下的方法，里热基础上出现了里虚、水热，需要在苦寒清热的基础上去补虚、和胃、化饮、解表，用栀子豉汤。

222. 若渴欲饮水，口干舌燥者，白虎加人参汤主之。

三阳合病误用火法，火盛伤津。

阳明火盛所以饮水自救，渴欲饮水。误用火攻以伤津为主，所以白虎汤中加人参以救津液。

223.若脉浮发热，渴欲饮水，小便不利者，猪苓汤主之。

猪苓去皮　茯苓　泽泻　阿胶　滑石碎，各一两

上五味，以水四升，先煮四味，取二升。去滓，内阿胶烊消。温服七合，日三服。

“脉浮发热，渴欲饮水，小便不利”：这是三阳合病误治后热盛津伤，水热互结。如果说阳明中寒是阳明太阴合病，水热病也是阳明太阴合病的一种，只不过阳明中寒是阳明病合太阴里寒，水热病是阳明病合太阴水证。

猪苓汤中猪苓、茯苓、泽泻、滑石都可以利水，而泽泻、滑石都偏寒可以除水热，加阿胶补益津血以防利水太过。

221条、222条、223条讲阳明病病传到不同病机层面的变化及对治主方。

仲景以三阳合病误治为主线将这几种阳明病病传变化串联起来，在《伤寒论》中仲景始终以病传为主线、表里寒热虚实的变化为分类，以这样的视角去读《伤寒论》，一定会越来越清晰。

224. 阳明病，汗出多而渴者，不可与猪苓汤，以汗

多胃中燥，猪苓汤复利其小便故也。

阳明病热与水结，热盛津亏兼有水热以水热病机为主时可用猪苓汤清利水热。

阳明病火热熏蒸，所以汗多，大量的汗液会令津液亡失，所以当阳明病热盛津亏兼有水热但以津亏为主要病机时不可用猪苓汤，猪苓汤中有猪苓、茯苓、泽泻等渗利水湿的药物，利水的同时会让津液进一步亡失。

上一条也就是223条刚讲完阳明病传水热要用猪苓汤，这一条就讲虽病机是阳明水热但汗多津亏不可用猪苓汤去利水，可见仲景用心之良苦，既讲除水热之法又讲过度渗利水热之弊。

至于这种情况用什么方子？在后续的条文和《金匮要略》里多有论述，比如酸药法度的赤小豆当归散，百合病在顾护津血基础上去除水热的百合滑石散，等等。

《伤寒论》条文里无处不在的津液观本质是正邪观，如何处理正虚与邪实的关系，如何祛邪而不伤正？也就是如58条所述：凡病若发汗，若吐若下，若亡血，亡津液，阴阳自和者，必自愈。

225. 脉浮而迟，表热里寒，下利清谷者，四逆汤主之。

本条仍然是讲三阳合病误治后的病传，三阳合病误用火法伤津，津液迅速大量亡失，直接传到少阴、厥阴层面，出现津亏不能温煦的里虚寒的少阴下利及真寒假热的厥阴病。

脉浮而迟，表热里寒，这些都是里位寒盛、虚阳浮越的表现。

226. 若胃中虚冷，不能食者，饮水则哕。

三阳合病误治后病传阳明中寒，参190条“阳明病，若能食，名中风；

不能食，名中寒”。本有胃虚寒，饮水后加重里位水饮故哕。

227. 脉浮发热，口干鼻燥，能食者则衄。

火热熏蒸于表则脉浮，发热、口鼻干燥、能食，表里俱热，热迫血行则衄。本条论述阳明病传血分，热与血结、热迫血行的病传。

阳明病火热熏蒸，血气升浮也会呈现浮数之脉，见257条。

257条：病人无表里证，发热七八日，虽脉浮数者，可下之。假令已下，脉数不解，合热则消谷喜饥，至六七日，不大便者，有瘀血，宜抵当汤。

228. 阳明病下之，其外有热，手足温，不结胸，心中懊侬，饥不能食，但头汗出者，栀子豉汤主之。

阳明病不结胸，排出水热结实的结胸证，饥不能食，既有里热又有里虚。所以栀子豉汤的病机顺序是火证—里虚—兼水饮。

“心中懊侬”：火扰心神兼里虚津液不能上承濡润滋养为主要病机因素。

大家看我们之前讲过的栀子豉汤条文，共同特点都是“下后”，或者是太阳病下后，或者是三阳合病下后，或者是阳明病下后，下后里虚津亏，也可能引邪入里，形成正虚邪盛的病机层面，实邪主要是火邪和水邪，所以用栀子清火，淡豆豉和胃补虚化饮。

淡豆豉补虚化饮，补虚为主兼酸泻水邪。

76条：发汗后，饮水多，必喘，以水灌之，亦喘。发汗后，水药不得入口，为逆，若更发汗，必吐下不止。发汗吐下后，虚烦不得眠；若剧者，必反复颠倒，心中懊侬，栀子豉汤主之。若少气者，栀子甘草豉汤主之。若呕者，栀子生姜豉汤主之。

77条：发汗若下之而烦热，胸中窒者，栀子豉汤主之。

78条：伤寒五六日，大下之后，身热不去，心中结痛者，未欲解也，栀子豉汤主之。

221条：阳明病，脉浮而紧，咽燥口苦，腹满而喘，发热汗出，不恶寒，反恶热，身重。若发汗则躁，心愦愦，反谵语。若加温针，必怵惕烦躁，不得眠；若下之，则胃中空虚，客气动膈，心中懊憹，舌上苔者，栀子豉汤主之。

229. 阳明病，发潮热，大便溏，小便自可，胸胁满不去者，小柴胡汤主之。

少阳阳明，已经病传到阳明的病机层面，但少阳的里热、胃虚、邪入胸胁病机特点俱在，还是用小柴胡汤来解。

230. 阳明病，胁下硬满，不大便而呕，舌上白苔者，可与小柴胡汤。上焦得通，津液得下，胃气因和，身濈然汗出而解。

230条是对229条的选方机制进行解释。

胁下硬满是97条“邪气因入，与正气相搏，结于胁下”，不大便而呕是胃虚，舌上白苔是水湿之象，少阳阳明合病，虽然病机层面已传到阳明，但少阳的里热、胃虚、邪入胸胁病机特点俱在，还是用小柴胡汤来解。

邪气结于胁下，胁下硬满，所以上焦不通；不大便而呕所以胃气不和。《神农本草经》讲柴胡味苦平，推陈致新。柴胡的味是微苦，我们实际上尝的话是没有味的，尝半天有一点点苦，性平微寒。《医学启源》对柴胡的描述“味微苦，性平微寒，气味俱轻，阳也，升也，少阳经分药，能引胃气上升，以发散表热”。

柴胡虽有苦味，但气味俱轻，所以可以升散表热、提出里位郁火，也就是推陈致新。

柴胡升散表热、提出郁热、推陈致新配合黄芩苦寒清热，再配合小半夏汤降逆化饮所以上焦得通；生姜甘草汤和胃所以胃气因和。

上焦通畅、胃气得和，自然津液得下，津液得下在这里指代三焦气机津液通畅。

身濈然汗出而解在216条有过详细论述，作为病愈津液自和的代名词，不一定是要真正见到汗出的症状，只是用来指代病愈津液自和。

231. 阳明中风，脉弦浮大而短气，腹都满，胁下及心痛，久按之气不通，鼻干不得汗，嗜卧，一身及面目悉黄，小便难，有潮热，时时哕，耳前后肿，刺之小差。外不解，病过十日，脉续浮者，与小柴胡汤。

“脉弦浮大”：以脉代病机，弦为少阳，浮为太阳，大为阳明，典型的三阳合病。

在这一个条文里，分别出现了阳明中风的病机概念、脉弦浮大的以脉代病机的脉证，以及腹满胁下心痛的症状，天马行空的行文方式让初学《伤寒论》者一头雾水，条文读多了就很好理解，仲景在条文中或直陈三阴三阳的病机名称或以脉代证或直述症状，但都是在表达病人的病机层面，这一点在第4、5条体现最为明显。

4条：伤寒一日，太阳受之，脉若静者为不传；颇欲吐，若躁烦，脉数急者，为传也。

5条：伤寒二三日，阳明少阳证不见者，为不传也。

第4条以脉症来表达病机层面的变化，第5条以三阴三阳病机名称表达病机层面的变化。

231条通过病机名称、脉、症表达了三阳合病病传阳明水热的病机层面，用针灸的方法予以缓解。如果脉浮且少阳病机特点俱在，还是用小柴胡汤来解。

232. 脉但浮，无余证者，与麻黄汤；若不尿，腹满加哕者，不治。

接231条三阳合病病传，用针刺缓解后，如果诸症缓解，仅余脉浮等太阳伤寒表证，可用麻黄汤。如果上哕、中满、下闭三焦不通，病传深重为不治。

把231条、232条合起来看，实际上是一个完整的病传病解过程。

三阳合病兼水热的病机层面，治疗后病传到少阳用小柴胡汤，进一步缓解病传到太阳伤寒用麻黄汤，病愈。三阳合病—少阳—太阳伤寒，是里病出表至病解的过程。

当然如果病向里传，病情深重而不治。

233. 阳明病，自汗出，若发汗，小便自利者，此为津液内竭，虽硬不可攻之，当须自欲大便，宜蜜煎导而通之。若土瓜根及大猪胆汁，皆可为导。

食蜜七合

上一味，于铜器内，微火煎。当须凝如饴，搅之勿令焦着。欲可丸。并手捻作挺，令头锐，大如脂。长二寸许。当热时急作，冷则硬。以内谷道中，以手急抱。欲大便时乃去之。又大猪胆一枚，泻汁。和少许法醋，以灌谷道内。如一食顷，当大便出宿食恶物，甚效。

里热结实，大便硬结不通，是否可攻看津液状态。

阳明病，火热灼伤津血；“自汗出”，阳明病法多汗，津液随汗而泄；“若发汗”，进一步耗伤津血；“小便自利”，小便通利。人体呈现热盛和津液耗散较多的状态，所以虽有大便硬结不可苦寒攻下，以免进一步耗散津液，可以外用通便的方法。

蜜煎导，用蜂蜜适量，在锅内熬煎浓缩，趁热取出，捻成如小指样二寸长的栓子，塞入肛门内。

大猪胆汁法：猪胆一枚取汁，加少量醋，以灌谷道。

土瓜根法：书中没有详细记载，但土瓜根煎汤口服有极强的攻下作用，所以应为土瓜根煎汤灌入肠中。

234. 阳明病脉迟，汗出多，微恶寒者，表未解也，可发汗，宜桂枝汤。

迟脉主寒，主血少。

208 条的阳明病脉迟是阳明病有里寒的阳明中寒，而本条的脉迟意同脉缓，指代的是表虚的病机。所以对《伤寒论》里条文中脉的描述的理解一定要打开思路，结合上下文，不可拘泥。

阳明病病传太阳中风宜桂枝汤。

这是阳明中风病传的一个路径，阳明中风主方是白虎汤或白虎加人参汤，表位火盛灼伤津血失于温煦，会有 169 条的“背微恶寒”，如果表位复感风寒之邪，阳明中风进一步病传至太阳中风，可用桂枝汤解之。

这就是为什么我们说感冒有时候可能是治病良机，因为病可借机从表而解。

235. 阳明病脉浮，无汗而喘者，发汗则愈，宜麻黄汤。

阳明病病传太阳伤寒宜麻黄汤。

大家读《伤寒论》条文，太阳病篇讲的都是往下传，越传病越深重，越复杂。从阳明病开始除了讲病往下传也讲病解病愈的病传方向，而这些病解病愈的病传方向就是在告诉我们治病的方向。

为什么叫《伤寒论》？除了人身大部分疾病都是从表寒一步步传入、演变而来，所谓千般疢难，不越三条，都是表邪中经络、入脏腑；更重要的是其实各个病机层面的疾病治疗的目标或方向也是归于表，解于表寒，治到太阳病层面，病机轻浅而愈。其中深意，不可不查。

再结合234条，阳明中风既可传至太阳中风也可传至太阳伤寒，无论是传到太阳中风还是传到太阳伤寒，都可用辛温解表之法从表而解。

236. 阳明病，发热汗出，此为热越，不能发黄也。但头汗出，身无汗，剂颈而还，小便不利，渴引水浆者，此为瘀热在里，身必发黄，茵陈蒿汤主之。

茵陈蒿六两　栀子十四枚，擘　大黄二两，去皮

上三味，以水一斗二升。先煮茵陈，减六升。内二味，煮取三升。去滓，分三服。小便当利。尿如皂荚汁状。色正赤。一宿腹减。黄从小便去也。

“阳明病，发热汗出，此为热越，不能发黄”：此发热汗出与后面说的“但头汗出”相对照，应该是指全身的汗出，体内水液代谢途径通畅所以不能发黄。

“但头汗出……小便不利……身必发黄”：发黄（形成黄疸）的条件是局部汗出或小便不利，总之体内水热互结，水液代谢途径不畅所以水湿在体内与热互结而发黄。

虽然体内水热互结，但渴引水浆，说明水热并重，需在清热的基础上利水，用茵陈蒿汤。

237. 阳明证，其人喜忘者，必有蓄血。所以然者，本有久瘀血，故令喜忘，屎虽硬，大便反易，其色必黑者，宜抵当汤下之。

阳明病病传热与血结特点有二：一为喜忘，血者养神，所以热与血结易出现健忘等血不养神的症状。如《灵枢·营卫生会》曰：“血者，神气也。”《素问·八正神明论》曰：“血气者，人之神，不可不谨养也。”二为大便硬但排便顺畅且色黑。

火热灼伤津血，肠道津亏失于濡润故大便硬。热与血结成瘀，瘀血与出血往往并见，热迫血行溢出脉外故大便色黑。肠道血溢脉外故排便顺畅。

抵当汤以大黄配破血逐瘀之药。

大黄荡涤肠胃，推陈致新还可以利水。

所以当阳明腑实以肠中燥屎为主时可用大黄配芒硝，配气药组成承气类方以通便为主；当阳明热与水结火热炽盛时可以大黄配茵陈蒿等水药组成茵陈蒿汤以通利水热为主；当阳明热与血结时可以大黄配虻虫、水蛭等破血逐瘀药组成抵当汤来清热逐瘀。

238. 阳明病，下之，心中懊憹而烦，胃中有燥屎者可攻。腹微满，初头硬，后必溏，不可攻之。若有燥屎者，宜大承气汤。

阳明腑实，胃中有燥屎，可以用承气类方攻下之法，如果“初头硬，后必溏”是191条讲的阳明中寒里位寒热错杂的情况，不能攻下。

191条：阳明病，若中寒，不能食，小便不利，手足濈然汗出，此欲作固瘕，必大便初硬后溏。所以然者，以胃中冷，水谷不别故也。

大便头干后稀，属阳明中寒，里位寒热错杂，所以不能攻下。

“若有燥屎者，宜大承气汤”：里位完全结实可用大承气汤。

239. 病人不大便五六日，绕脐痛，烦躁，发作有时者，此有燥屎，故使不大便也。

里位有燥屎是不大便的主要病机因素，但不大便还有其他病机因素，需详审鉴别。

不大便伴心下至少腹硬满而痛是水热结实于胸中，用大陷胸汤：

137条：太阳病，重发汗，而复下之，不大便五六日，舌上燥而渴，日晡所小有潮热（一云：日晡所发心胸大烦），从心下至少腹，硬满而痛，不可近者，大陷胸汤主之。

不大便而呕伴胁下硬满，舌上白苔者是三焦不通利，用小柴胡汤：

230 条：阳明病，胁下硬满，不大便而呕，舌上白苔者，可与小柴胡汤。上焦得通，津液得下，胃气因和，身濈然而汗出解也。

不大便伴有血证是热与血结，用抵当汤：

257 条：病人无表里证，发热七八日，虽脉浮数者，可下之。假令已下，脉数不解，合热则消谷喜饥，至六七日，不大便者，有瘀血，宜抵当汤。

本条讲热结肠中形成燥屎会有绕脐痛、烦躁等症，发作有时。

240. 病人烦热，汗出则解，又如疟状，日晡所发热者，属阳明也。脉实者宜下之；脉浮虚者，宜发汗。下之与大承气汤，发汗宜桂枝汤。

“病人烦热，汗出则解”：汗出则解是太阳病，说明这个烦热是表寒所引起的，人体调动里位津血到体表抗邪的卫阳郁而发热。

“疟状”指代少阳病机层面，“日晡所发热”指代阳明病机层面。

病人从太阳病传少阳又病传阳明，是三阳合病或并病的状态。

初学者看到这样的条文会感觉很乱，但如果《伤寒论》学习的时间长了，熟悉了仲景的行文方式就会很清晰地理解仲景的意思了。用六病的典型症状来指代六病病机层面。

接下来是以脉证来判断病机层面。

实脉：

《脉经》：大而长，微强，按之隐隐愊愊然。（一曰沉浮皆得）。

实脉表示里位有实邪，宜攻下；脉浮虚说明病机层面以太阳中风为主，宜发表。

三阳合病但病机层面以哪一病为主，本条是用脉来做最后判断，为治法和选方提供决策的依据。如果不深入学习《伤寒论》条文，不深入思考，单看这一条，容易造成《伤寒论》是四诊之后以脉做决断的错觉。

我们反复学习条文，把多个条文放在一起理解，就会明白，仲景在条文里脉象和症状是互参的，真正在临床的时候，并不是四诊之后以脉来定治法及选方，而是四诊合参提炼综合病机，再来选方。

241. 大下后，六七日不大便，烦不解，腹满痛者，此有燥屎也。所以然者，本有宿食故也，宜大承气汤。

上一条是太阳病发汗后如果病传阳明腑实，用大承气汤。

大承气汤服法中有“得下止服”。大承气汤中病即止。

这一条是大下后，如果不大便，腹满实痛有燥屎，仍需用大承气汤。与上一条发汗后相对应，阳明腑实大下之后如果病解就不需要再用大承气汤了。但如果仍有里位的燥满烦实，还可以继续用大承气汤攻下。

所以如果从病传角度来理解本条，太阳病传阳明腑实证可以用大承气汤，太阴里虚转实宿食病传阳明腑实亦可用大承气汤。

从大承气汤用法来理解本条，原则上中病即止，如果燥满烦实的病机未解，仍可续服大承气汤。

242. 病人小便不利，大便乍难乍易，时有微热，喘冒不能卧者，有燥屎也，宜大承气汤。

微热不潮热，看似火热不盛，但火热攻冲上焦出现了喘和郁冒，说明里热炽盛，只是表现不同。

《伤寒论》条文中“小便不利”有以下几种情况。

一是津液绝对减少的小便短少或小便不利。如第 6 条温病误下伤津的小便不利；第 59 条大下之后复发汗亡津液的小便不利。

二是下焦有水饮的小便不利。如第28条太阳中风误下引邪入里的表寒伴下焦水饮的桂枝去芍药加茯苓白术汤；第40条里虚寒水饮不化的小便不利的小青龙汤；第71条下焦水饮小便不利的五苓散；第96条胃气虚不能制化下焦水饮小便不利的小柴胡汤；等等（见107条柴胡加龙骨牡蛎汤、147条柴胡桂枝干姜汤、175条甘草附子汤、223条猪苓汤、236条茵陈蒿汤、316条真武汤、318条四逆散，《金匮要略》血痹虚劳病篇肾气丸，《金匮要略》消渴小便不利淋病篇栝楼瞿麦丸、蒲灰散、滑石白鱼散、茯苓戎盐汤，《金匮要略》水气病篇越婢加术汤、桂枝加黄芪汤，《金匮要略》黄疸病篇大黄硝石汤，《金匮要略》妇人妊娠病篇葵子茯苓散）。

三是水谷不别，水走大肠。如191条胃中冷，水谷不别，小便不利大便初硬后溏；307条小便不利，下利不止，便脓血者，桃花汤主之；《金匮要略》痉湿暍篇：湿痹之候，小便不利，大便反快，但当利其小便。

本条中小便不利、大便乍难乍易应属第三种水谷不别的情况，水走大肠，但因为里热炽盛又有燥屎，所以大便乍难乍易。

本条虽然出现了大便乍难乍易和微热等看似与大承气汤不对应的症状，但火盛炽盛、肠中燥屎为核心病机，所以还是要用大承气汤。

仲景结合临床实际不为症状所牵引，详细辨查病机出方，精深的辨证思维现于字里行间，其苦心不可不知。

243. 食谷欲呕，属阳明也，吴茱萸汤主之。得汤反剧者，属上焦也。

吴茱萸一升，洗　人参三两　生姜六两，切　大枣十二枚，擘

上四味，以水七升，煮取二升。去滓，温服七合，日三服。

吴茱萸的性味是辛热的，很多人看到吴茱萸汤放在阳明病篇里很不理解，但如果是从病传的角度去看就好理解了。

阳明病中寒病传里位寒饮冲逆出现里虚寒的呕逆，再传可见309条少阴

病机层面的吐利、手足逆冷；寒饮冲逆、津血虚寒除了呕逆还可见到378条的头痛。

参197条吴茱萸汤放在阳明病篇可以理解为阳明病传方，但总属太阴少阴的病机层面。

309条：少阴病，吐利，手足逆冷，烦躁欲死者，吴茱萸汤主之。

378条：干呕，吐涎沫，头痛者，吴茱萸汤主之。

197条：阳明病，反无汗，而小便利，二三日，呕而咳，手足厥者，必苦头痛；若不咳不呕，手足不厥者，头不痛。

“得汤反剧”：服用吴茱萸汤反而加剧，说明病机层面不是里位寒饮冲逆。

“属上焦也”：吴茱萸汤的病机在中焦，服用吴茱萸汤病情加重，需另寻病机，所以属上焦也，更准确地理解并不是指具体病机一定在上焦，而是“观其脉证，知犯保逆，随证治之”之意。

244. 太阳病，寸缓关浮尺弱，其人发热汗出，复恶寒，不呕，但心下痞者，此以医下之也。如其不下者，病人不恶寒而渴者，此转属阳明也。小便数者，大便必硬，不更衣十日，无所苦也。渴欲饮水，少少与之，但以法救之。渴者，宜五苓散。

太阳病出现了寸缓关浮尺弱的脉象，寸缓津液不足于外，尺弱，里位津亏，关浮，中焦有热。症见发热汗出，复恶寒，脉症合参，这里讲的是太阳病传太阳阳明合病。

“不呕”：排除了少阳病，太阳阳明合病误用下法会出现里虚的虚痞。

不用下法，太阳阳明合病病传阳明方向，不恶寒而渴。

阳明热盛津亏进一步病传水证，津亏水盛，所以小便数大便硬。不更衣十日理解为不大便十日，虽然十天不大便但不难受，这是津亏水盛不大便的特点。因为体内水盛，所以渴欲饮水要少少与之。津亏水盛以水为主用五苓散。

“渴者”“大便必硬”：看似都是阳明热盛津亏之症，但其核心病机是水盛所导致的津液分布不均，水去则津液来复，故用五苓散利水而复津液。

245. 脉阳微而汗出少者，为自和也；汗出多者，为太过。阳脉实，因发其汗出多者，亦为太过。太过者为阳绝于里，亡津液，大便因硬也。

本条出现了三个“阳”字,“脉阳微”“阳脉实”“阳绝于里”,其中脉阳、阳脉的“阳”都是表位，阳绝于里的“阳”是指津液。

“脉阳微”是指表位津亏，表位津亏但出汗不多，表位津液处于相对平衡状态，所以“为自和”。如果表位津亏但汗出得多，就是太过了。

“阳脉实”是指表位津液是充足的，但发汗太过也会耗伤津液。

表位津液无论亏虚还是正常，发汗太过都会耗伤津液而导致津液的亏虚。表位津亏进一步就会导致里位的津液亡失，里位津液亡失不能濡润肠道就会大便硬。

如果从病传的角度理解这一条，发汗太过会耗伤表位津液，进一步会耗伤里位津液而出现大便硬的阳明腑实证。

本条首先分别讲表位和里位的津液自和，也就是津液平衡的情况，然后又讲表位和里位津液平衡的相互影响，过度发表，表位津亏不仅表位的津液不和，还会影响里位的津液，形成里位津亏大便硬的情况。

246.脉浮而芤,浮为阳,芤为阴,浮芤相搏,胃气生热,其阳则绝。

“浮为阳”的“阳”是阳盛、火盛，阳明火热熏蒸气血升浮。

“芤为阴”的“阴”是阴虚、津血亏虚，故而呈现中空的芤脉。

“其阳则绝”的“阳”是指津液,浮芤相搏,既有胃火炽盛气血升浮的浮脉,又有火热灼伤津血以后津亏血少的芤脉，津液不断耗散而亡失。

本条通过脉象来解析阳明病热盛津亏的病机。

247. 趺阳脉浮而涩，浮则胃气强，涩则小便数，浮涩相搏，大便则难，其脾为约，麻子仁丸主之。

麻子仁二升　芍药半斤　枳实半斤，炙　大黄一斤，去皮　厚朴一尺，炙，去皮　杏仁一升，去皮尖，熬，别作脂

上六味，蜜和丸，如梧桐子大。饮服十丸，日三服，渐加，以知为度。

汉代医生把脉还是人迎脉、寸口脉、趺阳脉三部合参。

《伤寒论原序》：“……按寸不及尺，握手不及足，人迎趺阳，三部不参，……所谓窥管而已，夫欲死别生，实为难矣……”

趺阳脉位于足阳明胃经冲阳穴附近，所以古人认为趺阳脉主要是候胃气，判断胃气的虚实。

人体正虚可分为功能层面的胃虚和物质层面的津液虚，胃功能的不足即胃气虚，有胃气虚就有胃气实，也就是胃的功能过亢。所以本条的胃气强就是里位火盛引起的胃的功能相对过亢，气血升浮故趺阳脉浮。

涩脉主津亏血少，趺阳脉涩病机是胃津虚，浮涩相搏，火热灼伤津血，所以既有胃的实火又有胃的津虚，大便失于津液濡润则难。

这里的小便数是胃津虚不能制化水饮而造成的水谷不别。

179 条“太阳阳明者，脾约是也”：太阳阳明合病，既有表寒又有里热，这里的脾是指里位，所以脾约是里位受表寒所约束。

综上，247 条一方面有胃实火合胃津虚，一方面兼有表寒，需要用小承气苦寒清里热配麻子仁、白芍、蜂蜜养津血、润肠通便，配杏仁兼解表，合起来就是麻子仁丸。

248. 太阳病三日，发汗不解，蒸蒸发热者，属胃也，调胃承气汤主之。

《伤寒论》中并没有脏腑辨证体系，但条文中多次出现“胃”的字样。“胃”在条文中主要有以下几方面含义：一是从病位上指中焦和里位；二是从功能上指消化系统对食物的运化功能；三是指阳明的病机层面。指功能时往往用“胃气”的概念。

“太阳病三日”：指太阳病传，发汗不解蒸蒸发热，说明病传到阳明，所以这里的“属胃也”是指“属阳明”。太阳病传阳明，根据四诊辨病机，可用调胃承气汤。

249. 伤寒吐后，腹胀满者，与调胃承气汤。

“伤寒吐后”与下一条“太阳病，若吐、若下、若发汗”语意相同，只是行文用词不同。都是太阳病用了攻邪的方法后伤津液了。

三承气汤中如果是气证为主应该用小承气汤，但具体用哪个承气汤还是要结合四诊的具体信息来选方。这里的腹胀满是虚实夹杂的病机层面，所以用含有甘草的调胃承气汤在顾护胃气的基础上去苦寒攻下。

250. 太阳病，若吐、若下、若发汗，微烦，小便数，大便因硬者，与小承气汤和之愈。

太阳病用了攻邪的方法伤津，里位结实。

阳明病有里位结实需要苦寒攻下，但里位津伤又不可过度苦寒攻下。

偏胃虚的层面用调胃承气汤；结实重一些用小承气汤；津亏严重用蜜导煎等外用的方法。

251. 得病二三日，脉弱，无太阳柴胡证，烦躁，心下硬，至四五日，虽能食，以小承气汤少少与，微和之，令小安，至六日，与承气汤一升。若不大便六七日，小便少者，虽不受食，但初头硬，后必溏，未定成硬，攻之必溏，须小便利，屎定硬，乃可攻之，宜大承气汤。

“无太阳柴胡证”：排除太阳少阳病，病人烦躁，心下硬满，太阳病传到阳明，但是脉弱，不是洪滑有力，说明里实不严重。这时候能食，说明里面有热，热能消谷。这里没有成大实，所以可以用小承气少量服用，不可妄下。

“至六日，与承气汤一升”：进一步病传，里位进一步结实，可以加大小承气汤用量。

大便头干后稀，属阳明中寒，里位寒热错杂，所以不能攻下。这一点在之前209条与238条已有详细论述。大便完全结实可用大承气汤。

209条：阳明病，潮热，大便微硬者，可与大承气汤；不硬者，不可与之。若不大便六七日，恐有燥屎，欲知之法，少与小承气汤，汤入腹中，转失气者，此有燥屎也，乃可攻之；若不转失气者，此但初头硬，后必溏，不可攻之，攻之，必胀满不能食也。欲饮水者，与水则哕。其后发热者，必大便复硬而少也，以小承气汤和之。不转失气者，慎不可攻也。

238条：阳明病，下之，心中懊憹而烦，胃中有燥屎者可攻。腹微满，初头硬，后必溏，不可攻之。若有燥屎者，宜大承气汤。

“小便少者”：指代水走大肠，虽不大便，但大便并未成实，所以攻之必溏。“小便利”：水从小便走，肠胃燥屎已经结实可攻。

252. 伤寒六七日，目中不了了，睛不和，无表里证，大便难，身微热者，此为实也。急下之，宜大承气汤。

“目中不了了，睛不和”：视物模糊不清，是火热熏蒸于上焦灼伤津血，目不受血的危重表现。虽身微热但大便难，说明热实于里且火势上攻凶猛。

“目中不了了，睛不和”是阳明火热上攻危急的典型表现，这里并不单指视物模糊一个症状，而是指代阳明火热上攻的病机，还可能见到烦躁、谵语等热盛之症。

所以需要用大承气汤苦寒攻下灭火，急下存阴。

253. 阳明病发热，汗多者，急下之，宜大承气汤。

“阳明病发热，汗多者”：阳明火盛故发热，热迫津液外泄故汗多。用发热和汗多两个症状代表病人体内阳明火盛，实火实热的病机状态，此时需用大承气汤苦寒攻下灭火，急下存阴。

254. 发汗不解，腹满痛者，急下之，宜大承气汤。

阳明汗多、腹满痛，都是描述阳明里位的实火实热，此三条用大承气汤急下，急下存阴也就是用快速强力攻下的方法釜底抽薪，扑灭火势以保存下焦的津液。

大承气汤主要用在里位的痞满燥实，但不是只能用在严重的大便燥结情况，如果出现阳明火盛即将耗竭，真阴病入厥阴之时，需用大承气汤釜底抽薪、急下存阴。

所以大承气汤既是标准的阳明腑实证的主方，同时也是阳明火盛、真阴欲竭、病传厥阴的方子。

条文里是无尽的宝藏，大承气汤不仅仅只能用在严重的大便燥结情况，如果人体如山火一样熊熊燃烧，形成滔天之势，要将山上所有树木燃为灰烬，有无大便燥结都需用大承气汤急下存阴。

255. 腹满不减，减不足言，当下之，宜大承气汤。

接上一条，里实热结的腹满用大承气汤攻下后腹满不减，或减少得不多，如果病机未变化，还可以用大承气汤继续攻下。

256. 阳明少阳合病，必下利。其脉不负者，为顺也；负者，失也。互相克贼，名为负也。脉滑而数者，有宿食也，当下之，宜大承气汤。

“阳明少阳合病，必下利”：少阳里虚合并里热，可能出现热利。

“其脉不负者，为顺也；负者，失也。互相克贼，名为负也”，为后人加，略。

阳明少阳合病，如果出现滑脉，说明里位有宿食食积，可以用大承气汤。滑脉主热亦主宿食、痰饮等里位实邪，所以以宿食为主的里实热结也可以用大承气汤。

257. 病人无表里证，发热七八日，虽脉浮数者，可下之。假令已下，脉数不解，合热则消谷喜饥，至六七日，不大便者，有瘀血，宜抵当汤。

水蛭熬　虻虫各三十个，去翅足，熬　桃仁二十个，去皮尖　大黄三两，酒洗

上四味，以水五升，煮取三升。去滓，温服一升。不下。更服。

《伤寒论》中有“表里证”字样的条文一共有三条。

74 条：中风发热，六七日不解而烦，有表里证，渴欲饮水，水入则吐者，名曰水逆，五苓散主之。

252 条：伤寒六七日，目中不了了，睛不和，无表里证，大便难，身微热者，此为实也。急下之，宜大承气汤。

257 条：病人无表里证，发热七八日，虽脉浮数者，可下之。假令已下，

脉数不解，合热则消谷喜饥，至六七日，不大便者，有瘀血，宜抵当汤。

通过这几条的对比，我们可以看出条文中的“表里证”，表证指的是表寒的症状，里证指的是太阴里虚寒的症状。

“脉浮数”可见于太阳病发热恶寒也可见于阳明里热熏蒸，无表里证，发热七八日，所以这里的脉浮数是指阳明里热。用攻下的方法去泄热，虽然已经泄下，但仍有脉数、消谷善饥等症状，说明里热未解，而且大便不通，这时候如果有女性月经血块、舌下瘀络等瘀血的指征，说明阳明热与血结，用抵当汤苦寒攻下的同时破血逐瘀。

258. 若脉数不解，而下不止，必协热而便脓血也。

接上一条，阳明里热脉浮数，用了攻下的方法，脉数不解，如果不大便，见到瘀血的指征用抵当汤。

用了攻下的方法，脉数不解，而且下利不止，说明热迫血行，火邪灼伤脉络成脓，形成热利。

257 条、258 条说明阳明里热病传血热互结有两种情况，一种是热与血结，形成血热瘀血，用抵当汤类方破血逐瘀；另一种是热迫血行，形成协热利便脓血，需用葛根芩连汤类方清热止血。

可见病传观贯穿于《伤寒论》条文始终。

259. 伤寒，发汗已，身目为黄，所以然者，以寒湿在里，不解故也。以为不可下也，于寒湿中求之。

黄疸的基本病机是湿热熏蒸于表，但是湿热熏蒸于表是表象，具体病机需结合四诊详细审查，如果是太阴虚寒淡饮不化导致的水热互结熏蒸于表，不可用清热利水之法，应温化寒湿而解。

260. 伤寒七八日，身黄如橘子色，小便不利，腹微满者，茵陈蒿汤主之。

“伤寒七八日”：指太阳病传阳明里热。

“身黄如橘子色”：黄疸，湿热熏蒸于表，症状在表位，四诊看病机在表还是在里，里位有小便不利，说明表位身黄的症状病机在里位，是里位湿热的熏蒸所引起的。

“腹微满者”：说明阳明里热灼伤津血里实初成但未成大实的状态。

此时黄疸的病机是水热互结、里实初成，所以用栀子除火、茵陈蒿除水热、大黄清里攻实，即茵陈蒿汤。

261. 伤寒身黄发热者，栀子柏皮汤主之。

肥栀子十五个，擘　甘草一两，炙　黄柏二两

上三味，以水四升。煮取一升半，去滓，分温再服。

身黄发热，黄疸，阳明水热互结。用栀子柏皮汤说明病机为水热互结，所以用了苦寒的栀子和苦寒的黄柏，清实火、实热为主，兼燥湿利水。

黄柏，《神农本草经》中记载：“肠胃中结热，黄疸，肠痔。止泄利，女子漏下赤白，阴伤，蚀疮。”黄柏味苦性寒，可清热燥湿，主下焦水热，可以治热利。

262. 伤寒瘀热在里，身必发黄，麻黄连轺赤小豆汤主之。

麻黄二两，去节　连轺二两　杏仁四十个，去皮尖　赤小豆一升　大枣十二枚，擘　生梓白皮一升，切　生姜二两，切　甘草二两，炙

上八味，以潦水一斗。先煮麻黄，再沸，去上沫。内诸药，煮取三升，

去滓。分温三服，半日服尽。

太阳病传阳明水热黄疸，用麻黄连轺赤小豆汤。

赤小豆 + 梓白皮 + 生姜甘草汤方干 + 麻黄 + 连轺，可见麻黄连轺赤小豆汤是以和胃制化水饮及利水渗湿为主兼用麻黄发散表位废水。

260 条、261 条、262 均是讲述阳明水热互结黄疸病的治疗，从组方可以清晰看出每一个条文病机层面细微的差别。

260 条茵陈蒿汤，茵陈 + 栀子 + 大黄，水热并重，清热与利水并重兼攻下。

261 条栀子柏皮汤，栀子 + 柏皮，水热互结以热为主，清热为主兼利水。

262 条麻黄连轺赤小豆汤，麻黄 + 梓白皮 + 赤小豆 + 连轺 + 生姜甘草汤方干，里虚淡饮 + 里位水热互结 + 表上废水，以和胃利水为主，兼清热、发表。

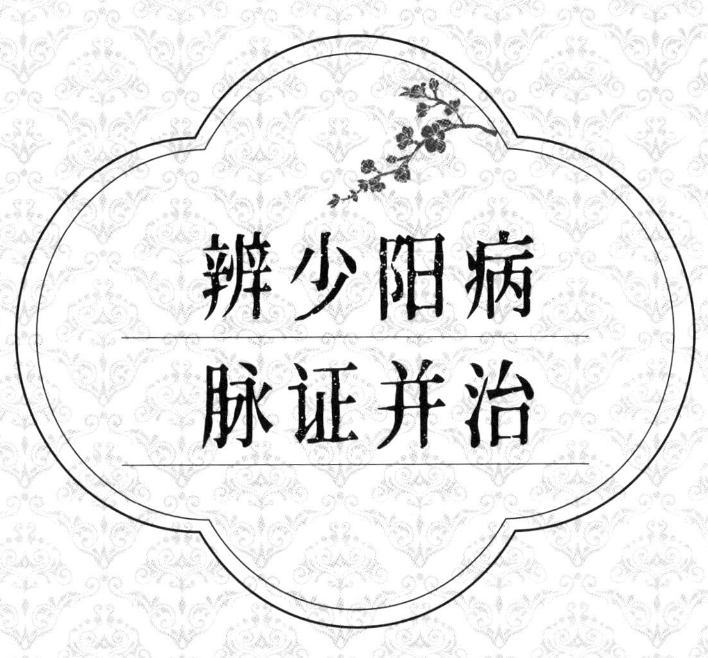

辨少阳病脉证并治

263. 少阳之为病，口苦咽干目眩也。

口苦、咽干，是里热偏于上焦的表现。

189 条：阳明中风，口苦咽干，腹满微喘，发热恶寒，脉浮而紧；若下之，则腹满，小便难也。

221 条：阳明病，脉浮而紧，咽燥口苦，腹满而喘，发热汗出，不恶寒，反恶热，身重。若发汗则躁，心愦愦，反谵语。若加温针，必怵惕烦躁，不得眠；若下之，则胃中空虚，客气动膈，心中懊憹，舌上苔者，栀子豉汤主之。

所以少阳病与阳明病在上焦火证这个病机层面是有重叠的。

“目眩”，病机可能有表寒、津亏、水饮冲逆等方面。在这里对应的病机应该是胃虚饮逆。《伤寒论》条文中多以“呕”来指代少阳胃虚饮逆的病机层面，这里的“目眩”同样是指代胃虚饮逆的病机。《金匮要略》痰饮咳嗽病篇里有同样的用法：“心下有痰饮，胸胁支满，目眩，茯苓桂枝白术甘草汤主之。”

所以少阳病与太阴病在胃虚饮逆这个病机层面是有重叠的。

仲景在临床中发现想要概括人体疾病的病机层面，需要同时表达病位（表里）、病势（寒热）、病性（虚实）三个维度，所以少阳病的病机是“表位寒热错杂 + 上焦火证 + 中焦胃虚饮逆”。

少阳病既有阳明病上焦火证的病机层面，又有太阴病胃虚饮逆的病机层面，三阴三阳的分类方法要在病位（表里）、病势（寒热）、病性（虚实）三个维度对人体病机进行概括，所以三阴三阳的病机分类不是泾渭分明、简单分割，而是互有交叉、互有包含的逻辑关系。

264. 少阳中风，两耳无所闻，目赤，胸中满而烦者，不可吐下，吐下则悸而惊。

六病皆有中风，中风是表位津血不足，失于防御，易于感受风邪，临床以恶风、汗出为主要症状的一个病机概念。

少阳中风是少阳病病机偏于上焦和表位的分类。

“两耳无所闻，目赤”：火邪攻冲在上焦的表现。

“胸中满而烦”：胃虚水饮冲逆到上焦与火相结，这个满是虚实夹杂以虚为主，所以不可吐下，与结胸证水热结实的大小陷胸汤病机正好相反。

虚满用了吐下之法，必伤津耗气，津亏不能濡润滋养所以胸中悸而惊。

265. 伤寒，脉弦细，头痛发热者，属少阳。少阳不可发汗，发汗则谵语，此属胃，胃和则愈，胃不和，烦而悸。

参《伤寒论》第4条、5条。

4条：伤寒一日，太阳受之，脉若静者为不传；颇欲吐，若躁烦，脉数急者，为传也。

5条：伤寒二三日，阳明少阳证不见者，为不传也。

太阳病，颇欲吐，是太阳病传少阳；太阳病，脉弦细，出现了津亏水饮的脉象，也是传到了少阳。无论是呕的症状还是弦细的脉象都是指少阳的病机层面。

太阳病传少阳，仍有太阳病头痛发热的症状和病机，不可按太阳病的治法去发汗，因为当下虽既有太阳又有少阳的病机层面，但少阳为主，而少阳病的核心病机是胃虚，胃虚如果发汗会进一步伤津耗气，津亏不能濡润滋养所以胸中悸而惊。

本条强调了少阳病胃虚的核心病机与和胃的治疗原则。

266. 本太阳病不解，转入少阳者，胁下硬满，干呕不能食，往来寒热，尚未吐下，脉沉紧者，与小柴胡汤。

太阳病传少阳，病传机制见于97条“血弱气尽腠理开，邪气因入，与正气相搏，结于胁下”。

“血弱气尽腠理开”是表位气血不足失于防御，表位气血不足根源是里位胃虚气血生化来源不足；而邪气入内结于胁下，出现了胁下硬满的实邪，既有正虚的一面又有邪实的一面，少阳病在里位是虚实夹杂。

脉沉紧指代里位有寒饮的病机，见于67条茯苓桂枝白术甘草汤证“起则头眩，脉沉紧，发汗则动经”。

266条与267条连在一起看，尚未吐下用小柴胡汤，若已吐下此为坏病，以法治之。说明这种情况用小柴胡汤为正治。

小柴胡汤以生姜甘草汤补虚和胃，为何里位虚实夹杂还要用小柴胡汤？

这就是一方多维的概念，小柴胡汤主要用在少阳病，但是也可以用于太阳少阳合病、少阳太阴合病，一个方子是可以用于多个病机层面的，但是方子的组成要与临床的核心病机相对应。

本条既有太阳表不解，又具备少阳病的正邪交争、胃虚饮逆，又有太阴的寒饮冲逆。里位虽是虚实夹杂但以胃虚为核心病机，所以既不能用发汗、温针治太阳病的方法，也不可以用吐、下治太阴水饮的方法，只能用小柴胡汤的和法。

267. 若已吐、下、发汗、温针，谵语，柴胡汤证罢，此为坏病，知犯何逆，以法治之。

“坏病”在条文中一共出现两次，除了本条还有16条。指误用汗吐下、温针等治法，也就是误治以后病情加重加深，从“坏病”的治法“知犯何逆，以法治之”来看，“坏病”是误治后病机变得复杂，只能是随证治之了。

16条：太阳病三日，已发汗，若吐，若下，若温针，仍不解者，此为坏病，桂枝不中与之也。观其脉证，知犯何逆，随证治之。桂枝本为解肌，若其人脉浮紧，发热汗不出者，不可与之也。常须识此，勿令误也。

以少阳为核心病机误用了汗吐下及温针等方法，出现了谵语等阳明病机层面的症状，说明病机已经发生变化，就不能再用小柴胡汤了。

“柴胡汤证罢”，表面说是证变化了，实际指的是病机发生了变化。

268. 三阳合病，脉浮、大、上关上，但欲眠睡，目合则汗。

伤寒脉法在脉位的维度是以寸、关、尺对应人体上、中、下三焦。

关上的脉位是寸脉和关脉之间，关脉略向上一点的位置，一方面主心下的位置，也就是上焦和中焦之间的位置；一方面主少阳，因为少阳的病位在胁下也就是表里之间。

154 条可以看出关上与心下的对应关系。

154 条：心下痞，按之濡，其脉关上浮者，大黄黄连泻心汤主之。

这一条的“关上浮”指心下按之软的痞是火热攻冲于“心下”这个上焦与中焦之间的位置。

从 268 条开始讲少阳病向下的病传，少阳病传到三阳合病，脉浮指代太阳病病机层面；脉大指代阳明病病机层面。见 186 条“伤寒三日，阳明脉大”。

“上关上”：指关上的脉明显，指代少阳病病机层面。

“目合则汗”：就是盗汗，指代阳明火热熏蒸汗出，火热灼伤津血，津亏则欲眠睡，与少阴病寒性津亏的但欲寐病机相反。

269. 伤寒六七日，无大热，其人躁烦者，此为阳去入阴故也。

“伤寒六七日”：少阳病向下病传，其人躁烦病传阳明，无大热，说明病初传阳明以里热为主，外热不甚。阳去入阴，阳为表，阴为里，少阳是表里之间，阳明是里，病传进一步向里传。

270. 伤寒三日，三阳为尽，三阴当受邪。其人反能食而不呕，此为三阴不受邪也。

“能食而不呕”：能食是阳明病机层面，不呕排除少阳病机层面。病传阳明未传三阴。

总结一下 268 条、269 条、270 三条，讲少阳向下病传，如果太阳、少阳、阳明病机病证均见即为少阳病传三阳合病。

太阳、阳明、少阳病都可以病传三阳合病，但三阳合病也有侧重的不同，阳明病篇 219 条给出了白虎汤治疗三阳合病的方法，临床上还要结合四诊综合分析三阳合病的病机去选方。

269 条、270 两条均讲少阳病传阳明的情况。

271. 伤寒三日，少阳脉小者，欲已也。

少阳脉位在关上，少阳脉象为弦细。“少阳脉小”指关上少阳的弦细脉象不明显，以脉象变化指代病机变化，脉象趋向常脉，病情向愈。

272. 少阳病，欲解时，从寅至辰上。

略。

少阳病篇一共只有 10 条，是因为少阳病的内容在之前《太阳病脉证并治（中）》篇有过详细讲解了，所以这里的内容比较少。

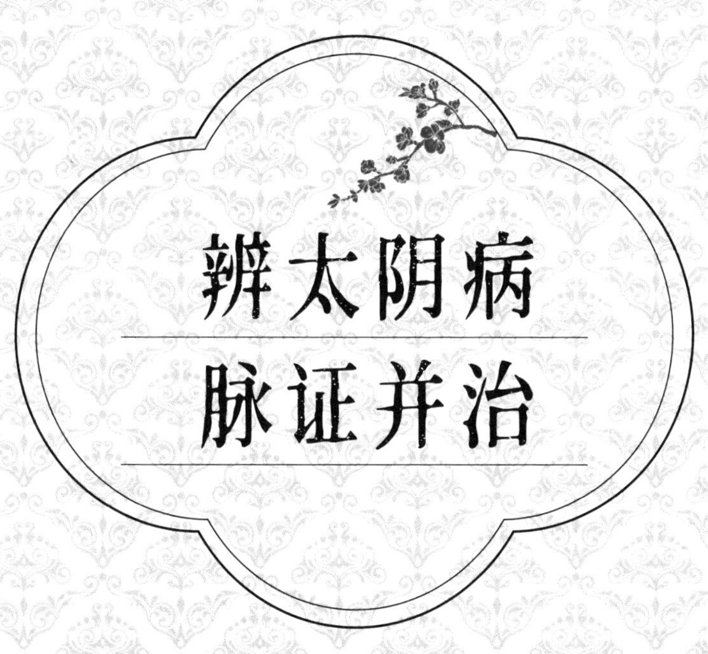

辨太阴病脉证并治

273. 太阴之为病，腹满而吐，食不下，自利益甚，时腹自痛。若下之，必胸下结硬。

太阴与阳明对应来理解，阳明是胃家实，里实热；太阴是胃家虚，里虚寒。

正虚与邪实往往是并存的，以管理国家来做比喻，一个国家如果管理者无能，治安就会出现问题。管理者无能相当于正气虚，治安出问题相当于邪气盛。所以在人体正虚邪实往往并见，重点是分辨正虚与邪实的主次。太阴病虽然出现了腹满的邪实表现，但根本是正虚为主，虚实夹杂以虚为主，腹满是虚满，是胃虚不能制化浊水浊气冲逆造成的腹满，所以这种腹满不可下，攻下会引邪入里，胸下结硬，邪实更盛。

《伤寒论》里不讲脏腑辨证，所以在《伤寒论》里，里位、胃、中焦都是同一概念，和现代的消化系统意思相近。

“食不下”：胃气虚，不能腐熟水谷，就会出现食欲差、饭量小等食不下的表现，或者“不欲饮食”“不能食”“食难用饱”等症状。

“自利益甚”：人体水液代谢的过程在《黄帝内经》里有描述：“饮入于胃，游溢精气，上输于脾，脾气散精，上归于肺，通调水道，下输膀胱，水精四布，五经并行。”所以人体水液代谢最基本的过程是先经过胃的运化，然后输布全身，如果胃虚水液代谢出现问题，就会形成水饮，也就是《金匮要略》里讲的痰饮的形成：“其人素盛今瘦，水走肠间，沥沥有声，谓之痰饮。”痰饮形成后最直接的表现就是下焦二便的异常，大便表现出下利。

“时腹自痛”：里位虚寒，津血不能温煦、敷布，所以不荣则痛；腹内有寒饮，寒邪凝涩，所以不通则痛。

“若下之，必胸下结硬”：参130条虚满不可下。

130条：病发于阳而反下之，热入，因作结胸；病发于阴而反下之（一作汗出），因作痞。

274. 太阴中风，四肢烦疼，阳微阴涩而长者，为欲愈。

六病皆有中风，中风是表位津血不足，失于防御易于感受风邪，临床以恶风、汗出为主要症状的一个病机概念。

太阴中风是太阴病病机偏于上焦和表位的分类。

“四肢烦疼”：太阴病是里病，里位虚寒，气血生化来源不足，会造成表位的津血不足，肢体失于津血的濡养和滋润，就会出现四肢的疼麻现象，表位失于津血的防御，就会有风寒废水侵袭于表，肢体表位这种正虚邪实的病机状态就会出现“烦疼”的症状。

有“烦疼”字样的条文还见于以下 3 条，可见烦疼是表位既有津血不足又有寒湿邪气的正虚邪实所呈现的一种临床表现。

146 条：伤寒六七日，发热微恶寒，支节疼烦，微呕，心下支结，外证未去者，柴胡加桂枝汤主之。

175 条：风湿相搏，骨节烦疼，掣痛不得屈伸，近之则痛剧，汗出短气，小便不利，恶风不欲去衣，或身微肿者，甘草附子汤主之。

《金匮要略》痉湿暍篇：湿家身烦疼，可与麻黄加术汤，发其汗为宜，慎不可以火攻之。

“阳微阴涩而长”：表位脉微、里位脉涩，皆为津血不足之脉象，也是太阴本病所呈现的脉象，长脉不是标准脉象命名，与短脉相对应，津血亏虚时为短脉，短脉变长，也是津液来复的表现，所以为欲愈。可见仲景对脉法的应用是很灵活的，脉象对应的是人体的气血状态，对应的是表里、寒热、虚实。

275. 太阴病欲解时，从亥至丑上。

略。

276. 太阴病脉浮者，可发汗，宜桂枝汤。

太阴病脉浮即为太阴中风，结合274条，太阴病如果“四肢烦疼”或者“脉浮”，以表位的脉象或症状为所急所苦，即为太阴中风的病机层面。

所以桂枝汤不仅为太阳中风主方，同时也是太阴中风的主方。

277. 自利不渴者，属太阴，以其脏有寒故也。当温之，宜服四逆辈。

273条“自利益甚”，太阴病核心病机是里虚寒，所以下利是太阴病的主症。

三阴病皆有下利，自利不渴不一定是太阴下利，也可能是阳明的热利，所以本条的“自利不渴”是与少阴病的自利而渴相对应，见282条。

282条：少阴病，欲吐不吐，心烦，但欲寐，五六日，自利而渴者，属少阴也，虚故引水自救。

太阴病核心病机是里位有寒饮，所以下利后既有里位寒饮又有津亏，但以寒饮为主，所以不渴。而少阴下利也是既有里位寒饮又有津亏，但以津亏为主，所以引水自救。

里位寒饮为主要病机，所以用四逆辈温里，回阳救逆。

278. 伤寒脉浮而缓，手足自温者，系在太阴。太阴当发身黄；若小便自利者，不能发黄。至七八日，虽暴烦，下利日十余行，必自止，以脾家实，腐秽当去故也。

278条讲太阴病三个病传方向。

“脉浮而缓”是太阴中风的脉象；“手足自温”，太阴病气血生化来源不足导致表位津血不足，表位肌肤失于津血的滋养与濡润，所以出现津亏虚热的手足自温。

“太阴当发身黄”，这一句与259条对应。实际是太阴中风病传到黄汗或黄疸的病机层面。

259条：伤寒，发汗已，身目为黄，所以然者，以寒湿在里，不解故也。以为不可下也，于寒湿中求之。

太阴身当发黄本为寒湿在里，标为表位湿与虚热相结发黄，治疗应该温化寒湿治本，如果小便自利，湿随小便而解，则“不能发黄”。

本条与187条前面的内容相同，但后面不同。187条是“至七八日，大便硬者，为阳明病也”。而本条是“至七八日，虽暴烦，下利日十余行，必自止，以脾家实，腐秽当去故也”。

187条：伤寒脉浮而缓，手足自温者，是为系在太阴。太阴者，身当发黄；若小便自利者，不能发黄。至七八日，大便硬者，为阳明病也。

说明太阴中风病传黄汗或黄疸再向下有两种病传方向，一种是大便硬的阳明腑实，一种是暴烦的热利。

“暴烦，下利日十余行”，这里的下利是作为排邪的一种途径，排除体内湿热邪气。

“必自止”，说明下利作为排邪途径时，到一定时间会停止，而不是一直下利，如果一直下利不停止，就会耗伤正气了。

太阴病篇一共8个条文，但这8个条文其实已经概括了太阴病病传的主要方向，为在《金匮要略》里全面展开论述做好了铺陈。

279. 本太阳病，医反下之，因而腹满时痛者，属太阴也，桂枝加芍药汤主之。大实痛者，桂枝加大黄汤主之。

桂枝加芍药汤

桂枝三两，去皮　芍药六两　甘草二两，炙　生姜三两，切　大枣十二枚，擘

上五味，以水七升，煮取三升。去滓，温分三服。

桂枝加大黄汤

桂枝三两，去皮　大黄二两　芍药六两　甘草二两，炙　生姜三两，切　大枣十二枚，擘

上六味，以水七升，煮取三升。去滓，温服一升，日三服。

太阳病应该用辛温发散之法，反下之是误治，引邪入里而且可能伤到胃气。

腹满是正虚邪实的腹满，既有胃气虚又有胃津虚，同时有实邪血结的存在，所以腹痛。

生姜、大枣、甘草去对应胃气虚，芍药甘草汤去对应胃津虚，倍量芍药可通血结、行血痹。

桂枝加芍药汤可以理解为太阴中风的桂枝汤里证，增加了胃津虚和血痹的病机层面。

如果胃津亏进一步加重，形成了里位阳明的结燥，邪实既有血结又有火结又有燥屎，所以会有大实痛的症状，治疗时在桂枝加芍药汤基础上再加二两大黄即桂枝加大黄汤。

280. 太阴为病，脉弱，其人续自便利，设当行大黄芍药者，宜减之，以其人胃气弱，易动故也。

280 条接 279 条进一步说明正虚邪实的情况下如何兼顾补虚与祛邪的关系。

脉弱、下利，说明里位虚寒，如果同时出现了里位的血痹或火热结燥，需要加大芍药用量行血痹，或者加大黄去攻逐里位火热结燥，需要兼顾到里虚则减少芍药或大黄用量。

“胃气弱”，这里指胃虚寒，芍药微寒，倍量芍药可以除血痹，也可以通便或加重里寒，大黄苦寒易攻伐伤正。

仲景在 279 条里给了我们一个治疗太阴阳明合病的方子和方法，在 280

条里就马上告诉我们应用这种方法在临床上需要注意的问题，攻里位阳明的同时要观察病人胃气的虚实，如果胃气虚不可攻或把攻逐的药减量，所以我们在条文里学习到的不仅是一方一法，更重要的是学习仲景临床上“阴阳自和”的思想。

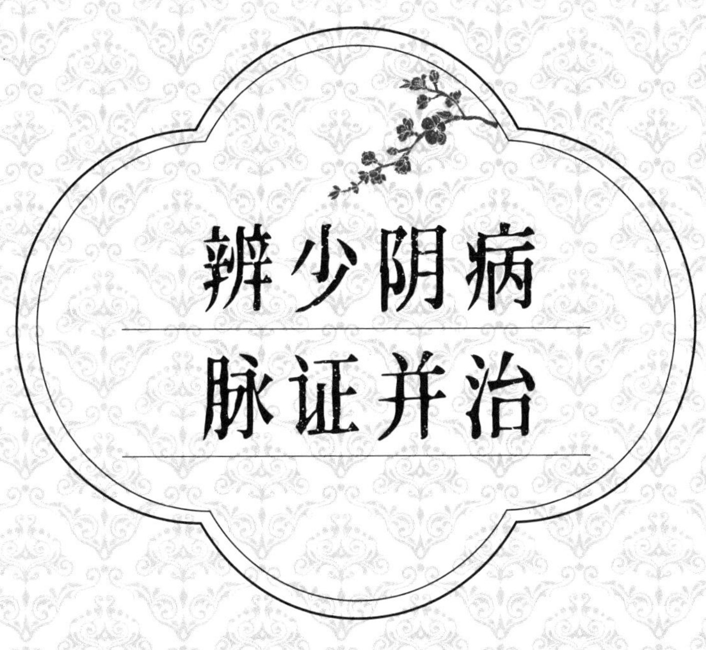

辨少阴病脉证并治

281. 少阴之为病，脉微细，但欲寐也。

微脉，《脉经》：极细而软或欲绝，若有若无。

细脉，《脉经》：小大于微，常有，但细耳。

从《脉经》里对微脉和细脉的描述来看，微脉与细脉类似，只不过微脉比细脉更细更软而且不连续，应该相当于351条的“脉细欲绝”。

《平脉法》里对微脉的病机描述如下。

《平脉法》：寸口脉微，尺脉紧。其人虚损，多汗。知阴常在，绝不见阳也。

《平脉法》：寸口诸微亡阳。诸濡亡血，诸弱发热，诸紧为寒。诸乘寒者，则为厥。郁冒不仁，以胃无谷气，脾涩不通。口急不能，战而栗也。

微脉的病机是亡阳，津液欲竭，阳气随津液而亡失了，所以微脉主里寒津亏。

脉微细主里寒盛津亏欲竭以津亏为主，如果寒盛还可能出现《平脉法》里说的“尺脉紧”。

欲寐是津亏之象。

六病皆可能出现津亏之象，但少阴病津亏重而且是里寒引起的，所以少阴病的主要治法是回阳救逆。

282. 少阴病，欲吐不吐，心烦，但欲寐，五六日，自利而渴者，属少阴也，虚故引水自救。若小便色白者，少阴病形悉具。小便白者，以下焦虚有寒，不能制水，故令色白也。

“心烦”：《伤寒论》中心烦的病机有多种，常见的有火盛津亏、水热攻冲、虚寒津亏。心烦对应的基础病机是津亏，临床多见火盛灼伤津血所形成的津亏，但也有寒性的少阴津亏引起的心烦，临床需细细辨识。

水饮向上冲逆则欲吐，水饮在下焦冲逆不足又不吐，所以欲吐不吐。欲吐不吐也会引起心中烦乱，所以本条的心烦既有虚寒津亏不能濡润上焦，又有水饮内停欲吐不吐的烦乱两层含义。

“自利不渴，属太阴”“自利而渴者，属少阴也”：太阴中焦虚寒水饮、少阴下焦虚寒水饮，所以太阴、少阴皆有自利，为何太阴不渴？少阴渴？太阴中焦虚寒有水饮且津亏不明显所以不渴，少阴虚寒与津亏并重，津亏是主要病机，而且水饮偏于下焦，所以“少阴虚（津亏）故引水自救”。

“小便色白”：这里的“色白”是指小便颜色过于清澈。下焦虚寒运化水液功能失司，不能分别清浊，所以小便颜色过于清澈。小便色白主下焦虚寒。

我们总结一下小便颜色对应的基础病机。

小便正常颜色是淡黄或微黄；56 条表述为“其小便清者，知不在里”。

小便色白，主下焦虚寒；282 条表述为“小便白者，以下焦虚有寒，不能制水，故令色白也”。

小便色黄，主水饮，或倾向于下焦有热，需结合四诊判断寒热；小便色赤，主水热；《金匮要略》黄疸篇：黄疸腹满，小便不利而赤，自汗出，此为表和里实，当下之，宜大黄硝石汤。

283. 病人脉阴阳俱紧，反汗出者，亡阳也，此属少阴，法当咽痛，而复吐利。

脉阴阳俱紧，寸脉和尺脉都是紧脉。

《平脉法》：寸口诸微亡阳。诸濡亡血，诸弱发热，诸紧为寒。诸乘寒者，则为厥。郁冒不仁，以胃无谷气，脾涩不通。口急不能言，战而栗也。

紧脉主寒，第 3 条里太阳伤寒的脉阴阳俱紧同时应兼见浮脉，脉浮紧，既有表位寒邪，又有表位卫阳凝滞。

3 条：太阳病，或已发热，或未发热，必恶寒，体痛，呕逆，脉阴阳俱紧者，名为伤寒。

本条脉阴阳俱紧，反汗出者，说明表位是虚的，表虚汗出亡阳。

所以这一条其实讲的是少阴中风，之所以脉紧是表明表位寒重，即《平脉法》里说的“诸紧为寒”。

汗出亡阳伤津，所以咽部失于濡润滋养故咽痛，里位虚寒所以会有吐利。

咽痛和吐利是少阴病的典型症状，后面的条文有展开的论述。

这一条脉阴阳俱紧，表寒里寒重，表位汗出亡阳，津亏咽痛，里位虚寒吐利，表虚里虚重，表虚是物质层面的津亏，里虚是里寒引起的功能层面的胃虚。

针对少阴病一定要建立起多维的概念，不能仅从表里寒热的某一个维度来理解，而要从表里、寒热、虚实、升降出入四个维度也就是我们说的四维体系理解，就会对六病的病机体系有全面的理解了。

284. 少阴病，咳而下利谵语者，被火气劫故也，小便必难，以强责少阴汗也。

“被火气劫”，是指误用火法伤津耗气，第 6 条、111 条、221 条分别讲了温病、太阳病、三阳合病误用火法伤津耗气的误治转归。

少阴病为里病虚病，不可汗，更不可火攻，火攻则进一步耗气伤津，水火攻冲则咳，湿热下注则利，火盛虚热转实则谵语。

火法发汗津亏欲竭则小便难。

285. 少阴病，脉细沉数，病为在里，不可发汗。

“少阴病，脉细沉数，病为在里”：少阴病脉细沉，里位津亏血少，津亏不能滋养濡润而生虚热，所以脉数。

总的病机是里寒津亏，里寒津亏为什么要发汗？人体里病必波及于表，少阴里寒必兼表寒，所以有医生见表寒就想到辛温发汗，少阴病虽有表寒，但核心病机是里寒而且兼有津亏，所以不能发汗。

所以条文补充文义还原如下：

少阴病，恶寒，医者欲发汗。少阴病，脉细沉数，病为在里，不可发汗。

286. 少阴病，脉微，不可发汗，亡阳故也。阳已虚，尺脉弱涩者，复不可下之。

285 条论述了少阴病为里病所以不可发汗，这一条讲少阴病津亏欲竭不可发汗进一步耗伤津液。“亡阳”指亡津液。“尺脉弱涩者”，说明里位津血亏虚，所以也不可以攻下。

总之，少阴病里寒与津亏并重兼见表寒，表里均有严重的津液亏虚，不可以过汗，不可以攻下。

287. 少阴病脉紧，至七八日，自下利，脉暴微，手足反温，脉紧反去者，为欲解也。虽烦下利，必自愈。

少阴病阴寒内盛且津亏亡阳，常见紧脉与微脉，寒重则脉紧，津亏亡阳重则脉微。

少阴病里寒为主脉紧，寒盛不能温煦则下利，下利则津液亡失，里寒伴津液亡失则脉微。

“手足反温，脉紧反去者”：说明阳气来复，病将向愈。

这条是讲少阴阴寒内盛下利如果出现手足温、脉缓的症状，病将向愈，讲的是少阴病病解的情况。

288. 少阴病，下利，若利自止，恶寒而蜷卧，手足温者，可治。

接上条，如果下利停止，津液不再继续亡失，同时手足温，阳气来复，病也是向好的方向发展。

289. 少阴病，恶寒而蜷，时自烦，欲去衣被者，可治。

少阴病寒盛故恶寒，津液亡失故蜷而自烦，如果出现欲去衣被说明阳气来复，可治。

把287条、288条、289条放在一起来看，少阴病脉紧、脉微、下利、恶寒、蜷卧、自烦这些常见症状是因为阴寒内盛、津液亡失造成的，如果出现了脉紧转缓、手足反温、下利停止、欲去衣被这些阳气来复的症状，说明阴病转阳，病情出现转机，疾病可治向愈。

290. 少阴中风，脉阳微阴浮者，为欲愈。

六病皆有中风，中风是表病的病机，三阴病为里病，所以三阴病病传中风均为里病出表，疾病愈解之象。少阴本病脉是阴阳（寸尺）俱微的，如果尺脉浮，说明病势向表，疾病向愈。

291. 少阴病欲解时，从子至寅上。

略。

292. 少阴病，吐利，手足不逆冷，反发热者，不死。脉不至者，灸少阴七壮。

意同288条，手足发热，是阳气来复，阴病转阳之象，故不死。脉不至指脉象极迟不至，并不是真的完全不来，如果完全摸不到，人可能就死了，脉不至是表示津亏亡阳，用灸法急救。

293. 少阴病，八九日，一身手足尽热者，以热在膀胱，必便血也。

“膀胱”，指下焦。接 292 条，少阴病阳气来复，手足尽热，本来是阳气来复之象，但热势太盛，病传阳明，热迫血行可能出现便血的情况。

294. 少阴病，但厥无汗，而强发之，必动其血，未知从何道出，或从口鼻，或从目出者，是名下厥上竭，为难治。

“但厥无汗”：四肢厥冷，津亏而无汗。

第 6 条明言：病有发热恶寒者，发于阳也；无热恶寒者，发于阴也。

无热恶寒的少阴病不应该再去发汗，医者只见表寒误判为太阳病而误用辛温发汗；“必动其血”：误汗而耗伤津血，可见口鼻或目中出血的各种伤血之症。

“下厥上竭”：上焦出血，下焦厥冷，难治。

295. 少阴病，恶寒身蜷而利，手足逆冷者，不治。

“恶寒，手足逆冷”：表寒里寒。

“利”：津液不断耗伤亡失。

“身蜷”：津亏不能滋养，所以身蜷。

少阴病核心病机里寒津液亡失俱在，所以不治。

296. 少阴病，吐利，躁烦，四逆者死。

“吐利”：津液不断亡失。

津亏不能濡润滋养神志，所以“躁烦”。津亏不能达于四末温煦四肢，所以四肢厥冷。

296 条承 295 条继续论述少阴本病的典型表现，少阴本病津亏亡阳，正气虚极，预后不良。

297. 少阴病，下利止而头眩，时时自冒者死。

“下利止”：少阴病本来是里寒下利，但下利太过而津液耗尽，无水可利所以下利止，所以这里的下利只是指下利太过津液耗尽。津亏而水盛，水饮冲逆而头眩自冒，死。

正气虚极而邪气盛，所以是死证。

298. 少阴病，四逆恶寒而身蜷，脉不至，不烦而躁者，死。

津液亏竭所以脉不至，不能滋养濡润而躁，死。

296 条，躁烦，死。本条不烦而躁，有几种理解：

第一种是不“烦而躁”，寒性津亏津液太亏，太寒，所以不“烦躁”类似干姜附子汤证的夜而安静。

也就是津亏躁烦是死证，津亏寒盛不躁烦亦是死证。

第二种是不烦，而躁。介于上述两者之间。但烦和躁又有什么细微区别呢？所以不必太究字眼，只要知道津亏、寒极都可能是死证，临床可以烦躁也可以不烦躁，也可以只躁不烦。

299. 少阴病，六七日，息高者，死。

“六七日”：虚指少阴病病传了一段时间，津液亏竭，气脱而息高，死。

300. 少阴病，脉微细沉，但欲卧，汗出不烦，自欲吐，至五六日，自利，复烦躁，不得卧寐者，死。

“脉微细沉”：病位在里，津亏血少而阴寒内盛。津亏血少初期是但欲卧的状态，需要睡眠来恢复津血，但随着下利津液进一步耗散，津液亏竭的时候不能濡润滋养神志而烦躁，反而难以入眠，出现了干姜附子汤证的寒性失眠，预后不良。

295 ~ 300 条都是讲少阴死治，核心是里寒导致了吐利，吐利导致了津液的亡失，津液亡失是死的根本原因，在临床表现上可能有所不同，有的津亏水逆而头眩，有的气脱于上而喘，有的脉不至，有的津亏不润而躁，有的津亏不荣而不寐，但底层病机都是寒盛而津液亡失。

301. 少阴病，始得之，反发热，脉沉者，麻黄附子细辛汤主之。

麻黄二两，去节　细辛二两　附子一枚，炮，去皮，破八片

上三味，以水一斗，先煮麻黄。减二升，去上沫。内诸药，煮取三升。去滓，温服一升，日三服。

少阴里病也会有表寒，即 283 条的“病人脉阴阳俱紧”，但少阴病里寒所引起的表寒如第 7 条所述是“无热恶寒”。所以 301 条“少阴病，始得之，反发热”是少阴病体质的人感受了风寒邪气，是一个太阳少阴合病。

7 条：病有发热恶寒者，发于阳也；无热恶寒者，发于阴也。

“脉沉者”，病位在里，可以把太阳少阴合病与单纯的太阳伤寒区别开。

麻黄附子细辛汤用细辛配附子温化里位寒饮，细辛、附子配麻黄发散表位寒饮。

302. 少阴病，得之二三日，麻黄附子甘草汤，微发汗。以二三日无证，故微发汗也。

麻黄二两，去节　甘草二两，炙　附子一枚，炮，去皮，破八片

上三味，以水七升，先煮麻黄一两沸。去上沫，内诸药。煮取三升，去滓，温服一升，日三服。

麻黄附子甘草汤之于桂枝加附子汤犹如麻黄汤之于桂枝汤。

麻黄汤：太阳伤寒。

桂枝汤：太阳中风。

麻黄附子甘草汤：少阴伤寒。

桂枝加附子汤：少阴中风。

桂枝去芍药加附子汤：少阴中风。

桂枝附子汤（附子三枚）：少阴中风病传少阴湿痹。

20 条：太阳病，发汗，遂漏不止，其人恶风，小便难，四肢微急，难以屈伸者，桂枝加附子汤主之。

桂枝三两，去皮　芍药三两　甘草三两，炙　生姜三两，切　大枣十二枚，擘　附子一枚，炮，去皮，破八片

上六味，以水七升，煮取三升，去滓，温服一升。（本云桂枝汤，今加附子，将息如前法。）

22 条：若微寒者，桂枝去芍药加附子汤主之。

桂枝三两，去皮　甘草二两，炙　生姜三两，切　大枣十二枚，擘　附子一枚，炮，去皮，破八片

上五味，以水七升，煮取三升，去滓，温服一升。（本云桂枝汤，今去芍药，加附子，将息如前法。）

174 条：伤寒八九日，风湿相搏，身体疼烦，不能自转侧，不呕不渴，脉浮虚而涩者，桂枝附子汤主之。

桂枝四两，去皮　附子三枚，炮，去皮，破　生姜三两，切　大枣十二枚，擘　甘草二两，炙

上五味，以水六升，煮取二升，去滓，分温三服。

“以二三日无证”：《金匮玉函经》为“以二三日无里证”。

麻黄附子甘草汤是四逆汤去干姜加麻黄，是少阴伤寒的方子，二三日无证也不是完全没有里证，只不过里证不明显，是与少阴本病的阴寒内盛相比较而言以表寒为主。

少阴本病既有里寒又有表寒，以里寒为主，少阴伤寒是少阴本病的病传，以表寒为主。

303. 少阴病，得之二三日以上，心中烦，不得卧，黄连阿胶汤主之。

黄连四两　黄芩二两　芍药二两　鸡子黄二枚　阿胶三两（或云三梃）

上五味，以水六升，先煮三物，取二升。去滓，内胶烊尽，小冷。内鸡子黄，搅令相得，温服七合，日三服。

“少阴病，得之二三日以上”：说明少阴病已经发生了病传，具体往哪个方向病传？“心中烦，不得卧”，失眠伴有烦躁，一般是有火证，再从黄连阿胶汤的组方反推，是病传阳明了。

黄连阿胶汤是泻心汤去大黄加上顾护津血的芍药、鸡子黄、阿胶，说明火盛津亏并重。

黄连阿胶汤是典型的治疗阳明病的方子，为什么要放到少阴病篇？

如果从病传的角度就好理解了，看厥阴病篇 341 条，少阴病传厥阴后厥热往复，热盛伤津，病传阳明，热入血分，扰动心神则心中烦不得卧，热入下焦热迫血行则便脓血。

341 条：伤寒发热四日，厥反三日，复热四日，厥少热多，其病当愈。四日至七日，热不除者，其后必便脓血。

304. 少阴病，得之一二日，口中和，其背恶寒者，当灸之，附子汤主之。

附子二枚，炮，去皮，破八片　茯苓三两　人参二两　白术四两　芍药三两

上五味，以水八升，煮取三升。去滓，温服一升，日三服。

"口中和"："和"音 huó，是指嘴里很黏的状态，病机是里位寒饮冲逆。

7 条：病有发热恶寒者，发于阳也，无热恶寒者，发于阴也。

少阴病、厥阴病里寒引起的表上恶寒是可以用灸法温阳散寒的，阳气来复，津液自还。

325 条：少阴病，下利，脉微涩，呕而汗出，必数更衣；反少者，当温其上灸之。

349 条：伤寒脉促，手足厥逆，可灸之。

太阳病或太阳阳明合病所见表寒是不可用灸法的，用灸法会"邪无从出，因火而盛"，燥伤津液。

110 条：太阳病二日，反躁，凡熨其背而大汗出，大热入胃，胃中水竭，躁烦，必发谵语，十余日，振栗自下利者，此为欲解也。故其汗从腰以下不得汗，欲小便不得，反呕，欲失溲，足下恶风，大便硬，小便当数而反不数，及不多，大便已，头卓然而痛，其人足心必热，谷气下流故也。

115 条：脉浮热甚，反灸之，此为实。实以虚治，因火而动，必咽燥吐血。

116 条：微数之脉，慎不可灸，因火为邪，则为烦逆，追虚逐实，血散脉中，火气虽微，内攻有力，焦骨伤筋，血难复也。脉浮，宜以汗解，用火灸之，邪无从出，因火而盛，病从腰以下必重而痹，名火逆也。欲自解者，必当先烦，乃有汗而解。何以知之？脉浮，故知汗出解也。

附子汤里茯苓配附子、白术温化寒饮，配芍药顾护津血，配人参补胃气

胃津。

附子汤是少阴本病正方，温化下焦寒饮兼补益胃气胃津。

305. 少阴病，身体痛，手足寒，骨节痛，脉沉者，附子汤主之。

“身体痛，手足寒，骨节痛”，这些都是少阴伤寒的表证。

“脉沉”，说明病位在里。

用附子汤说明少阴里位寒饮的病机为主，所以这里省略了很多里位的临床表现，用“脉沉”为指代病位在里。

174 条是用“大便硬，小便自利者”的症状来表示湿痹，虽然有很多表位风寒湿邪束表的肢体疼烦的表现，但病机以里位寒饮为主，所以用桂枝附子去桂加白术汤。

174 条：伤寒八九日，风湿相搏，身体疼烦，不能自转侧，不呕不渴，脉浮虚而涩者，桂枝附子汤主之。若其人大便硬（一云：脐下心下硬），小便自利者，去桂加白术汤主之。

两个条文互参就知道仲景在条文中脉症互参，脉与症状在指代病机时的权重是相同的。

在临床上遇到湿痹病时也要注意详细问诊，辨别病机是偏表还是偏里，然后去选择合适的方子。

306. 少阴病，下利便脓血者，桃花汤主之。

赤石脂一斤，一半全用，一半筛末　干姜一两　粳米一升

上三味，以水七升，煮米令熟。去滓，温服七合。内赤石脂末方寸匕，日三服。若一服愈，余勿服。

少阴病下焦虚寒不能温煦，不能固摄，而出现寒性的便脓血，所以用干

姜配粳米去温中补虚，赤石脂去固敛涩泄。赤石脂是石散类药，味甘可以补益津血。一半入煎剂，一半筛末服用，起到吸附涩敛脓血便的作用。

太阴下利，代表方为理中丸。

少阴下利，代表方为四逆汤。

少阴便脓血，代表方为桃花汤。

赤石脂，《神农本草经》："泄利，肠癖，血脓。"赤石脂有收涩固脱，治疗下痢的作用。《神农本草经》："补髓益气，肥健，不饥，轻身延年。五石脂，各随五色补五脏。"赤石脂是石散类药物，可补虚，填精益髓。

307. 少阴病，二三日至四五日，腹痛，小便不利，下利不止便脓血者，桃花汤主之。

与306条相比多了"腹痛，小便不利"的症状，病机是寒饮停于下焦，下焦虚寒脓血便用桃花汤温中固涩补虚，如果伴有下焦寒饮仍可用桃花汤温中化饮。

308. 少阴病，下利便脓血者，可刺。

少阴病下利便脓血也可以用针刺的方法。

309. 少阴病，吐利，手足逆冷，烦燥欲死者，吴茱萸汤主之。

对吴茱萸汤的理解，参243条、309条、378条。

243条：食谷欲呕，属阳明也，吴茱萸汤主之。得汤反剧者，属上焦也。

309条：少阴病，吐利，手足逆冷，烦燥欲死者，吴茱萸汤主之。

378条：干呕，吐涎沫，头痛者，吴茱萸汤主之。

243条是阳明中寒病传寒饮冲逆，本条是少阴病下焦寒饮冲逆，378条是厥阴病寒饮冲逆。三个条文虽然病传与病机层面不同，但核心病机都是寒（里寒）凝血脉加寒饮冲逆，所以都要用吴茱萸汤。

吴茱萸,《神农本草经》:“主温中，下气，止痛，咳逆，寒热，除湿，血痹，逐风邪，开腠理。”

吴茱萸辛温大热，可温里散寒，治疗寒饮冲逆，散寒燥湿而降气，可以治疗寒邪凝滞血脉的血痹，味辛性温，也可以发散表位风寒湿邪。

《伤寒论》中用到吴茱萸的方子有四个，分别是吴茱萸汤、当归四逆加吴茱萸生姜汤、九痛丸、温经汤。这四个方子都存在寒凝血脉的病机层面，所以《神农本草经》说吴茱萸可以对治血痹，这个血痹是寒凝血脉造成的，但吴茱萸汤寒凝血脉为什么不用桂枝去温通?

如果是表位寒邪入中，寒凝血脉，需用桂枝辛温发散寒邪、温通血脉；如果是里位寒邪入中血脉则用辛温大热的吴茱萸去温通血脉、温散寒邪。

体内下焦寒饮冲逆有几种情况，如果是单纯的下焦寒饮内盛、向上冲逆用四逆汤,如果是表寒气不旁流加寒饮冲逆用甘草附子汤,如果是寒（里寒）凝血脉加寒饮冲逆用吴茱萸汤。

吴茱萸汤是吴茱萸配生姜、大枣、人参组成的生姜甘草汤方干，所以吴茱萸汤主治的寒饮冲逆是胃气虚不能制化的寒饮冲逆为主偏寒凝血脉，用吴茱萸去温通血脉，用生姜甘草汤去补益胃气制化下焦寒饮。

310. 少阴病，下利，咽痛，胸满心烦，猪肤汤主之。

猪肤一斤

上一味，以水一斗，煮取五升。去滓，加白蜜一升，白粉五合，熬香。和令相得，温分六服。

《伤寒论》中虽有猪肤汤，但元代以前的本草书对猪肤均没有记载，从元代成无己开始，很多医家都对猪肤做出了自己的解读，这些解读又都不相同，大体分为三种，一种认为是猪皮，一种认为是附着在猪皮上的白脂，一种认为是猪肉。

元代王好古《汤液本草》曰："猪肤，气寒，味甘，入足少阴经。"又曰："猪皮，味甘寒。猪，水畜也，其气先入肾，解少阴客热，是以猪肤解之，加白蜜以润燥除烦，白粉以益气断痢。"

清代医家张璐《本经逢原》论猪肤："其肤者，皮上白膏是也。"

日本山田正珍《伤寒论集成》："猪肤，即猪肉。郑玄注曰：'肤，切肉也。'《本草》明称。"

用猪肤汤治少阴咽痛，是少阴病病传，津亏虚热不能濡润滋养咽部。

猪肤，补津血清虚热，配白蜜、白粉（小麦）进一步补益津血清虚热。

311. 少阴病，二三日咽痛者，可与甘草汤；不差者，与桔梗汤。

甘草汤方

甘草二两

上一味，以水三升，煮取一升半。去滓，温服七合，日二服。

桔梗汤方

桔梗一两　甘草二两

上二味，以水三升，煮取一升。去滓，温分再服。

甘草性平，补益胃气，补益胃津；生甘草偏补津血清虚热，炙甘草偏温中补虚。所以一味甘草汤主治津亏虚热的咽痛。

桔梗，《本草纲目》曰："此草之根结实而梗直，故名。"在东北有一种咸菜很有名，价格较高，味道也非常好，叫狗宝，实际就是桔梗。《神农本草经》曰："主胸胁痛如刀刺，腹满，肠鸣幽幽""除寒热风痹，温中，消谷，治喉咽痛。"桔梗辛苦微温，以辛味为主，可散结排脓，既可利咽排脓，治咽喉痛，也可以治便脓血等下焦痈脓。

在《伤寒论》和《金匮要略》中以桔梗组方的有治疗少阴咽痛的桔梗汤及排脓散，排脓散以排脓命名，所以桔梗有利咽排脓的作用。仲景用桔梗主要是利咽排脓，用于治咽痛和痰浊较多，在三物小白散中配巴豆排下焦痈脓。

看桔梗在《千金翼方》中的组方应用，“治肺痈咳，浊唾腥臭，吐脓如粳米粥者，桔梗三两，生甘草二两”，说明桔梗有非常好的排上焦痈脓、排痰作用。“诸产后先痢鲜血，后杂脓及腹中绞痛，橘皮、桔梗各二分，生姜一两”，说明桔梗有排下焦痈脓的作用。

《千金翼方》卷第十五·补益·补五脏第四：治肺痈咳，脑中满而振寒，脉数，咽干不渴，时时出浊唾腥臭，久久吐脓如粳米粥者方。

桔梗三两　甘草二两

上二味，㕮咀，以水三升，煮取一升服，不吐脓也。

《千金翼方》卷第二十一·万病·阿伽陀丸主万病第二：诸产后先痢鲜血，后杂脓及腹中绞痛，橘皮、桔梗各二分，生姜一两，水一升，煮取半升，分三服，一服研一丸如梧子服之。七日慎生冷、油腻、醋、面。

关于桔梗的性味。

《神农本草经》说桔梗是味辛、微温。后世有医家认为桔梗辛寒。

《千金翼方》卷第二十一·万病·阿伽陀丸主万病第二：诸霍乱，因宿食及冷者，吐逆腹中绞痛吐痢，若冷者，以桔梗、干姜以水煮取汁一酸枣，研二丸如小豆，二服止。因热者，用栀子仁以水煮取汁，依前法服。皆慎生冷。

“若冷者，以桔梗、干姜以水煮取汁”，说明《千金翼方》一书中认为桔梗应该是偏温的。

历代本草对桔梗性味的记载如下。

《医学启源》载：“气微温，味辛苦。

《本草汇言》云：味苦、辛，气温，有小毒，入手太阴肺经气分。

《本草崇原》云：气味辛，微温，有小毒。

《本经逢原》云：辛甘苦，微温，无毒。

《要药分剂》云：味苦辛，性微温，有小毒，入肺心二经，兼入胃经”

桔梗甘草汤中，桔梗一两，生甘草二两，治疗津亏有虚热或有轻微表寒的咽痛。

312. 少阴病，咽中伤生疮，不能语言，声不出者，苦酒汤主之。

半夏十四枚，洗，破如枣核　鸡子一枚，去黄，内上苦酒著鸡子壳中

上二味，内半夏著苦酒中。以鸡子壳置刀环中，安火上，令三沸。去滓，少少含咽之，不差，更作三剂。

鸡子（去黄）即鸡子白、鸡蛋清。《千金方》《千金翼方》用鸡子白比较多，多用于痈疽外用调和剂或者外敷剂，可见鸡子白可清热润燥，有解热毒、消痈脓的作用。

《备急千金要方》卷二十二·痈肿毒方·疔肿第一：

又方：煅石（三分）　马齿菜（二分）

上二味捣，以鸡子白和敷之。

煅石乃壮火之余烈，善破阴毒恶疮。《本经》有疽疡瘙热恶疮死肌之治。马齿菜散血消肿；鸡子白清气解热，能使疔肿外出。

苦酒，酸苦涌泻，酸温除水中之火，苦酒可以消散表位水肿、涌泻体内水热互结。

苦酒，在宋朝以前没有蒸馏酒，就是现在白酒，都是喝米酒，就是所谓的清酒，和日本的清酒是一样的。但是清酒有一个问题，凡是发酵的东西对技术要求都非常高，对环境要求也非常高，清酒在过去没有控温手段的时候只能在特定的季节做，最好是冬天做，冬天温度低，好控温，要升温烧点火就行，温度不能太高。冬天做成两三个月开春卖，卖到六月份，清酒就没了，有的人还要喝酒，于是夏天也酿，夏天酿酒失败概率太高，温度高，酸败了，酸败了就是苦酒。

酸败的苦酒能不能当正常的酒喝？也能喝，味道酸苦，但起码它还是酒，

这个阶段叫苦酒。但是苦酒再酸到一定程度以后就很难喝了。所以这是酒酿坏了，刚酿出来有点酸，虽然味道不如正常的清酒，但还是酒，还能喝，如果再放两天就太酸了，只能进厨房了，这时候就是醋了。

这就是苦酒和醋的区别。

也有医家认为苦酒与醋没有区别。

陶弘景所言：醋，酒为用，无所不入，愈久愈良，亦谓之醯，以有苦味，俗呼苦酒。

魏荔彤曰：古人称醋为苦酒，非另有所谓苦酒也。

辛温的半夏辛散咽部寒饮；甘寒的鸡子白清热润燥又可解热毒、消痈脓；酸苦的苦酒酸苦涌泄上焦的水热。苦酒汤对治咽部红肿生疮的咽痛，寒热错杂偏火证，过用苦寒易伤津液，所以用辛温配甘寒和酸苦，涌泄水热而不伤津液。

“少少含咽之”：让药液与咽喉多接触，以更好地消痈散结。

“不差，更作三剂”：如果效果不明显，可以多服几次。

313. 少阴病咽中痛，半夏散及汤主之。

半夏洗　桂枝去皮　甘草炙

上三味，等分，个别捣筛已，合治之。白饮和服方寸匕，日三服。若不能服散者，以水一升，煎七沸，内散两方寸匕，更煮三沸。下火令小冷，少少咽之。半夏有毒，不当散服。

同属少阴咽中痛，组方的变化反映了病机的变化，在之前一味甘草汤的基础上加了桂枝组成桂枝甘草汤，说明津亏的同时表寒较重，需要在顾护津血的基础上去发散表寒，再加上温润化饮的半夏，说明此咽中痛存在津亏、表寒、水饮三个层面的病机。

“白饮”：汉代南阳地区在蒸米饭的流程中，首先将米煮一下，然后用蒸笼布滤出或者直接倒出多余的米汤，再上火蒸成干饭，而这滤出的米汤就是“白饮”，也叫“白汤儿”，有如牛奶一般细腻，且有很浓的米香，具有养胃健脾的功效，在过去奶粉、牛奶奇缺的时代，是育儿最好的代乳品。

半夏散及汤用白饮和服是加强补益胃气补益胃津的作用，临床上我们在方中加入小麦也可以。

314. 少阴病，下利，白通汤主之。

葱白四茎　干姜一两　附子一枚，生，去皮，破八片

上三味，以水三升，煮取一升。去滓。分温再服。

下利是少阴病的常见症状，少阴病的下利是下焦虚寒的下利。白通汤在干姜附子汤基础上加了大量的葱白。葱白是常用的食材，辛温，既可温里又可发表，以发表为主。通脉四逆汤证中如面色赤者，加葱九茎，与白通汤用法类似，核心病机是下焦虚寒，但同时兼有表上风寒，所以加葱白发散表寒。

白通汤可以看成是四逆汤与麻黄附子甘草汤之间过渡的方子。四逆汤的病机是下焦虚寒；麻黄附子甘草汤病机是少阴伤寒，以表寒为主；白通汤病机是下焦虚寒兼有表寒，以下焦虚寒为主。

315. 少阴病，下利脉微者，与白通汤；利不止，厥逆无脉，干呕烦者，白通汤加猪胆汁汤主之。服汤，脉暴出者死，微续者生。

葱白四茎　干姜一两　附子一枚，生，去皮，破八片　人尿五合　猪胆汁一合

上五味，以水三升，煮取一升。去滓，内胆汁、人尿，和令相得。分温再服。若无胆亦可用。

接 314 条，少阴里寒兼表寒用白通汤后下利没有止住，而且“厥逆无脉，干呕烦者”，说明病情深重，津亏欲竭，急需在白通汤的基础上以血肉有情

之品去回阳救逆，清热除烦。

猪胆汁，苦、咸、寒。《名医别录》记载："治伤寒热渴。"

猪胆汁具有清热润降之功，正符合白通加猪胆汁汤这种真厥阴病真阳欲脱之证，以干姜附子汤回阳救逆，葱白发散表寒，沟通表里、上下。猪胆汁和人尿是血肉有情之品，一方面清热润降欲脱之阳而止呕，另一方面可补益津血。

316. 少阴病，二三日不已，至四五日，腹痛，小便不利，四肢沉重疼痛，自下利者，此为有水气，其人或咳，或小便利，或下利，或呕者，真武汤主之。

参82条。

82条：太阳病发汗，汗出不解，其人仍发热，心下悸，头眩，身瞤动，振振欲擗地者，真武汤主之。

82条的真武汤是医者误把太阳太阴合病当成单纯的太阳病误汗后形成的疾病。

本条是少阴表寒里寒病传水病，里虚寒故"腹痛"，里寒而水饮不化故"小便不利""自下利"，表位有风寒废水所以"四肢沉重疼痛"。因为有里位的水饮所以出现了接下来的一组或然证，里位水饮冲逆上焦则"或咳""或呕"，下焦淡饮则"或小便利""或下利"。

核心病机是里位虚寒、淡饮、支饮又兼有表寒，用茯苓配白术、附子温化寒饮，生姜温里同时发散表寒，少阴里寒同时有津亏的层面，所以用茯苓配芍药，水血同治。

317. 少阴病，下利清谷，里寒外热，手足厥逆，脉微欲绝，身反不恶寒，其人面色赤，或腹痛，或干呕，或咽痛，

或利止，脉不出者，通脉四逆汤主之。

甘草二两，炙　附子大者一枚，生用，去皮，破八片　干姜三两，强人可四两

上三味，以水三升，煮取一升二合。去滓，分温再服。其脉即出者愈。面色赤者，加葱九茎。腹中痛者，去葱，加芍药二两。呕者，加生姜二两。咽痛者，去芍药，加桔梗一两。利止脉不出者，去桔梗，加人参二两。病皆与方相应者，乃服之。

少阴病下利清谷，津液亡失，阳气欲脱，虚阳浮越，出现真寒假热之象。

阳气随津液亡失欲脱则“手足厥逆，脉微欲绝”，虚阳浮越则“身反不恶寒，其人面赤色”。

里寒则“或腹痛”，寒饮冲逆则“或干呕”，津亏则“或咽痛”，津液亡失则“或利止”“脉不出”。

通脉四逆汤是在四逆汤的基础上加大干姜和附子的用量，加大回阳救逆的力量。虽然病人出现了一些虚热的表现，但这些热都是寒重而虚阳浮越所致，所以要加大回阳救逆的力量，温散里位的寒邪才能解决问题。

318. 少阴病，四逆，其人或咳，或悸，或小便不利，或腹中痛，或泄利下重者，四逆散主之。

甘草炙　枳实破，水渍，炙干　芍药　柴胡

上四味，各十分，捣筛。白饮和服方寸匕，日三服。咳者，加五味子、干姜各五分，并主下利。悸者，加桂枝五分。小便不利者，加茯苓五分。腹中痛者，加附子一枚，炮令坼。泄利下重者，先以水五升，煮薤白三升，去滓，以散三方寸匕，内汤中，煮取一升半，分温再服。

少阴病病传，四逆指四肢厥逆，以方反推，四逆散的四逆是气血水火的郁结造成的阳气不能达于四末。四逆散以柴胡燮理三焦，枳实芍药散行气活血除水，芍药甘草汤补益津血。

水火冲逆所以“或咳”“或悸”，下焦淡饮所以“或小便不利”“或泄利下重者”，水血互结所以“或腹中痛”。

319. 少阴病，下利六七日，咳而呕渴，心烦，不得眠者，猪苓汤主之。

319条之后的猪苓汤、大承气汤都是典型的阳明病机层面的方子，为何少阴病会用到阳明的方子？其实条文里名为“少阴病”，实则讲的是少阴病的病传，少阴病核心病机一是里寒二是津亏，津亏病传火盛就会由少阴传到阳明。

猪苓汤是阳明水热的方子。少阴下利，津亏虚热转实，病传到阳明水热，水热攻冲所以“咳而呕渴，心烦不得眠”，用猪苓汤。

320. 少阴病，得之二三日，口燥咽干者，急下之，宜大承气汤。

少阴病津亏，严重的津亏会导致虚热转实，快速病传阳明，如果里位结实，需苦寒攻下，用大承气汤。

321. 少阴病，自利清水，色纯青，心下必痛，口干燥者，急下之，宜大承气汤。

辨证要点是“心下痛，口干燥”的里位火热结实。“自利清水，色纯青”在临床上用大承气汤的情况很少见到，历代医家见解也有不同。“自利清水，色纯青”，这个描述有些类似霍乱或疫疠之邪引起的下利，应该是少阴病传阳明腑实同时伴有水饮，但以阳明腑实为核心病机。

322. 少阴病，六七日，腹胀不大便者，急下之，宜大承气汤。

少阴病病传阳明腑实，里位热燥结实，所以“腹胀不大便”，用大承气汤急下。

323. 少阴病，脉沉者，急温之，宜四逆汤。

少阴病有表病有里病，亦有表里同病，脉沉说明病位在里，急用四逆汤温里则冰消雪融。

324. 少阴病，饮食入口则吐，心中温温欲吐，复不能吐，始得之，手足寒，脉弦迟者，此胸中实，不可下也，当吐之。若膈上有寒饮，干呕者，不可吐也，当温之，宜四逆汤

这一条的顺序较乱，不易理解，重新调整如下：

少阴病始得之，手足寒，饮食入口则吐，心中温温欲吐，复不能吐，脉弦迟者，此胸中实。若膈上有寒饮，不可下也，当吐之。若干呕者，不可吐也，急温之，宜四逆汤。

“饮食入口则吐，心中温温欲吐，复不能吐”：寒饮在上焦所以食入即吐或欲吐不吐。把“若膈上有寒饮”拿到“不可下也”前面去就通顺了。寒饮在上焦用吐法，不可用下法，用下法则引邪入里。

如果寒饮在下焦用温法，用四逆汤温化寒饮。

325. 少阴病，下利，脉微涩，呕而汗出，必数更衣。

反少者，当温其上灸之。

少阴下利，津亏液少，所以“脉微涩”，中焦和表位不能固守所以“呕而汗出”。“必数更衣”意思是少阴下利本应经常上厕所拉肚子。

“反少者”：少阴下利，津亏欲竭，利无可利，所以“反少者”用艾灸温里而回阳救逆。

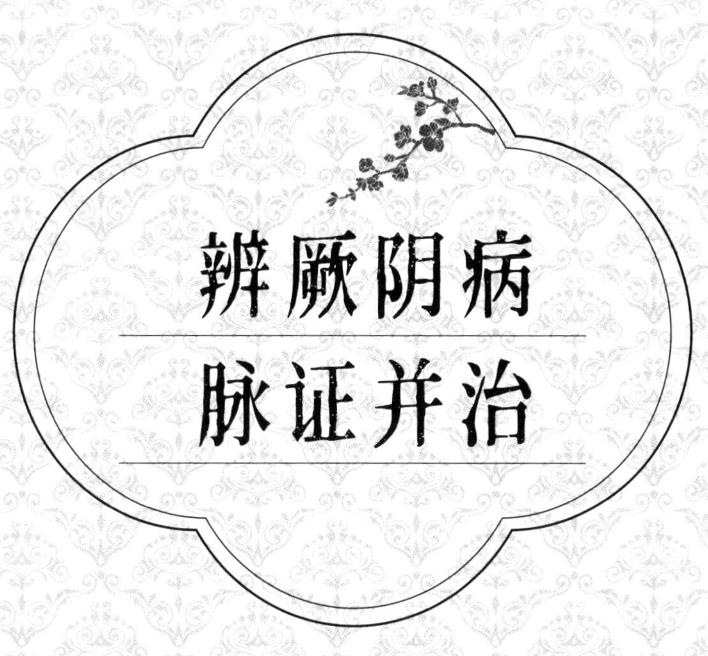

辨厥阴病
脉证并治

寒热错杂广泛存在于伤寒论的六病中，而不仅仅局限于少阳和厥阴病里，比如太阳病的发热恶寒、少阳病的寒热往来、阳明病的阳明中寒、太阴病的风水黄汗、少阴病津亏虚热、厥阴病的阴阳格拒。所以少阳病与厥阴病的区别要点并不在于以寒为主还是以热为主，少阳病的治疗核心是和胃，治疗胃虚基础上的寒热不调。厥阴更应该与阳明对应来理解，阳明是阳热盛极及传变（转寒）的状态，厥阴是阴寒盛极及传变（转热）的状态。

厥阴总属体内阴阳之气不相顺接，这种阴阳（寒热）不顺接的程度、位置不同形成了厥阴病的不同分类。厥阴寒热错杂的寒和热往往处于对立、格拒的状态。

厥阴病的主要症状：四肢厥冷、下利、呕哕，阴阳不相顺接于表位四肢末端，也就是四肢厥冷，可分为气厥、寒厥、水厥、火厥等。

厥阴病病位：病位在中焦里位兼表寒就是蛔厥，准确说是邪在中焦之厥；病位在心下也就是上中焦之间就是泻心汤证；病位在心下重证，出现寒格，就是干姜芩连人参汤证；病位在下焦，冷结关元。

厥阴病病传来路：一是少阴传厥阴，少阴寒盛津亏，津亏虚热转实，形成寒热错杂的厥阴病；二是太阴传厥阴，太阴里虚寒，气血生化来源不足，津亏生虚热，虚热转实，形成寒热错杂的厥阴病；三是阳明传厥阴，阳明火热灼伤津血，津亏血少失于温煦推动，形成寒热错杂的厥阴病；四是少阳传厥阴，表病入里，病位偏表的少阳病传至病位偏里的厥阴病。

厥阴病病传去路：一是病传厥阴中风，里病出表，向愈；二是厥热往复，热盛，病传阳明，阴病转阳，向愈；三是厥热往复，寒盛，形成胃气败绝的除中或亡血津绝的下利亡阳，死证。

326. 厥阴之为病，消渴，气上撞心，心中疼热，饥而不欲食，食则吐蛔，下之利不止。

“消渴”，是指口渴而且小便消耗多。

《金匮要略》消渴小便不利淋病：男子消渴，小便反多，以饮一斗，小便一斗，肾气丸主之。

因为口渴所以不停喝水，但水液又不停地耗散，病机是火盛津亏和水饮。

气上冲的病机是风寒束表气不旁流，气上撞比气上冲还严重。

表寒：气上撞心。

里热：消渴，气上撞心，心中疼热。

里寒：饥而不欲食，食则吐，吐蛔。

里虚：下之，利不止。

吐蛔在文献中的论述如下：

《脉经》：师曰：厥阴之为病，消渴，气上撞心，心中疼热，饥而不欲食，食即吐，下之不肯止。

《外台秘要》：厥阴之为病消渴，气上冲，心中疼热，饥不欲食，甚者则欲吐下之不肯止。

《脉经》与《外台秘要》并未提"吐蛔"，这里作胃虚寒饮逆的呕哕来理解，历史背景不同，古时候受卫生条件影响，吐蛔的情况多见，现代已经很少有人体内有蛔虫了，所以蛔虫在这里可泛指体内邪气。

通过这一组症状来描述了厥阴病是病传到了表里同病、寒热错杂、虚实夹杂的一种病机状态。在里位的寒（厥）热交争、互相胜复，正气如能胜邪，则厥冷变为发热；若正气衰退，不能战胜病邪，则又转为厥冷。

327. 厥阴中风，脉微浮，为欲愈；不浮，为未愈。

厥阴本病以里病为主，如果病传中风，脉浮，里病出表，是疾病向好的方向发展。

328. 厥阴病，欲解时，从丑至卯上。

略。

329. 厥阴病，渴欲饮水者，少少与之，愈。

渴欲饮水说明有里热，属阳明层面，但如果是厥阴病的寒热错杂，除了有里热还有里位寒饮，应该少量饮水以防加重寒饮。

330. 诸四逆厥者，不可下之，虚家亦然。

“四逆厥”：四肢厥冷，四肢厥冷是症状，不是病机。

四肢厥冷是厥阴病机寒（厥）热交争的常见症状，但如果在厥阴病机层面寒（厥）热交争、正虚邪实不可以用攻下的方法，以津亏为主也不可以攻下。

如果寒（厥）热交争热占了上风，形成实火实热阳明病机层面的手足厥冷是可以用承气类方攻下的。

331. 伤寒先厥，后发热而利者，必自止。见厥复利。

以是否下利来判断厥热的胜负。

里虚寒下利，如果里位温起来了，说明阳气来复，下利也就止住了，如果里寒占了上风，又会出现下利的症状。

332. 伤寒始发热，六日，厥反九日而利。凡厥利者，当不能食，今反能食者，恐为除中，食以索饼，不发热者，知胃气尚在，必愈，恐暴热来出而复去也。后三日脉之，

其热续在者，期之旦日夜半愈。所以然者，本发热六日，厥反九日，复发热三日，并前六日，亦为九日，与厥相应，故期之旦日夜半愈。后三日脉之而脉数，其热不罢者，此为热气有余，必发痈脓也。

《伤寒论》六病皆有寒热并见。

通过这一条我们看厥阴病的寒热并见与少阳病寒热并见有明显的区别，少阳病寒热往来是在表位和上焦的正邪相争，寒的表现主要是怕冷，热的表现主要是发热，短时间可见寒热的交替。

厥阴病寒热往来是在里位和下焦的来回往复，厥阴病的寒主要表现是下利或四肢厥冷，热的主要表现是胃气来复之能食和手足温。

厥阴病发热六天，四肢厥冷及腹泻反有九天。凡是四肢厥冷而下利的，里位虚寒而食欲差，现在反而能够饮食，恐怕是胃气败绝的除中证。

除中，除是消除，中是中焦脾胃。除中是指疾病到了严重阶段，本来里寒不能饮食，但突然反而暴食，这是中焦脾胃之气将绝的反常现象，但本质是中焦虚寒。

此时，可给病人吃素饼之类的食物试探。如果吃后突然发热而又猝然退去的，是除中证；如果吃后不出现这种发热的，可以断定胃气仍然存在，其能食是阳复的表现，就一定会痊愈。第二天进行诊查，病人发热继续存在的，可以推测第二天半夜痊愈。之所以这样，是因为原先发热六天，其后四肢厥冷九天，再发热三天，与原先发热的六天相加，也是九天，与四肢厥冷的日期相等，所以预测第二天半夜痊愈。三天后再进行诊查，如果出现脉数不除、发热不退的，这是阳复太过，阳热有余，一定会产生疮痈脓疡的变证。

古人注重平衡和对等，临床实际不一定是严格的九天。

这一条讲解厥阴病寒热往复的规律，同时指出了寒邪占上风时“能食”这种矛盾的情况属“除中”，临床需注意鉴别。

333. 伤寒脉迟，六七日，而反与黄芩汤彻其热。脉迟为寒，今与黄芩汤，复除其热，腹中应冷，当不能食；今反能食，此名除中，必死。

“除中”，是疾病到了严重阶段，本来里寒不能饮食，但突然反而暴食，这是中焦脾胃之气将绝的反常现象，但本质是中焦虚寒，所以脉迟。本来是真寒假热之象，但医者被“能食”的假象所迷惑，用黄芩汤清里热，无异于雪上加霜，“必死”。

334. 伤寒先厥后发热，下利必自止，而反汗出，咽中痛者，其喉为痹。发热无汗而利必自止，若不止，必便脓血。便脓血者，其喉不痹。

厥热往复，先厥利后发热，说明里位阳气来复胃气恢复，下利会停止，如果没有其他情况病就好了。如果热盛，就会表现在两个方面，第一种是热亢于上，里热熏蒸于表而汗出，火热灼伤咽中津液而嗓子疼；第二种是湿热下注，热迫血络而便脓血，热向下行，所以咽不痛。

335. 伤寒一二日，至四五日而厥者，必发热，前热者，后必厥，厥深者热亦深，厥微者热亦微，厥应下之，而反发汗者，必口伤烂赤。

330 条讲厥不可下之，本条讲厥应下之，两种不同的厥，本条的厥是实证的热厥。

330 条：诸四逆厥者，不可下之；虚家亦然。

手足厥冷应审查是否里有热，里位火盛也会阻遏气血达于四末，也就是火厥。

由火邪引起的四肢厥冷，“厥深者热亦深，厥微者热亦微”。

里实热证引起的热厥应该用攻下的方法，如果只看到四肢厥冷的表象，误用发汗的方法会火上浇油，“口伤烂赤”。

336. 伤寒病，厥五日，热亦五日，设六日当复厥，不厥者，自愈。厥终不过五日，以热五日，故知自愈。

厥五日，热亦五日，是指厥阴病厥热往复的平衡状态，按照厥热相对平衡的规律，热五日后又应该是厥的状态，但热五日后不厥，说明病要好了。

337. 凡厥者，阴阳气不相顺接，便为厥。厥者，手足逆冷者是也。

狭义的厥指手足厥冷。

手足厥冷的病机是“阴阳气不相顺接”，这里的阴阳还是指表里，阴阳之气不相顺接实为表里之气不相顺接，阴阳气不相顺接所以正虚邪实等各种原因引起的里位的津血不能达于表，不能达于四末，手足四末失于津血温煦而逆冷。

338. 伤寒，脉微而厥，至七八日，肤冷，其人躁，无暂安时者，此为脏厥，非蛔厥也。蛔厥者其人当吐蛔。令病者静，而复时烦，此为脏寒。蛔上入其膈，故烦，须臾复止，得食而呕，又烦者，蛔闻食臭出，其人当自吐蛔。蛔厥者，乌梅丸主之。又主久利。

乌梅三百枚　细辛六两　干姜十两　黄连十六两　附子六两，炮，去皮　当归四两　蜀椒四两，出汗　桂枝六两，去皮　人参六两　黄柏六两上十味，异捣筛，合治之。以苦酒（即酸醋）渍乌梅一宿，去核，蒸之五斗米下，饭熟。捣成泥，和药令相得。内臼中，与蜜杵二千下。丸如梧桐子大。先食。饮服十丸。日三服，稍加至二十丸。禁生冷、滑物、臭食等。

“伤寒，脉微而厥，至七八日，肤冷，其人躁，无暂安时者，此为脏厥，非蛔厥也”：这里讲脏厥与蛔厥的区别。

“脉微而厥”：脉微而手足厥冷，微脉的病机是亡阳，津液欲竭，阳气随津液而亡失了，所以微脉主里寒津亏。脉微而厥属于少阴的病机层面，“至七八日”，指向下病传，“肤冷”，指津血亏虚不能温煦所以肤冷。

“其人躁，无暂安时者”：津液欲竭，虚阳浮越，阴阳离决，所以出现一直烦躁的表现，同时也与条文后面描述的蛔厥相鉴别，蛔厥是寒热往来，正邪交争，时静时烦，而脏厥是阴阳离决，四肢厥冷与烦躁同时存在。

这一条里出现了脏厥和蛔厥两个概念，实际上是指少阴病传厥阴之后进一步病传的两个方向，一种是正邪交争，寒热互有胜复，即蛔厥；另一种是阴阳离决，病情危重，即脏厥。

“蛔厥者其人当吐蛔”：这里把蛔理解为气、血、水、火等实邪，临床上与西医的食管反流也有一定关系。总之是由于里位的寒热错杂、正邪交争而致里位的浊水浊气冲逆，产生吐蛔或类似吐蛔的症状。

“令病者静，而复时烦，此为脏寒”：这种邪气冲逆而致烦躁的特点是间歇有时，时静时烦，与之前讲的脏厥的“无暂安时”的烦躁相对应。

“蛔上入其膈，故烦，须臾复止，得食而呕，又烦者，蛔闻食臭出，其人当自吐蛔。蛔厥者，乌梅丸主之。又主久利方”：为何会时静时烦？“蛔上入其膈，故烦”，浊水浊气向上冲逆所以烦躁。“须臾复止”，正邪交争，正气占了上风，邪气暂时被压制故静，这种正邪交争的关系如同前面条文里讲的寒热胜复，厥热交替。

“得食而呕，又烦者，蛔闻食臭出，其人当自吐蛔”：正虚邪盛，饮食以后加重里位邪实，以“蛔闻食臭出”来比喻邪实因饮食而加重向上冲逆。

本条的描述与 326 条厥阴病的提纲证类似，大家可以参考对比来理解。

326条：厥阴之为病，消渴，气上撞心，心中疼热，饥而不欲食，食则吐蛔，下之利不止。

蛔厥，胃虚津虚的基础上邪在中焦，寒饮与湿热夹杂阻遏气血运行不能达于四末而厥。

乌梅丸核心方干：干姜芩连人参汤、桂枝干姜附子散、四逆汤。

蛔厥，“此为脏寒”，是从少阴里寒基础上病传过来，以对治“寒格”的干姜芩连人参汤为核心方干，对治里位的寒热错杂。虚实夹杂，既有胃津虚、胃气虚，又有水饮等邪气的冲逆，所以加入大量乌梅、苦酒，酸苦涌泄，在补益津血的基础上去除水化饮。加桂枝以发散表寒，加四逆汤以温中止利。

补虚养血用药：乌梅、当归、人参、苦酒、粳米、蜂蜜。

温中化饮用药：干姜、细辛、附子、蜀椒。

清热泻火用药：黄连、黄柏。

解表散寒用药：桂枝配细辛、附子。

酸苦涌泄除水用药：乌梅、苦酒。

339.伤寒，热少厥微，指头寒，默默不欲食，烦躁数日，小便利，色白者，此热除也，欲得食，其病为愈。若厥而呕，胸胁烦满者，其后必便血。

这条讲的是厥微热亦微的厥热往复状态。

“指头寒”：厥微。“默默不欲食，烦躁”：里虚津亏有虚热，里有虚热。

“小便利，色白者”：里寒厥胜。“欲得食”：阳气来复，病愈。

“厥而呕，胸胁烦满者，其后必便血”：热太过，热迫血行而便血。

340. 病者手足厥冷，言我不结胸，小腹满，按之痛者，此冷结在膀胱关元也。

之前一直讲厥热往复的情况，通过厥和热的变化来判断病传及预后。

本条讲厥热往复的病位，里虚寒厥寒在下焦。

手足厥冷的寒厥，寒厥位置亦有不同。“言我不结胸”，结胸是热结上焦，不结胸说明病位不在上焦，“小腹满，按之痛者，此冷结在膀胱关元也”，说明寒结下焦而致手足厥冷。

341. 伤寒发热四日，厥反三日，复热四日，厥少热多者，其病当愈。四日至七日，热不除者，其后必便脓血。

厥热往复，厥与热的天数相等，是厥阴病平衡的状态，如果热的天数多，说明厥热往复热胜，病将愈。

但如果热胜太过，就会病传阳明，热迫血行，形成便脓血。

342. 伤寒厥四日，热反三日，复厥五日，其病为进，寒多热少，阳气退，故为进也。

厥热往复，厥与热的天数相等，是厥阴病平衡的状态，如果寒的天数多，说明厥热往复寒胜，病进。

343. 伤寒六七日，脉微，手足厥冷，烦躁，灸厥阴，厥不还者，死。

343 条至 348 条讲厥阴病死证，厥阴病可以从阳明、太阴、少阴等病机层面传过来，厥阴死证一般是从少阴病传过来，从少阴传到厥阴会出现厥热往复的情况，如果阴寒内盛，阳气脱失即为死证。

343 条描述与 338 条脏厥类似，津液欲竭，阳气随津液亡失而脱失，虚阳浮越，阴阳离决，所以出现一直烦躁的表现。可以尝试用灸法回阳救逆，如果阳气救不回来，是死证。

338 条：伤寒，脉微而厥，至七八日，肤冷，其人躁，无暂安时者，此为脏厥。

344. 伤寒发热，下利，厥逆，躁不得卧者，死。

344 条与 343 条的症状类似，都是讲少阴病传厥阴，阴阳离决的重症，是死证。

345. 伤寒发热，下利至甚，厥不止者，死。

“下利至甚”，说明津液大量亡失。“厥不止者”，说明阳虚至极，都是死证。

346. 伤寒六七日，不利，便发热而利，其人汗出不止者，死。有阴无阳故也。

先不利，后又发热而利，还是少阴伤寒传到少阴里病下利不止，同时伴有汗出不止，津液大量亡失，阳气随津液亡失而脱，所以说有阴无阳。

347. 伤寒五六日，不结胸，腹濡，脉虚，复厥者，不可下，此亡血，下之死。

“不结胸，腹濡，脉虚”，这是一派虚象。所以这个手足厥冷是虚厥，有别于 335 条的可以下之的热厥，符合 330 条的虚厥不可下之。

330 条：诸四逆厥者，不可下之，虚家亦然。

348. 发热而厥，七日，下利者，为难治。

343 条至 348 条讲厥阴死证，汗出不止、亡血、下利，都是津液大量亡失，阳气随津液而脱。

349. 伤寒脉促，手足厥逆，可灸之。

“脉促”，见 21 条“太阳病下之后，脉促胸满”的桂枝去芍药汤和 140 条“太阳病下之，其脉促，不结胸者”。脉促是指太阳病邪气入里，由表入里的病传；“伤寒脉促，手足厥逆”指少阴伤寒病传少阴里寒，可以用灸法回阳救逆。

350. 伤寒脉滑而厥者，里有热，白虎汤主之。

狭义的厥指手足厥冷之症，在表位出现手足厥冷的症状。手足厥冷常见于少阴里寒病传厥阴的阶段，里寒真阳不足，气血不能达于四末温煦手足而出现手足厥冷的症状。但在临床上也有一些手足厥冷并不是因为阳气不足不能温煦引起的，而是气血水火等邪气阻遏气血不能达于四末所引起的，所以接下来的条文详细讲解了可能引起手足厥冷症状的不同病因病机的情况。

“脉滑而厥”：通过脉滑判定其病机为里实热，故以白虎汤清里热，里热得解而表厥自除。本条即为火厥。

滑脉，《脉经》：“往来前却流利，展转替替然，与数相似。（一曰浮中如有力，一曰漉漉如欲脱 ）。”滑脉所主病机是里热，除本条外，滑脉还见于大承气汤和小陷胸汤条文。

如《金匮要略·呕吐哕下利篇》：下利，脉反滑者，当有所去，下乃愈，宜大承气汤。

256 条：脉数而滑者，实也，此有宿食，下之愈，宜大承气汤。

138 条：小结胸病，正在心下，按之则痛，脉浮滑者，小陷胸汤主之。

351. 手足厥寒，脉细欲绝者，当归四逆汤主之。

当归三两 桂枝三两，去皮 芍药三两 细辛三两 甘草二两，炙 通草二两 大枣二十五枚，擘，一法十二枚

上七味，以水八升，煮取三升。去滓，温服一升，日三服。

“脉细欲绝”符合《脉经》对微脉的描述，即极细而软或欲绝，若有若无。

细脉，《脉经》：小大于微，常有，但细耳。

微脉，《脉经》：极细而软或欲绝，若有若无。（一曰小也，一曰手下快，一曰浮而薄，一曰按之如欲尽）

《平脉法》曰：“寸口诸微亡阳。”微脉的脉细是极细极软，欲绝之脉，亡阳也就是亡津液，津血欲竭。

手足厥冷又出现了脉细欲绝，所以这个厥证的病机是津血虚寒欲竭，应当用当归四逆汤。

当归四逆汤是桂枝汤去生姜加上当归、细辛、木通。虽方名中有“四逆”字样，此“四逆”为对治血厥之四逆，非“四逆汤”之四逆。《伤寒论》中有三个方子以“四逆”命名，即四逆汤、四逆散、当归四逆汤，三个方子方名虽都有“四逆”，但并没有共同的方干，方名以“四逆”命名，是指本方可对治手足厥逆之四逆证。四逆汤对治寒厥，四逆散对治气厥（气血水火），当归四逆汤对治血厥。

352.若其人内有久寒者，宜当归四逆加吴茱萸生姜汤。

当归三两 桂枝三两，去皮 芍药三两 细辛三两 甘草二两，炙 通草二两 大枣二十五枚，擘 生姜半斤 吴茱萸二升

上九味，以水六升、清酒六升和，煮取五升。去滓，温分五服。一方，水、酒各四升。

应用当归四逆汤的基础上如果里寒重，加上温中化饮的吴茱萸和生姜。

如果是表位寒邪入中，寒凝血脉，需用桂枝辛温发散寒邪、温通血脉。

如果是里位寒邪入中血脉则用辛温大热的吴茱萸去温通血脉、温散寒邪。

353. 大汗出，热不去，内拘急，四肢疼，又下利，厥逆而恶寒者，四逆汤主之。

“热不去”的热是真寒假热，寒凝血脉而津亏血少，表位失于濡养滋润而出现虚热。

“大汗出”是里寒津亏血少，津血失于固摄而致汗液外泄，可参 20 条少阴中风证桂枝加附子汤的“其人遂漏不止”。大汗又进一步耗伤津血，加重里寒。

354. 大汗，若大下利而厥冷者，四逆汤主之。

里寒水不能化而成饮，故大下利，里寒不能温煦而见四末厥冷，此为寒厥。里寒而至表位津血虚寒失于固摄，故大汗。里位阴寒盛极而致津液大量亡失，急需用四逆汤回阳救逆。

355. 病人手足厥冷，脉乍紧者，邪结在胸中。心中满而烦，饥不能食者，病在胸中，当须吐之，宜瓜蒂散。

手足厥冷的核心病机是正虚邪实所引起的阳气不能达于四末并温煦。“脉乍紧者，邪结在胸中”，参 166 条，此邪为寒饮之邪结滞于胸中。

166 条：病如桂枝证，头不痛，项不强，寸脉微浮，胸中痞硬，气上冲咽喉，不得息者，此为胸有寒也，当吐之，宜瓜蒂散。

胸中寒饮也会引起心中满而烦，“饥不能食”本为中焦虚寒，但此中焦虚寒本为上焦胸中寒饮，也就是“病在胸中”，邪在上焦所以排邪的途径是吐法。

356. 伤寒厥而心下悸，宜先治水，当服茯苓甘草汤，却治其厥；不尔，水渍入胃，必作利也。

“伤寒厥”：与上一条的“病人手足厥冷”含义相同，只是行文用词不同，都是指手脚凉。

“心下悸，宜先治水”：说明此心下悸的病机是水饮冲逆，茯苓甘草汤利水而治厥，此为水厥。

“水渍入胃，必作利也”：指胃虚寒失于运化而出现虚寒的下利，所以用苓桂姜甘汤，在苓桂温化水饮的基础上用生姜去温胃化饮。

357. 伤寒六七日，大下后，寸脉沉而迟，手足厥逆，下部脉不至，咽喉不利，唾脓血，泄利不止者，为难治。麻黄升麻汤主之。

麻黄二两半，去节　升麻一两一分　当归一两一分　知母十八铢　黄芩十八铢　萎蕤（一作菖蒲）十八铢　芍药六铢　天门冬六铢，去心　桂枝六铢，去皮　茯苓六铢　甘草六铢，炙　石膏六铢，碎，绵裹　白术六铢　干姜六铢

上十四味，以水一斗，先煮麻黄一两沸，去上沫。内诸药，煮取三升。去滓，分温三服。相去如炊三斗米顷，令尽，汗出愈。

357 条之前的几个条文讲了火厥、寒厥、血厥、痰厥、水厥等各种正虚邪实以单一病机为主所致的手足厥冷，357 条是正虚邪实复合多病机所致的手足厥冷。

麻黄升麻汤组方分析如下。

辛温：麻黄、桂枝。

辛寒：升麻、石膏。

补津：当归、白芍、甘草、天冬。

温里：干姜。

利水：知母、茯苓、白术。

清热：黄芩、石膏。

太阴寒饮：苓姜、苓术温化；阳明水热：知母、黄芩、茯苓清水热；表位既有火热灼伤津血，又有风寒废水，用辛温配辛寒的法度。

“大下后，寸脉沉而迟，下部脉不至”：大下后津血亏虚，所以寸脉沉而迟，水热攻冲，津血和浊水浊气都冲逆于上焦，所以下部脉相对于寸脉更弱。

“咽喉不利，唾脓血”：水热攻冲于上焦，火热灼伤脉络。“泄利不止”：太阴虚寒下利。“手足厥逆”：正虚邪实复合多病机所致的手足厥冷。

358. 伤寒四五日，腹中痛，若转气下趋少腹者，此欲自利也。

“伤寒”，少阴伤寒。“四五日”，虚指经过一段时间，少阴伤寒传里，寒邪凝滞腹中，不通则痛。“转气下趋少腹者”，转气，指寒邪，寒邪趋于下焦，下焦虚寒不能化饮而出现少阴下利。

359. 伤寒本自寒下，医复吐下之，寒格，更逆吐下；若食入口即吐，干姜黄连黄芩人参汤主之。

干姜　黄芩　黄连　人参各三两

上四味，以水六升，煮取二升。去滓，分温再服。

“寒下”，下焦虚寒。“伤寒本自寒下”，指少阴伤寒伴有下焦的虚寒。这种情况为何医要复吐下之？一定是上焦胸中有热，所以医者只看到了上焦之热而没有看到下焦之寒，误用了吐下之法。“寒格”，其实是寒热格拒，阴阳之气于心下也就是上中二焦之间不相顺接、相互格拒。

黄芩、黄连清上焦之热，干姜温中焦之寒，人参补中焦之津血。

可以把干姜黄连黄芩人参汤证的寒格与前面一些条文里讲的四肢厥冷对应来理解，都是阴阳格拒的厥阴状态，只不过阴阳格拒的病位不同，四肢厥冷是阴阳格拒于四肢末端，干姜黄连黄芩人参汤证的寒格是格拒于心下的位置。

360. 下利，有微热而渴，脉弱者，今自愈。

下利是三阴病典型症状，见358条“转气下趋少腹者，此欲自利也”，寒邪趋于下焦，中焦下焦虚寒不能运化水谷、水液，而成下利。

脉弱虽津亏血少，但微热而渴是阳气来复、病势向愈。41条里小青龙汤证“服汤已，渴者”，也是阳气来复、病势向愈之义。

361. 下利，脉数，有微热汗出，今自愈。设复紧，为未解。

“脉数，有微热汗出”，指阳气来复、病势向愈。“设复紧”，以脉指代病机，紧脉主寒，病未解。

厥阴下利可以通过脉象来判断预后。

362. 下利，手足厥冷无脉者，灸之不温，若脉不还，反微喘者，死。少阴负趺阳者，为顺也。

“下利，手足厥冷无脉者”，无脉指寒凝血脉，津血涩滞不通。与361条对应来理解，361条的虚寒下利、微热汗出是阳气来复，病情向愈。而本条的下利伴手足厥冷无脉，是寒盛病情深重。

所以需急救回阳，用灸法。灸之不温，阳气没有来复，病势更加深重。“脉不还”基础上的“微喘”是气脱于上。“死”是指病势恶化、更加深重。

363. 下利，寸脉反浮数，尺中自涩者，必清脓血。

虚寒下利，寸脉见浮数。《辨脉法》：“凡脉大、浮、数、动、滑，此名阳也。”所以浮数脉主阳主热，上焦有热。“尺中自涩”，说明下焦津血虚寒的状态。

上热下寒，火热灼伤脉络，热迫血行，出现寒热错杂的便脓血。

“清”，同圊。圊，茅厕，厕所，圊脓血指便脓血。

364. 下利清谷，不可攻表，汗出，必胀满。

下利清谷，不可攻表。单纯的下利清谷为什么要攻表？说明有里寒同时也有表寒，这种情况需先救里，在 91 条里有过论述。

有里寒也有表寒，如果先攻表，在发汗的同时会调动里位津血到表位抗邪，而里位虚寒津血本就不足，攻表会进一步耗伤里位津血出现里虚的胀满等症。

91 条：伤寒，医下之，续得下利，清谷不止，身疼痛者，急当救里；后身疼痛，清便自调者，急当救表。救里，宜四逆汤；救表，宜桂枝汤。

365. 下利，脉沉弦者，下重也；脉大者，为未止；脉微弱数者，为欲自止，虽发热不死。

《辨脉法》：“脉沉，涩，弱，弦，微，此名阴也。”沉弦都属于阴脉，在这里指下焦寒饮的病机。“脉大”，这里泛指邪气盛，所以下利未止。

“脉微弱数者，为欲自止，虽发热不死”：意同 360 条“下利，有微热而渴，脉弱者，今自愈”。脉弱虽津亏血少，但微热而渴是阳气来复、病势向愈。

366. 下利，脉沉而迟，其人面少赤，身有微热，下利清谷者，必郁冒，汗出而解，病人必微厥。所以然者，其面戴阳，下虚故也。

脉沉而迟，下焦虚寒。出现了面少赤，身有微热，意同 360 条的脉弱微热而渴，都是讲阴病转阳、阳气来复之象。随着阳气来复出现了郁冒的表证，郁冒是指昏冒神志不清，病机是风寒入中虚人。在这里与 327 条同义，指厥阴中风，所以可以解表汗出而解。

327 条：厥阴中风，脉微浮，为欲愈；不浮，为未愈。

戴阳是指下焦虚寒，虚阳浮越，面红颧赤，是少阴传厥阴的危象。

如果病人下焦虚寒，出现厥冷，甚至出现了虚阳浮越的戴阳之象，是病传深重，阴阳离决的表现。

366 条讲了厥阴下利出现热象的两种病传方向，一种是面少赤，身有微热是阳气来复，病将向愈；另一种是虚阳浮越的其面戴阳，病传危象。

367. 下利，脉数而渴者，今自愈；设不差，必清脓血，以有热故也。

“下利，脉数而渴者，今自愈”：意同 360、361 条。为阴病转阳，阳气来复，病愈。“设不差，必清脓血，以有热故也”：意同 363 条，为津亏生虚热，虚热转实而热迫血行，形成便脓血。

阴病转阳是我们治疗疾病的病解方向，但是阴病转阳也有两种转归，一种是病从表而解病愈，一种是转为实火实热，病传到阳明层面。

368. 下利后脉绝，手足厥冷，晬时脉还，手足温者生，脉不还者死。

“晬（zuì）时”：一昼夜的时间。

下利后脉绝，肢冷，阴寒盛极，死证。但古人在临床观察到肢冷脉绝有时是人的阳气暴脱，只是暂时的阴阳离决而出现假死的现象，所以提出要观察一段时间，也就是“晬时”，一昼夜的时间。如果经过了一昼夜，手足温了，说明阳气恢复，可生；如果一昼夜仍然无脉，就是真正的死证了。

369. 伤寒下利，日十余行，脉反实者死。

“下利，日十余行”：每天下利十多次，津液大量亡失，津亏严重本应脉弱，但见脉实，说明虽然津液大量亡失但体内寒饮内盛，正气虚极、邪气盛极，故死。

从 360 条至 369 条都是下利后侧重以脉来推演病传的方向、预后。这里的脉象既是四诊的一个症状也代表了基础病机，需结合四诊的症状才能准确推出具体的病机及病传预后。

360 条：脉弱。虽脉弱但微热而渴，阴病转阳，病将向愈。

361 条：脉数，脉复紧。不仅微热汗出，而且脉数，阴病转阳，病愈。如果脉紧，寒邪为主，未见阴病转阳之象，病不解。

362 条：无脉。阴寒盛极以致无脉，温灸而脉不还，病不解，死。

363 条：寸脉反浮数，尺中自涩。津亏不能濡润滋养，产生虚热，虚热转实见脉浮数。火盛见便脓血。

365 条：脉沉弦；脉大；脉微弱而数。脉沉弦、脉大皆为下焦水盛邪实的脉象，如果脉弱数有热为阴病转阳，同 360 条，病将向愈。

366 条：脉沉而迟。下焦虚寒有两种病传转归，如果面少赤微热，郁冒，里病出表，可以汗出而解；如果微厥戴阳，病传厥阴，阴阳离决而死。

367 条：脉数。两种转归，一种是阴病转阳病愈，一种是病传阳明。

368 条：脉绝，脉不还者。脉绝与脉不还都是指阴寒盛极而脉极微极弱甚至摸不到的情况，死脉。

369 条：脉反实。每天下利十多次，津液极度耗散的情况下脉反实，邪气仍盛，正气虚极、邪气盛极，故死。

370. 下利清谷，里寒外热，汗出而厥者，通脉四逆汤主之。

本条参 317 条。

317 条：少阴病，下利清谷，里寒外热，手足厥逆，脉微欲绝，身反不恶寒，其人面色赤，或腹痛，或干呕，或咽痛，或利止，脉不出者，通脉四逆汤主之。

两条放一起来看，少阴病里寒重；下利清谷、汗出，津液大量亡失，阳气随津液大量亡失；里寒外热、厥，阴寒内盛；里寒外热、其人面赤色，虚阳浮越，阴阳离决。

少阴阴寒内盛病传，阳气随津液外泄而大量亡失，虚阳不能内守浮越于表出现外热或面赤的假热之象，不是阳明的实火实热，由于津液的大量亡失，脉不出，就是脉摸不到了。

用加量的四逆汤回阳救逆，阳气恢复，津液来复，脉才能恢复，所以叫通脉四逆汤。

371. 热利下重者，白头翁汤主之。

白头翁二两　黄柏三两　黄连三两　秦皮三两

上四味，以水七升，煮取二升。去滓，温服一升。不愈，更服一升。

参 350 条。

350 条：伤寒脉滑而厥者，里有热，白虎汤主之。

厥有火厥，利有热利。

下利有寒利也有热利，这一条讲的是热利的代表方白头翁汤。

里急后重，想解大便，然而又无法一泄为快。“里急”即形容大便在腹内急迫，窘迫急痛，欲解下为爽；“后重”形容大便至肛门，有重滞欲下不下之感；肛门坠胀，总有排便不尽感。

下利为太阴、少阴本病，基本病机是里虚寒津液不化而成。虚寒下利如果又有里热，水热互结形成热利，单纯的热利属阳明，寒热错杂的下利即为厥阴下利。热利除了肛门灼热、下利急迫的特点，还有大便黏腻不爽，“下利后重”的感觉。

《神农本草经》《千金翼方》均记载白头翁性味苦温，后世则多认为白头翁性味苦寒。

白头翁在《千金方》中被广泛应用于寒利、热利的方子中，可见有很好的止利作用。配苦寒燥湿的黄连、黄柏，以及秦皮苦寒兼有收涩作用。四味药共奏止热毒下利之功。

372. 下利，腹胀满，身体疼痛者，先温其里，乃攻其表。温里宜四逆汤，攻表宜桂枝汤。

腹胀有虚胀实胀，虚胀如厚朴生姜半夏甘草人参汤，以补益胃气为主兼用厚朴除胀；实胀如承气汤，以行气导滞攻逐为主。

本条下利，腹胀满，是为虚胀。用四逆汤，说明是里虚寒以寒为主要病机引起的虚性腹胀。

“下利，腹胀满”指代里寒病机，“身体疼痛”指代表寒病机。既有里寒又有表寒，当先温里，如果先攻表，调动里位津血到体表抗邪，而里位津血虚寒再去调动则里虚寒更甚，可能出现 364 条所讲虚胀的情况，所以先温里，让里位津血恢复正常再去攻表。

本条讲虚寒下利如果兼有表寒时治疗的表里先后顺序，在 91 条和 364

条已有论述，需先温里后攻表。

91 条：伤寒，医下之，续得下利，清谷不止，身疼痛者，急当救里；后身疼痛，清便自调者，急当救表。救里，宜四逆汤；救表，宜桂枝汤。

364 条：下利清谷，不可攻表，汗出，必胀满。

373. 下利，欲饮水者，以有热故也，白头翁汤主之。

口渴欲饮，说明有里热。下利伴有里热，水热互结，用白头翁汤。

371 条白头翁汤条文里说“热利下重”，直接说明下利的病机是水热互结。这一条用“欲饮水者”表明里热深重，虽然热盛伤津而渴，但需重用苦寒之法，湿热得除，津液才能来复，用白头翁汤。

374. 下利，谵语者，有燥屎也，宜小承气汤。

“下利”：如果是下利后出现了“谵语、燥屎”，说明虚热转实，病传阳明，是阳明腑实证，用小承气汤攻下是正解。

如果是下利的同时伴有“谵语、燥屎”，说明既有阳明的结燥，同时又有阳明的水热互结，也是用小承气汤去苦寒攻下，大黄本身也有清利水热的作用。小承气汤既可以除阳明结燥，也可以清利下焦的水热。

375. 下利后，更烦，按之心下濡者，为虚烦也，宜栀子豉汤。

81 条讲凡用栀子汤，病人旧微溏者，不可与服之，是指如果有里虚寒的便溏不适合用苦寒的栀子类方。注意本条说的是下利后，下利后更烦，下利后津亏有热，火扰神志则烦。

“按之心下濡”：如果火与水饮等实邪相结，会有心下满、心下痞硬等表现。心下濡，指的是按诊心下位置是软的，说明是胃虚兼虚火上扰，用栀子豉汤在顾护胃气的基础上去清热除湿。

376. 呕家有痈脓者，不可治呕，脓尽自愈。

痈脓可分为体表和体内两种。

体表如《金匮要略》水气病篇："黄汗，其脉沉迟，身发热，胸满，四肢头面肿，久不愈，必致痈脓。"在临床上各种溃脓、渗液的皮肤病均属表位之痈脓，包括面部的痤疮。体内如《金匮要略》疮痈肠痈浸淫篇："此为腹内有痈脓，薏苡附子败酱散主之。"

痈脓的主要病机是火热灼伤脉络后水热互结，临床上也有偏寒湿的寒性痈脓。

"呕家有痈脓者，不可治呕"是说如果有痈脓的人呕，不需要去专门治疗这个呕的症状，因为体内的痈脓是体内的邪气，需通过吐、下的途径排出体外，所以呕吐痈脓是人体排邪的途径，痈脓吐尽后呕的问题自然就解决了。

377. 呕而脉弱，小便复利，身有微热见厥者难治。四逆汤主之。

这一条提示了为什么呕证放在厥阴病篇里，少阴里寒向下病传，津血虚寒而脉弱，下焦虚寒不能制化水饮而小便复利，虚阳浮越而身有微热，阴阳之气不相顺接于四末则四末厥冷。这是典型的少阴病传厥阴的过程。

在这个过程中下焦虚寒病机的呕吐和下利是比较常见的伴随症状，所以把下利和呕放在厥阴病篇里详细论述。

本条的呕是下焦虚寒不能制化水饮，寒饮冲逆所致，所以用四逆汤回阳救逆。

378. 干呕，吐涎沫，头痛者，吴茱萸汤主之。

“干呕，吐涎沫，头痛”：寒饮冲逆到上焦。

吴茱萸汤是吴茱萸配生姜、大枣、人参组成的生姜甘草汤方干，吴茱萸汤主治的寒饮冲逆是胃气虚为主偏津血虚寒。上一条的四逆汤主治的寒饮冲逆是胃虚寒或下焦虚寒为主。

379. 呕而发热者，小柴胡汤主之。

小柴胡汤用柴胡、黄芩清上焦热，用生姜甘草汤方干补益胃气，所以小柴胡汤主治的呕的病机是胃虚饮逆加上焦火热攻冲。

380. 伤寒大吐大下之，极虚，复极汗者，其人外气怫郁，复与之水以发其汗，因得哕。所以然者，胃中寒冷故也。

大吐、大下、极汗，这些都是峻猛的攻邪之法，极易耗气伤津，所以说极虚。

“怫郁”是郁结的意思，“外气怫郁”义同48条阳气怫郁在表。

大吐、大下、极汗出之后，津液欲竭，真阴大伤，出现了面赤等虚阳浮越的表现，医者把这种虚阳浮越当成了太阳病卫气郁滞在表的卫阳证，采用饮热水助热发汗的方法，本来就津液大亏，里位虚极，再去发汗，进一步耗气伤津。

所以这个哕与377条下焦虚寒病机相同，要用四逆汤。

381. 伤寒，哕而腹满，视其前后，知何部不利，利之则愈。

“哕而腹满”：腹满的常见病机是里位实邪，或水饮，或燥屎，或瘀血。

“视其前后”：前后指大小便，通过对大小便的问诊，推出腹满的病机，如大便难则通大便，如小便不利则利小便。

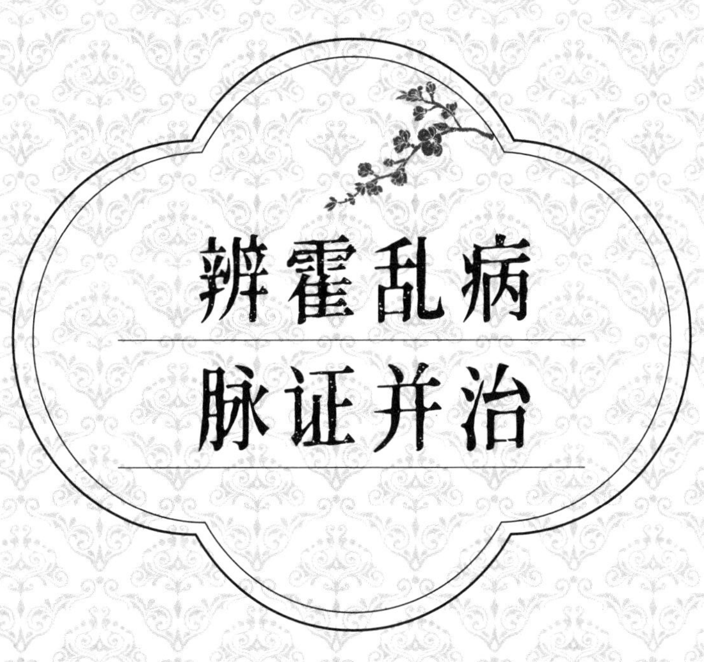

辨霍乱病脉证并治

382. 问曰：病有霍乱者何？答曰：呕吐而利，此名霍乱。

《素问·六元正纪大论》：厥阴所至为緛戾，少阴所至为悲妄衄衊，太阴所至为中满霍乱吐下，少阳所至为喉痹耳鸣呕涌，阳明所至皴揭，太阳所至为寝汗痉，病之常也。

《灵枢·五乱》：黄帝曰：何为逆而乱：岐伯曰：清气在阴，浊气在阳，营气顺脉，卫气逆行，清浊相干，乱于胸中，是谓大悗。故气乱于心，则烦心密嘿，俯首静伏；乱于肺，则俯仰喘喝，接手以呼；乱于肠胃，是为霍乱；乱于臂胫，则为四厥；乱于头，则为厥逆，头重眩仆。

在《素问》和《灵枢》中已有对霍乱的描述，是从人体升清降浊失司的角度来论述的。

霍即挥霍，吐泻不已，挥霍无度，使人的正气快速耗散，所以叫作霍；乱即变乱，脾胃受邪，阴阳升降不利，寒热为之错杂，表里也不和，所以叫作乱。

学生问：什么叫霍乱？老师答：呕吐与腹泻并作，病势急骤，顷刻间有挥霍撩乱之势的，即所谓的霍乱。

西医的霍乱是因摄入的食物或水受到霍乱弧菌污染而引起的一种急性腹泻性传染病。临床上也是以吐泻的症状为主。中医的霍乱并不看实验室检查的结果是否有霍乱弧菌，只要看到急性吐泻的症状就可以诊断为霍乱。

霍乱的临床表现就是呕吐和下利，太阴病也有呕吐和下利，但从霍乱的病名来分析，霍乱的呕吐下利与太阴病的呕吐下利不同，应该是一种急迫的呕吐下利，常见于一些急性传染病。

383. 问曰：病发热，头痛，身疼，恶寒，吐利者，此属何病？答曰：此名霍乱。霍乱自吐下，又利止，复

更发热也。

“发热，头痛，身疼，恶寒”：是典型的太阳伤寒，太阳伤寒伴吐利也叫霍乱，说明霍乱可能如382条只有吐利两个症状，也可能吐利的同时伴有太阳伤寒。

“自吐下，又利止，复更发热也”：吐利停止后，又出现恶寒发热的太阳伤寒症候，这里的发热应指太阳伤寒的病机层面。

综合以上两条，霍乱可能有以下三种情况：第一种是单纯的吐利；第二种是太阳伤寒与吐利并见；第三种是先吐利,吐利止后出现太阳伤寒的表现。

384. 伤寒，其脉微涩者，本是霍乱，今是伤寒，却四五日，至阴经上，转入阴必利，本呕，下利者，不可治也。欲似大便而反矢气，仍不利者，此属阳明也，便必硬，十三日愈，所以然者，经尽故也。下利后，当便硬，硬则能食者愈；今反不能食，到后经中，颇能食，复过一经能食，过之一日，当愈。不愈者，不属阳明也。

发热恶寒开始就伴有上吐下泻,吐泻伤津所以脉微涩,这种情况是霍乱。

太阳伤寒开始并没有吐利的症状,“却四五日,至阴经上,转入阴必利”,太阳伤寒病传三阳经的时候没有吐利，四五日虚指过了较长时间传到三阴病才有吐利。

这是伤寒和霍乱的鉴别。

接下来讲霍乱吐利之后大便的变化。

“欲似大便而反矢气，仍不利者，此属阳明也”：想要大便，但是大便拉不下来只是放屁。这种情况是由于吐下之后，胃内的津液已虚，所以大便下不来。“此属阳明也”：这里的阳明指胃，胃津亏竭。

胃津亏竭后胃津的恢复需要一定的时间，所以说“十三日愈”，十三日也是虚指，指津液来复需要较长的时间。胃津恢复了，胃气自和，饮食也就恢复正常了。

“不愈者，不属阳明也”：如果不是这种变化，就不是胃的问题，可能是其他情况了。

385. 恶寒脉微，而复利，利止，亡血也，四逆加人参汤主之。

甘草二两，炙　附子一枚，生，去皮，破八片　干姜一两半　人参一两

上四味，以水三升，煮取一升二合。去滓，分温再服。

下利利止后根据体内津血状态，有不同的预后和病传，见第278条。

278条：伤寒脉浮而缓，手足自温者，系在太阴。太阴当发身黄；若小便自利者，不能发黄。至七八日，虽暴烦，下利日十余行，必自止，以脾家实，腐秽当去故也。

当胃气不虚或自和时，太阴下利或太阴阳明合病的下利，利止则愈。此时的下利可看作是排湿的途径。

少阴下利有两种病传预后：

一是津亏不重，阴病转阳，下利可治或自愈，见287、288条。

287条：少阴病脉紧，至七八日，自下利，脉暴微，手足反温，脉紧反去者，为欲解也。虽烦下利，必自愈。

288条：少阴病，下利，若利自止，恶寒而蜷卧，手足温者，可治。

二是利止后津亏严重，需温阳养血。即本条所述：恶寒脉微，而复利，利止，亡血也，四逆加人参汤主之。

厥阴下利根据津液状态有三种不同病传预后。

一是虽津亏严重，但津液自和，阳气尚存，可自愈。

360条：下利，有微热而渴，脉弱者，今自愈。

二是津亏严重，阴寒内盛，需四逆汤回阳救逆。

353条：大汗出，热不去，内拘急，四肢疼，又下利，厥逆而恶寒者，四逆汤主之。

三是津液亏竭，阳气亡失，难治或死。

344条：伤寒发热，下利，厥逆，躁不得卧者，死。

345条：伤寒发热，下利至甚，厥不止者，死。

348条：发热而厥，七日，下利者，为难治。

总结一下，下利本就是人体胃虚不能运化水湿，人体排邪的一种反应，人体的很多病症都是人体的自我防御排邪反应，最典型的就是感冒时人体感受风寒邪气调动体内气血到体表抗邪而产生的发热症状。

某种病症的病传和预后主要看人体正气的强弱，以及津液的状态。当胃气尚可或自和时，下利作为排邪反应，利止自愈。当胃虚或津亏严重时，下利后需补益津血或温胃散寒。

霍乱的下利，病势迅猛，泻下急迫，过度的下利导致阴液耗竭而“利止亡血”，阳气随之暴脱，需要在四逆汤回阳救逆的基础上加人参去补益胃气胃津，让津液来复。

386. 霍乱，头痛，发热，身疼痛，热多，欲饮水者，五苓散主之；寒多，不用水者，理中丸主之。

人参　干姜　甘草炙　白术各三两

上四味，捣筛，蜜合为丸。如鸡子黄大，以沸汤数合，和一丸。研碎，温服之。日三四、夜二服。腹中未热，益至三四丸。然不及汤，汤法：以四物依两数切。用水八升，煮取三升。去滓，温服一升，日三服。若脐上筑者，肾气动也，去术加桂四两。吐多者，去术加生姜三两。下多者还用术。悸者，加茯苓二两。渴欲得水者，加术，足前成四两半。腹中痛者，加人参，足前成四两半。寒者，加干姜，足前成四两半。腹满者，去术，加附子一枚。服汤后，如食顷，饮热粥一升许。微自温，勿发揭衣被。

“霍乱，头痛，发热，身疼痛，热多，欲饮水者，五苓散主之”：五苓散是素体有水饮的人又患上太阳表病，里位是水饮不化津液出现津亏虚热，表位风寒束表，核心病机是水饮，本条省略了“小便不利”，虽是霍乱，但病机符合五苓散证，所以用五苓散利水兼解表。

参 71 条、72 条、73 条、74 条。

71 条：太阳病，发汗后，大汗出，胃中干，烦躁不得眠，欲得饮水者，少少与饮之，令胃气和则愈。若脉浮，小便不利，微热消渴者，与五苓散主之。

72 条：发汗已，脉浮数，烦渴者，五苓散主之。

73 条：伤寒汗出而渴者，五苓散主之。不渴者，茯苓甘草汤主之。

74 条：中风发热，六七日不解而烦，有表里证，渴欲饮水，水入则吐者，名曰水逆，五苓散主之。

寒多不用水，里虚寒不欲饮水用理中丸温中化饮。

理中丸服法：以沸汤数合，和一丸，研碎，温服之，日三四，夜二服；腹中未热，益至三四丸。

昼夜连服，而且根据病情的具体变化增加每次的服用量，“益至三四丸”。

丸剂偏缓，不及汤之迅捷，汤法以四物依两数切，用水八升，煮取三升，去滓，温服一升，日三服。

396 条服法为正常服法：上四味，捣筛，蜜和为丸，如鸡子黄许大，以沸汤数合，和一丸。研碎，温服之，日三服。

387. 吐利止而身痛不休者，当消息和解其外，宜桂枝汤小和之。

“消息”：斟酌的意思。

呕吐腹泻停止，而身体疼痛仍不解的，是里和表未解，应当斟酌使用解表的方法，用桂枝汤发汗解表。

里和表未和，用解表的方法，具体用什么方子根据实际情况随证治之，本条用桂枝汤只是举例说明。

388. 吐利汗出，发热恶寒，四肢拘急，手足厥冷者，四逆汤主之。

7条病有发热恶寒者，发于阳也。无热恶寒者，发于阴也。

“吐利汗出，发热恶寒”：指霍乱的吐利伴太阳病的发热恶寒。“四肢拘急”：指同时伴有表上的血痹。

“手足厥冷”：里虚寒阳气不能温煦四末所造成的手足厥冷，用四逆汤。

本条“发热恶寒，四肢拘急，手足厥冷”一派表证，但里虚寒是核心病机，根据既有表寒又有里寒当先温里的原则用四逆汤温里散寒。

372条：下利腹胀满，身体疼痛者。先温其里，乃攻其表。温里宜四逆汤，攻表宜桂枝汤。

389. 既吐且利，小便复利而大汗出，下利清谷，内寒外热，脉微欲绝者，四逆汤主之。

“既吐且利”：仍是霍乱的吐利。

“小便复利而大汗出，下利清谷”：吐利同时大汗，津液亡失。

“内寒外热”是里寒津液大量亡失引起的虚阳浮越的假热；“脉微欲绝”进一步以脉来描述津液大亏的气血状态。

本条是霍乱吐利后津液大量亡失的真寒假热，上一条是霍乱吐利伴太阳发热恶寒，综合病机虽有差别，但里寒津液亡失的核心病机是一致的，所以都要用四逆汤回阳救逆。

390. 吐已下断，汗出而厥，四肢拘急不解，脉微欲绝者，通脉四逆加猪胆汁汤主之。

甘草二两，炙　附子大者一枚，生，去皮，破八片　干姜三两，强人可四两　猪胆汁半合

上四味，以水三升，煮取一升二合。去滓，内猪胆汁，分温再服，其脉即来。无猪胆，以羊胆代之。

参315条白通汤加猪胆汁汤。

315条：少阴病，下利脉微者，与白通汤；利不止，厥逆无脉，干呕烦者，白通汤加猪胆汁汤主之。服汤，脉暴出者死，微续者生。

猪胆汁，苦，咸，寒。《名医别录》记载："治伤寒热渴。"

猪胆汁具有清热润降之功，无论是用在白通加猪胆汁汤，还是通脉四逆加猪胆汁汤，都可以润降浮越欲脱之真阳，配合干姜附子散回阳救逆，沟通表里、上下。

《肘后备急方·卷二·治卒霍乱诸急方第十二》：治霍乱心腹胀痛，烦满短气，未得吐下方。

又方，干姜二两，甘草二两，附子一两，水三升，煮取一升，纳猪胆一合相和，分为三服。

"吐已下断"：剧烈的吐下之后，吐无可吐，下无可下，阴液耗竭，真阳欲脱所以"汗出而厥"，卫阳不能温煦，营阴不能滋养濡润，所以"四肢拘急不解，脉微欲绝"。

真阳欲脱，所以要在四逆汤的基础上倍量干姜，用大附子以回阳救逆；真阴欲竭，所以用猪胆汁清热润降。

391. 吐利发汗，脉平，小烦者，以新虚不胜谷气故也。

义近398条。

霍乱吐利汗出之后，“脉平”，指脉象和缓，趋于正常。说明邪气已去八九，疾病向愈。大病初愈，胃气尚弱，消化水谷能力较差，若进食或进补太过，可能会滋腻碍胃，邪气留恋，让胃气更虚。此时应该减少食量或吃一些易消化的食物，减轻胃的负担。

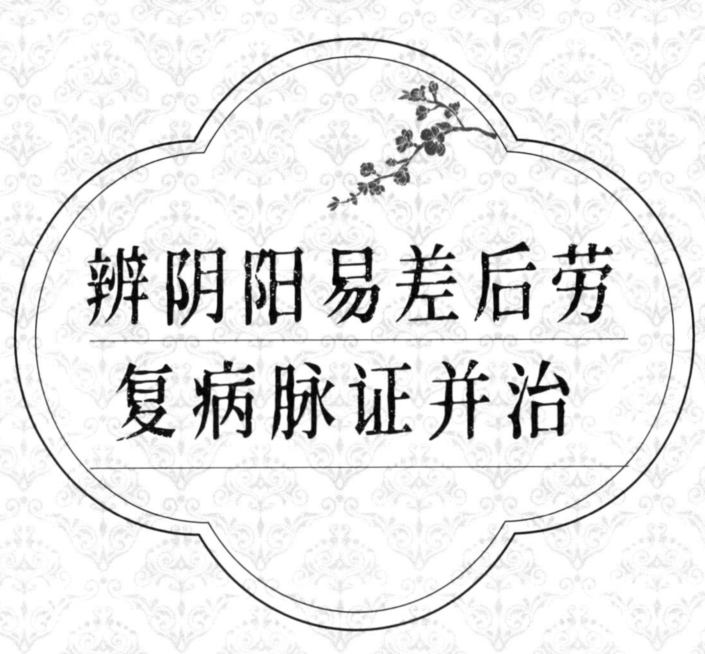

辨阴阳易差后劳复病脉证并治

392. 伤寒，阴阳易之为病，其人身体重，少气，少腹里急，或引阴中拘挛，热上冲胸，头重不欲举，眼中生花，膝胫拘急者，烧裩散主之。

妇人中裩，近隐处，取烧作灰。

上一味，以水和，服方寸匕，日三服，小便即利，阴头微肿，此为愈矣。妇人病，取男子裩烧服。

隋·巢元方所著的《诸病源候论》对伤寒阴阳易病的解释说："阴阳易者，是男子妇人伤寒病新瘥，未平复，而与之交接得病者，名为阴阳易也。"金代医学家成无己、清代医学家喻嘉言等对伤寒阴阳易病的病因病机也与之有着相同的认识。

"裩"：古代时指有裆的裤子。如果得了阴阳易，就取对方的内裤近外阴处布料烧灰为药。妇人病，取男子裩烧灰服用；男子病，则取妇人裩烧灰服用。

393. 大病差后，劳复者，枳实栀子汤主之。

枳实三枚，炙　栀子十四个，擘　豉一升，绵裹

上三味，以清浆水七升，空煮取四升，内枳实、栀子，煮取二升，下豉，更煮五六沸，去滓。温分再服，覆令微似汗。若有宿食者，内大黄如博棋子五六枚，服之愈。

《医宗金鉴》：伤寒新愈，起居作劳，因而复病，谓之劳复。强食谷食，因而复病，谓之食复。男女交接，复而自病，谓之房劳复。男女交接，相易为病，谓之阴阳易，谓男传不病之女，女传不病之男，有如交易也。盖因其人新差，余邪伏于脏府，未经悉解，故犯之辄复也。学者于临证时，审其脉证而详辨之，则施治自无误矣。

成无己：病有劳复，有食复。伤寒新瘥，血气未平，余热未尽，早作劳动病者，名曰劳复。病热少愈而强食之，热有所藏，因其谷气留搏，两阳相

合而病者，名曰食复。劳复，则热气浮越，与枳实栀子豉汤以解之；食复，则胃有宿积，加大黄以下之。

《医宗金鉴》里说："伤寒新愈，起居作劳，因而复病，谓之劳复。"病人病后初愈，正气亏虚，邪热留恋，本应休养生息，但劳作耗气伤津，虚热转实，形成劳复病。

劳复病正气津血亏虚，气结、水饮、火热等邪气交结于体内，处于正虚邪实的状态，既不可以过度苦寒攻里，进一步耗气伤津，又不可以过度甘温补益而助水火之邪。

枳实栀子豉汤是在栀子豉汤的基础上加枳实、清浆水。

栀子苦寒清实火实热，淡豆豉酸温可轻宣透表，枳实酸寒可行气导滞，清浆水酸寒补益，三药皆有酸味，可以酸苦涌泄，在透表、行气、除水的基础上去顾护、补益津血。如果里位火热结实可加适量大黄攻下结热。

394. 伤寒差已后，更发热，小柴胡汤主之。脉浮者，以汗解之；脉沉实者，以下解之。

《医宗金鉴》：伤寒新愈，起居作劳，因而复病，谓之劳复。强食谷食，因而复病，谓之食复。男女交接，复而自病，谓之房劳复。男女交接，相易为病，谓之阴阳易，谓男传不病之女，女传不病之男，有如交易也。盖因其人新差，余邪伏于脏府，未经悉解，故犯之辄复也。学者于临证时，审其脉证而详辨之，则施治自无误矣。

《医宗金鉴》里讲到伤寒初愈的各种变化，有劳复、食复、房劳复等，并讲到具体临床应该"学者于临证时，审其脉证而详辨之，则施治自无误矣"。所以本条根据不同变化给出了代表性的三种方案。

"更发热"：指胃虚的基础上有上焦的郁火郁热，用和胃兼清实火的小柴胡汤主之。

"脉浮者，以汗解之"：如果有表寒则用辛温发汗之法。

"脉沉实者，以下解之"：如果里位有实邪，可以用攻下之法。

395. 大病差后，从腰以下有水气者，牡蛎泽泻散主之。

牡蛎熬　泽泻　蜀漆暖水洗，去腥　葶苈子熬　商陆根熬　海藻洗，去咸　栝楼根各等分

上七味，异捣，下筛为散，更于臼中治之。白饮和服方寸匕，日三服。小便利，止后服。

"大病差后，从腰以下有水气者"：虚人下焦水肿，从组方分析，正虚邪实以邪实为主，水势盛大，需在顾护津血的基础上大力攻逐水饮，所以用了很多峻下逐水的药，虽是虚人，但水势盛大，攻逐的力量也要大。

牡蛎泽泻散可拆解为栝楼牡蛎散加泽泻、蜀漆、葶苈子、商陆、海藻、小麦。

栝楼根苦寒可补津液而清热止渴，又可利小便而除水热。从栝楼桂枝汤组方看，仲景对栝楼根的理解是可以清热并大补津液。

牡蛎味咸微寒，可以清虚热补津血，除烦止渴；软坚散结，清利水热；固敛精血，涩肠止泻。

牡蛎是动物牡蛎的贝壳，生在海里所以味咸，咸能软坚，有化痰软结，散结利水的功效。

栝楼根与牡蛎组成栝楼牡蛎散见于柴胡桂枝干姜汤、牡蛎泽泻散、栝楼牡蛎散。栝楼根清热止渴而补益津血，配牡蛎可以在顾护津血的基础上除水热。

泽泻性寒有除水、清利水热的作用。蜀漆味辛性平或微温，散结化痰、除水而镇静安神。葶苈子味辛性寒，既可以发散表位和上焦的废水，又可以利小便而利水消肿。葶苈子攻逐水饮力度较大，"久服令人虚"，所以不可久服。商陆味辛酸，具有逐水消肿的作用，味辛可发散表邪，可用于治疗痈肿疮毒；味酸可涌泄水湿，利水涌淋，用于水肿胀满。该品有毒，应中病即止。海藻咸寒可以软坚消痰，清热散结，利水消肿。

396. 大病差后，喜唾，久不了了，胸上有寒，当以丸药温之，宜理中丸。

人参　白术　甘草炙　干姜各三两

上四味，捣筛，蜜和为丸，如鸡子黄许大，以沸汤数合，和一丸。研碎，温服之，日三服。

“喜唾”：口水多，胃虚寒水饮冲逆。

用甘草干姜汤温中化饮，加人参补胃虚补胃津，配白术温中化饮，所以理中丸对治的病机是里虚寒水饮，是太阴病的主方。

397. 伤寒解后，虚羸少气，气逆欲吐，竹叶石膏汤主之。

竹叶二把　石膏一斤　半夏半升，洗　麦门冬一升，去心　人参二两　甘草二两，炙　粳米半升

上七味，以水一斗，煮取六升。去滓，内粳米，煮米熟，汤成，去米。温服一升，日三服。

劳复病后热盛伤津，既有实火不断耗伤津血，又有津虚水饮的冲逆。竹叶石膏汤是在麦门冬汤的基础上去大枣加竹叶和石膏。用石膏、甘草、粳米，即四分之三的白虎汤加竹叶去补津清热，既清里热又解表热；用麦冬补胃津、人参补胃气，配半夏降逆化饮。竹叶石膏汤可以理解为治疗阳明火盛津亏病传虚劳的方子。

《金匮要略》肺痿肺痈咳嗽上气篇：大逆上气，咽喉不利，止逆下气者，麦门冬汤主之。

398. 病人脉已解，而日暮微烦，以病新差，人强与谷，脾胃气尚弱，不能消谷，故令微烦，损谷则愈。

人的生长发育、生命活动依赖脾胃运化的水谷精微，但饮食不当反过来会耗伤胃气，造成胃的寒热虚实各个层面的病机，所以说病从口入。

大病初愈，胃气尚虚，运化水谷能力弱，津亏生虚热故烦，这个时候应减少食量，减轻胃的负担。